- Milch und Milchprodukte
- Gemüse und Obst
- Getreide und Getreideprodukte
- Fleisch, Eier und ihre Produkte
- Fische, Meeresfrüchte und ihre Produkte
- Fette und Öle
- Desserts, Eis, Schokolade und Süßwaren
- Saucen, Fertiggerichte, Fixprodukte, Snacks
- Getränke

Herausgeber: Nestlé Deutschland AG, Frankfurt am Main
Nestlé Ernährungsstudio: Tel. 069 / 66 71 88 88
www.nestle.de

© 2010 Neuer Umschau Buchverlag GmbH, Neustadt an der Weinstraße,
und Nestlé Deutschland AG, Frankfurt am Main

1. Auflage 1975
14., komplett überarbeitete und erweiterte Auflage 2010

Alle Rechte an der Verbreitung, auch durch Film, Funk, Fernsehen, fotomechanische
Wiedergabe, Tonträger aller Art, auszugsweisen Nachdruck oder Einspeicherung
und Rückgewinnung in Datenverarbeitungsanlagen aller Art, sind vorbehalten.

Die Inhalte dieses Buches sind von Herausgeber und Verlag sorgfältig erwogen
und geprüft, dennoch kann eine Garantie nicht übernommen werden. Eine Haftung
von Herausgeber und Verlag für Personen-, Sach-, und Vermögensschäden ist
ausgeschlossen.
Ein Markenzeichen kann warenrechtlich geschützt sein, auch wenn ein Hinweis auf
etwa bestehende Schutzrechte fehlt.
Die Angaben in diesem Werk entsprechen dem Wissens- und Forschungsstand bei
Fertigstellung.

Lektorat: Ilka Grunenberg, Neustadt an der Weinstraße
Herstellung: Janine Becker, Neustadt an der Weinstraße
Umschlaggestaltung: Tina Defaux, Neustadt an der Weinstraße
Druck: Druckerei Uhl GmbH & Co. KG, Radolfzell
Printed in Germany
ISBN-13: 978-3-86528-131-9

Bildnachweis: Nestlé Ernährungsstudio auf den Seiten 29, 32 und auf der Umschlag-
innenseite hinten, außerdem © Fotolia (jeweils von oben nach unten) auf den Seiten
48 Nimbus, scol22, ExQuisine, NiDerLander; 49 NiDerLander, Frog 974; 66 Tein, Marek
Pietrzak, Marc Rigaud, gudrun, Jovan Nikolic, Olga Lyubkina; 67 Gleb Semenjuk;
94 Alex Vasilev, Wolfgang-S, Niko, Uma; 95 Richard Oechsner, PeJo; 122 ExQuisine,
Mara Zemgaliete, Uwe Landgraf, robert lerich, Mau Horng; 123 Maria P.; 140 Giuseppe
Porzani, Piroschka, Andre; 141 unpict; 148 Micky75; 149 fotogiunta; 152 Elena Schweitzer,
manla, Wissmann Design; 153 Ana Vasileva; 180 Melisback, ExQuisine, eyewave, Olga
Nayashkova; 216 Kati Molin, BK, Helmut Niklas; 217 Greg, Maciej Mamro

Bitte besuchen Sie uns im Internet
www.umschau-buchverlag.de

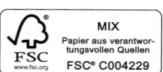

KALORIEN
mundgerecht

Das praxisorientierte Handbuch
für das tägliche Essen und Trinken.

Mit Angaben zu Energie, Eiweiß,
Kohlenhydraten, Zucker, Ballaststoffen,
Fett, gesättigten Fettsäuren, Natrium
und Broteinheiten, bezogen auf
übliche Portionen.

14., komplett überarbeitete
und erweiterte Auflage 2010

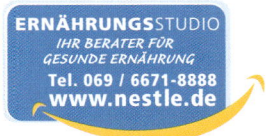

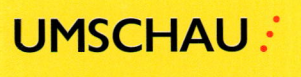

Das Nestlé Ernährungsstudio und „Kalorien mundgerecht"

Moderne Menschen haben den Wunsch, sich und ihrer Familie ein langes gesundes Leben und entsprechende Leistungsfähigkeit zu ermöglichen. Ein zentraler Schlüssel hierzu: eine ausgewogene Ernährung für mehr Gesundheit und Wohlbefinden. Das Nestlé Ernährungsstudio leistet mit „Kalorien mundgerecht" dazu einen wichtigen Beitrag: Schnell, übersichtlich und in mundgerechter Form unterstützt „Kalorien mundgerecht" eine gesunde Ernährung im Alltag. Neben wichtigen Grundnahrungsmitteln sind in der vorliegenden Tabelle auch beliebte Gerichte, Fertigprodukte, Snacks und Fast Food mit Nährwertangaben pro Portion zu finden. Die einfache Handhabung der übersichtlichen Tabellen macht dieses Buch zu einem kompetenten Wegbegleiter.

Das Nestlé Ernährungsstudio bietet im Internet darüber hinaus einen interaktiven Ratgeber. Aktuelle Informationen rund um Gesundheitsthemen, die durch den Magen gehen: Unter http://ernaehrungsstudio.nestle.de erfahren Sie, wie Sie auf dem Weg zu einer ausgewogenen Ernährung mit ganz einfachen Schritten große Fortschritte machen können. Für Ihr Wohlbefinden und das Ihrer Familie. Das Nestlé Ernährungsstudio bietet Ihnen kompetente Beratung rund um Ernährungsfragen mit folgenden Schwerpunkten:

Kind & Familie: Hier bekommen Schwangere und Stillende gute Ratschläge. Eltern erfahren Nützliches rund um die Ernährung Ihrer Kinder – vom Baby bis zum Schulkind. Und Sie finden Interessantes zu den Themen Feste feiern und Verreisen – für die ganze Familie.

Wohlfühlgewicht: Wie Sie bewusst genießen und dabei Ihr Gewicht halten können, lesen Sie an dieser Stelle. Dazu kommen Tipps und Tricks für gesundes und erfolgreiches Ab- oder Zunehmen.

Ernährung & Wissen: Hier finden Sie grundlegende Informationen zu den wichtigen Inhaltsstoffen unserer Lebensmittel. Wir erläutern Ihnen, wie Sie bestimmte Krankheiten mit einer angepassten Ernährung positiv beeinflussen können. Weitere Themen sind alternative Ernährungsformen und neuartige Lebensmittel. Und Sie erhalten detaillierte Informationen zu Nestlé Produkten, wie z. B. Nährwerte und Allergeninformationen.

Rezepte & Kochtipps: In dieser Rubrik geht es um Mahlzeiten für den gesunden und schnellen Genuss, um Spezialitäten ferner Länder, um Traditionelles und Ideenreiches für Feste und sonstige Anlässe. Darüber hinaus erhalten Sie Anregungen für das Kochen mit Kindern sowie Tipps und Tricks, die die Zubereitung von Mahlzeiten erleichtern.

Fitness & Vitalität: Körperliche und geistige Leistungsfähigkeit sind wichtig für unser Wohlbefinden. Deshalb haben wir unter den Themen Fitness, Bewegung, Entspannung und Abwehrkräfte wichtige Informationen für Sie zusammengestellt.

Tipps & Tools: Hier stehen Ihnen zahlreiche interaktive Anwendungen zur Verfügung, wie z. B. Energiebedarfsrechner, BMI-Rechner, BMI-Rechner für Kinder, Nährstoffrechner u. v. m.

Informieren Sie sich unter:
http://ernaehrungsstudio.nestle.de und nutzen Sie den interaktiven Ernährungs-Coach. Er begleitet Sie auf dem Weg zu mehr Vitalität und Wohlbefinden. Natürlich beraten wir Sie gerne auch telefonisch: 069 / 66 71-88 88. Hier bekommen Sie Antworten auf Ihre Fragen zu einer gesunden, ausgewogenen Ernährung und zu Nestlé Produkten.

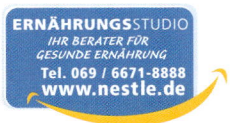

Inhalt

Wichtige Hinweise zur Nutzung der Tabelle	8
Für Diabetiker	8

Unsere Nährstoffe — 10

Hauptnährstoffe	10
Eiweiß (Protein)	10
Kohlenhydrate	12
Ballaststoffe	13
Fette	14
Cholesterin	15
Alkohol	16
Vitamine	17
Mineralstoffe	20
Sekundäre Pflanzenstoffe	22
Wasser	24

Ernährung und Gesundheit — 26

Energiebedarf	26
Normalgewicht	27
Essen Sie regelmäßig	29

Essen und Trinken – gewusst wie — 31

Vollwertig Essen und Trinken nach den 10 Regeln der DGE	31
Ernährungsgewohnheiten – Ernährungsverhalten	43

Die Nährwertangaben — 48

Milch und Milchprodukte — 48

Milch, Joghurt, Sahne	50
Probiotische Produkte	54
Käse und Quark	56
Milchersatzprodukte	64

Gemüse und Obst 66
Gemüse 68
Pilze 82
Kräuter, Gewürze und Würzmittel 82
Obst 86
Nüsse und Samen 92

Getreide und Getreideprodukte 94
Getreide, Mehle und Brote 96
Brotaufstriche 100
Gerichte, Nudeln und Müsli 104
Kuchen, Gebäck und Backzutaten 110

Fleisch, Eier und ihre Produkte 122
Fleisch und Fleischprodukte 124
Eier und Eierspeisen 138

Fische, Meeresfrüchte und ihre Produkte 140

Fette und Öle 148

Desserts, Eis, Schokolade und Süßwaren 152
Süße Gerichte, Desserts und Zutaten 154
Eis 160
Süßwaren 166

Saucen, Fertiggerichte und Fixprodukte 180
Saucen 182
Fertiggerichte 190
Fixprodukte 206
Partysnacks 212

Quellen- und Literaturhinweise 234
Register 238

Wichtige Hinweise zur Nutzung der Tabelle

Die Angaben der Nährstoffe, Kilokalorien und Kilojoule beziehen sich auf den essbaren Anteil der Lebensmittel. Zudem beziehen sie sich auf die am Herausgabedatum gültigen Rezepturen. Nährwertangaben für Gerichte etc. wurden mithilfe bekannter Standardrezepte berechnet.

Die große natürlich vorkommende Streubreite in der Zusammensetzung unserer Lebensmittel und Gerichte sowie unterschiedlicher Lagerungs- und Zubereitungsverluste, Reifezustände und Erntezeitpunkte führt dazu, dass die Nährwertangaben vielfach nur Schätzungen der tatsächlichen Gehalte sein können. Daher haben wir in der vorliegenden Tabelle bei vielen Inhaltsstoffen darauf verzichtet, Kommastellen anzugeben. Bei vielen Werten wurde gerundet, um nicht eine Genauigkeit vorzutäuschen, die in Wirklichkeit nicht vorhanden ist (Werte von 0,1–0,4 wurden z. T. abgerundet, von 0,5–0,9 wurden z. T. aufgerundet).

Die angegebenen Werte sollen wichtige Hinweise für den täglichen Umgang mit Speisen und Getränken liefern, sie sind nicht als Material für wissenschaftliche Ausarbeitungen gedacht. Auf Angaben über Vitamine, Mineralstoffe und Spurenelemente wurde verzichtet, da sie in einer abwechslungsreichen und ausgewogenen Kost in den meisten Fällen in ausreichendem Maße vorhanden sind.

Für Diabetiker

Die Angaben von Broteinheiten (BE) zu den Produkten wurden von den Herstellern zur Verfügung gestellt. Nach der zur Zeit gültigen Verordnung für das Inverkehrbringen von Lebensmittel für Diabetiker dürfen Lebensmittel die Angabe von Broteinheiten nur tragen, wenn höchstens 2 g Glukose, Glukosesirup, Invertzucker, Disaccharide oder Maltodextrin pro 100 g fertig zubereitetes Lebensmittel zugesetzt sind.

Achtung: Diese Diätverordnung wird in nächster Zeit jedoch geändert werden, Lebensmittel dürfen nach der Änderung keine BE-oder KH-Portionsangaben mehr tragen. Es wird dann keine speziellen Lebensmittel für Diabetiker mehr geben.

Je nach individueller Situation und Stoffwechseleinstellung sollte der Betroffene in Rücksprache mit seinem Arzt selbst entscheiden können, welche Lebensmittel er in welchen Mengen verzehren kann. Für viele Produkte werden in der vorliegenden Tabelle keine BE-Angaben gemacht (⊖). Die Berechnung ist jedoch möglich:

1 BE = ca. 12 g Kohlenhydrate

In der Regel können Sie also den Gehalt an Kohlenhydraten durch 12 teilen. Beispiel: 40 g Haferflocken mit 125 ml fettarmer Milch enthalten 28 g Kohlenhydrate.

28 ÷ 12 = 2,3 BE

Statt der Angabe „BE-frei" finden Sie den Hinweis, dass das Lebensmittel pro üblicher Portion einen geringen KH-Gehalt und eine geringe Blutzuckerwirksamkeit hat (○).

Unsere Nährstoffe

Grundkenntnisse über eine optimal zusammengesetzte Ernährung sind für einen interessierten, gesundheitsbewussten Menschen unentbehrlich. Die in der Nahrung enthaltenen Nährstoffe werden zur Energiegewinnung sowie zum Aufbau von Körpersubstanzen (z. B. Muskulatur) und Wirkstoffen (z. B. Hormonen) benötigt. Nährstoffe sind: Eiweiß bzw. Protein, Fett und Kohlenhydrate sowie Vitamine, Mineralstoffe und sekundäre Pflanzenstoffe. Bei der täglichen Energiezufuhr sollten die Nährstoffe in folgendem Verhältnis zueinanderstehen:

> 9–11% der Nahrungsenergie als Eiweiß
> max. 30% der Nahrungsenergie als Fett
> \> 50% der Nahrungsenergie als Kohlenhydrate

Hauptnährstoffe

Eiweiß (Protein) – aufbauender und Energie spendender Nährstoff
Die Eiweißstoffe sind sehr vielfältig zusammengesetzt: Sie sind aus verschiedenen Aminosäuren aufgebaut. Einige hiervon, die unentbehrlichen Aminosäuren, kann der menschliche Organismus nicht selbst bilden. Sie müssen mit der Nahrung zugeführt werden. Eiweiß ist daher für den Körper ein lebensnotwendiger Nährstoff, der durch nichts zu ersetzen ist. Eine ausreichende Zufuhr durch die tägliche Ernährung ist somit unerlässlich. Eine zu hohe Aufnahme von Eiweiß ist dabei aber nicht erstrebenswert, da damit keine positiven Effekte auf den Körper erzielt werden.

Eiweiß ist nicht nur der Baustoff aller Körperzellen, sondern auch Bestandteil von Blut, Muskeln, Organen, Haut, Haaren, Enzymen und von einigen Hormonen (= Botenstoffe, die Stoffwechselvorgänge leiten). Weiterhin sind Eiweißstoffe wichtig für die Abwehrkräfte. Da das Körpereiweiß ständig ab-, auf-

und umgebaut wird, muss für regelmäßigen Nachschub mit der Nahrung gesorgt werden.

Die Nahrungsmittel bestehen aus tierischem und pflanzlichem Eiweiß. Das tierische Eiweiß ist in seiner Aminosäuren-Zusammensetzung dem menschlichen Eiweiß ähnlicher als das pflanzliche. Dadurch hat das tierische Eiweiß eine höhere biologische Wertigkeit. Diese gibt an, wie viel Gramm körpereigenes Eiweiß aus 100 g Nahrungseiweiß gebildet werden kann. Die Aufnahme von tierischem Eiweiß ist allerdings auch mit der Aufnahme oft unerwünschter Begleitstoffe, wie Fett, Cholesterin und Purin, verbunden. Nicht nur deswegen ist auch pflanzliches Eiweiß für die Ernährung wichtig. Gleichzeitig oder zeitnah aufgenommene Eiweiße aus unterschiedlichen Lebensmitteln beeinflussen sich gegenseitig sehr positiv und verbessern die biologische Wertigkeit im Vergleich zu getrennt aufgenommenen Lebensmitteln stark. Pflanzliches Eiweiß kann aufgewertet werden, indem die verschiedenen Lebensmittel sinnvoll kombiniert werden: zum Beispiel Getreide mit Milch (Vollkornbrot mit Quark, Nudelauflauf mit Käse), Kartoffeln mit Milchprodukten oder Ei (Kartoffeln mit Rührei, Pellkartoffeln mit Quark), Hülsenfrüchte mit Getreide (Linsensuppe mit Brot, Bohnen mit Reis). Ein Eiweißmangel ist für Erwachsene auch bei vorwiegend fleischfreier Ernährung nicht zu befürchten.

Auf ein ausgewogenes Verhältnis zwischen tierischem und pflanzlichem Eiweiß sollte deshalb geachtet werden.

> Der tägliche Eiweißbedarf wird gedeckt durch Milch und Milcherzeugnisse, Eier, Fleisch, Fisch, Geflügel aber auch durch Getreideerzeugnisse, Hülsenfrüchte (besonders Soja), Kartoffeln, Pilze und Nüsse.

Die empfohlene Tageszufuhr an Eiweiß für den gesunden Erwachsenen beträgt 0,8 g pro kg Körpergewicht. Dies entspricht einer täglichen Zufuhr von etwa 50–80 g. Der Eiweißverzehr in Deutschland liegt im Durchschnitt jedoch über den Empfehlungen, sodass mit der Aufnahme eiweißreicher Lebensmittel eher zurückhaltend umgegangen werden sollte. Kinder, Jugendliche, Schwangere und Stillende haben einen höheren Eiweißbedarf bezogen auf das Körpergewicht.

> Wiegt eine Person z. B. 60 kg, dann reichen täglich ungefähr 48 g Eiweiß aus.
> Und die stecken z. B. in: 1 Portion (200 g) Kartoffeln, 4 Scheiben (180 g) Weizenvollkornbrot, 1 Becher (150 g) Naturjoghurt und 3 Scheiben (90 g) fettarmem Käse.

Kohlenhydrate – Energie spendende Nährstoffe

Der Körper braucht Energie, um leistungsfähig zu sein und sich gut konzentrieren zu können. Am einfachsten kann er die Energie verwenden, die er aus Kohlenhydraten gewinnt. Bei den verwertbaren Kohlenhydraten wird unterschieden zwischen Einfachzuckern oder aus Einfachzuckern aufgebauten Zweifach- bzw. Vielfachzuckern. Einfachzucker sind z. B. Traubenzucker (Glukose = Dextrose) und Fruchtzucker (Fruktose in Früchten). Zu den Zweifachzuckern zählen Rohr- und Rübenzucker (Saccharose = Haushaltszucker), Malzzucker (Maltose in keimendem Getreide), Milchzucker (Laktose in Milch und Milchprodukten).

Einfach- und Zweifachzucker stellen dem Körper rasch Energie zur Verfügung. Der Energieschub hält jedoch nicht lange vor. Die beste Garantie für Durchhaltevermögen und lang anhaltende Sättigung sind Lebensmittel, die für einen ausgeglichenen Blutzuckerspiegel sorgen. Das sind vor allem stärke- und ballaststoffreiche Lebensmittel mit komplexen Kohlenhydraten (Vielfachzuckern). Diese kommen z. B. als Stärke in Vollkorngetreideerzeugnissen, Brot, Reis, Kartoffeln und Hülsenfrüchten vor. Vielfachzucker werden im Verdauungstrakt zu Einfachzuckern abgebaut, bevor sie in das Blut aufgenommen werden. Der Körper benötigt sie zur Energiegewinnung.

Lebensmittel wie Brot, Kartoffeln, Obst, Gemüse und Milch enthalten neben Kohlenhydraten weitere wertvolle Nährstoffe wie z. B. Vitamine. Reiner Zucker dagegen ist ein „leerer Energielieferant", da er kaum Nährstoffe, aber viel Energie liefert. Er sorgt zudem nur für eine kurze Sättigung. Der Zuckerkonsum sollte daher in Grenzen gehalten werden.

Die empfohlene Zufuhr an Kohlenhydraten beträgt für den gesunden Erwachsenen mindestens 50 % der Energiezufuhr (etwa 250 g). Dabei sollten nicht mehr als 10 % der täglichen Energiezufuhr in Form von Süßigkeiten, Zucker und Knabberartikeln aufgenommen werden. Ein hoher Anteil sollte aus komplexen Kohlenhydraten, z. B. Vollkornbrot, -cerealien, Gemüse, Kartoffeln und Obst kommen. Bei übermäßigem Verzehr von Kohlenhydraten werden diese in Fett umgewandelt und sichtbar in Form von Körperfett gespeichert.

Zuckeraustauschstoffe gehören ebenfalls zu den Kohlenhydraten und sind auch unter der Bezeichnung „mehrwertige Alkohole" und „Zuckeralkohole" bekannt. Hierzu gehören: Sorbit, Xylit, Mannit, Maltit, Lactit und Isomalt. Sie sind im Geschmack dem Zucker sehr ähnlich und sind zum Teil genauso süß wie Saccharose, z. B. Xylit. Zuckeraustauschstoffe werden vom menschlichen Stoffwechsel anders verarbeitet, als die übrigen Kohlenhydrate. In der Brennwertberechnung werden sie deshalb gesondert berücksichtigt. Bekannt ist die laxierende (abführende) Wirkung beim Verzehr größerer Mengen.

Ballaststoffe – kein Ballast, sondern Multifunktionsstoff
Ballaststoffe sind pflanzliche Nahrungsfasern. Sie zählen hauptsächlich zu den nicht verwertbaren Kohlenhydraten und stellen unverdauliche Bestandteile pflanzlicher Nahrungsmittel dar (z. B. Fasern, Gerüstsubstanz, Schalen, Zellwände, Pektin). Sie regen die Kautätigkeit an und vergrößern das Nahrungsvolumen im Darm. Sie sorgen für eine lang anhaltende Sättigung, fördern den Nahrungstransport im Magen-Darm-Trakt und verbessern somit die Verdauung. Damit die Ballaststoffe ausreichend quellen können, ist es wichtig, auf eine ausreichende Flüssigkeitszufuhr zu achten. Ansonsten kann sich die verdauungsfördernde Wirkung in eine unangenehme Verstopfung umkehren.

Etwa jeder zweite Erwachsene leidet unter Verdauungsstörungen wie z. B. Darmträgheit, meist als Folge einer ballaststoffarmen Ernährung.

Die natürlichste und preiswerteste Methode zur Lösung vieler Verdauungsstörungen ist der tägliche Verzehr von ausreichend Ballaststoffen in Zusammenhang mit ausführlicher körperlicher Bewegung.

> **Empfehlung**
> Die bisher übliche Ballaststoffmenge langsam auf mindestens 30 g pro Tag zu steigern empfiehlt die Deutsche Gesellschaft für Ernährung, dafür ballaststoffarme durch ballaststoffreiche Lebensmittel wie Vollkornbrot, Hülsenfrüchte, Kartoffeln, Gemüse, Obst, Trockenfrüchte, Müsli, Nüsse, Leinsamen, Weizenkleie ersetzen. Gemüse sollte gelegentlich auch in roher Form, also als Rohkost, verzehrt werden. Dazu unbedingt ausreichend trinken (mind. 1,5 l pro Tag).

Fette – Energie spendende Nährstoffe und Träger wichtiger Nährstoffe

Fett ist ein wichtiger Nährstoff, denn es enthält lebensnotwendige Fettsäuren, die unser Körper braucht, um beispielsweise Hormone oder Zellwände aufzubauen. Fett versorgt den Körper auch mit den fettlöslichen Vitaminen A, D, E und K. Die Organe schützt das Fett wie ein Polster vor Verletzungen. Zudem schmeckt Fett sehr gut, denn es ist ein wichtiger Träger von Aroma- und Geschmacksstoffen. Mit 9 kcal/g liefert Fett zudem viel Energie und zwar mehr als doppelt so viel wie die gleiche Menge an Kohlenhydraten oder Eiweiß.

Fett ist nicht gleich Fett: Die verschiedenen Fettsäuren machen den Unterschied. So gibt es gesättigte, einfach ungesättigte und mehrfach ungesättigte Fettsäuren. Gesättigte Fettsäuren stecken in tierischen Lebensmitteln wie Butter, Schmalz, Sahne und Speck, in fettem Käse, fetter Wurst und in Fleisch. Von ihnen essen die meisten von uns mehr als genug. Zu viel davon ist jedoch nicht gut für unsere Blutgefäße und macht unserem Herz die Arbeit schwer.

Fett ja, aber das richtige: Die ungesättigten Fettsäuren werden nochmals unterteilt in einfach ungesättigte Fettsäuren – die stecken z. B. in Oliven- und Rapsöl – und mehrfach ungesättigte Fettsäuren. Zu letzteren gehören die Omega-6-Fettsäuren, die vor allem in Sonnenblumen-, Maiskeim- und Sojaöl vorkommen, sowie die Omega-3-Fettsäuren. Diese Fettsäuren sind in fetten Seefischen wie Hering, Makrele und Lachs enthalten sowie in bestimmten Pflanzenölen wie z. B. Leinsamen-, Raps- und Sojaöl. Der Körper braucht sie alle. Wichtig ist es deshalb z. B. beim Salatdressing abzuwechseln zwischen wertvollem Oliven-, Raps-, Sonnenblumen-, Distel- oder Maiskeimöl. Seefisch wie Hering, Lachs oder Makrele sollte regelmäßig verzehrt werden, dann ist der Körper bestens mit ungesättigten Fettsäuren versorgt. Und dann stimmt in der Regel auch das Verhältnis von Omega-6- zu Omega-3-Fettsäuren. Ein ausgewogenes Verhältnis ist wichtig für die Balance des Blutfettspiegels und der beste Schutz für Blutgefäße und Herz. Aber: Auch Öle sind kalorienreich. Zwei Esslöffel am Tag genügen – so behält man eine gute Figur.

Fett in Maßen ist gesund: Etwa 60–80 g Fett pro Tag sind für Erwachsene je nach Gewicht und Geschlecht genug. Wir können die positiven Wirkungen der Fettsäuren ausnutzen, ohne dass sich die vielen Kalorien auf der Waage bemerkbar machen. Im Schnitt verzehren wir jedoch zu viel Fett.

> **So können Sie Fett sparen:**
> - Achten Sie auf die versteckten Fette in Lebensmitteln! Weil wir sie nicht sehen, essen wir leicht zu viel davon. So stecken in einer halben Tafel Schokolade bereits 16 g Fett. Eine Bratwurst liefert sogar 28 g, 100 g Pommes frites übrigens 14,5 g.
> - Sie haben die Wahl: Greifen Sie zu fettarmen Varianten von Lebensmitteln. So sparen Sie Fett bei Fleisch und Wurst, Milch und Käse.
> - Halten Sie die Balance. Wenn Sie einmal über die Stränge geschlagen haben, können Sie am nächsten Tag wieder ausgleichen. Finden Sie die Balance zwischen fettreichen Speisen wie z. B. Torten, Braten oder Pudding und fettarmen Lebensmitteln wie z. B. Obst, Gemüse, Getreideprodukten oder fettarmem Joghurt.

Cholesterin – Fettbegleitstoff

Tierische Fette enthalten Cholesterin, das für den Aufbau von Hormonen, Vitamin D und Gallenflüssigkeit nötig ist. Cholesterin bildet der menschliche Körper aber zum Teil selbst, sodass wir auf die Zufuhr mit der Nahrung nicht unbedingt angewiesen sind.

Hoher Fleisch-, Eier- und damit Fettverzehr führt zu einer vermehrten Aufnahme von Cholesterin. So beträgt heute die täglich übliche Aufnahme von Cholesterin durchschnittlich etwa 350 mg. Diese sollte jedoch 300 mg nicht überschreiten, denn eine erhöhte Zufuhr kann bei entsprechender Veranlagung zu einem Anstieg der Blutcholesterinwerte führen. Ein erhöhter Blutcholesterinspiegel gilt als Risikofaktor für Arteriosklerose und Herzinfarkt (Richtwert für einen normalen Blutcholesterinspiegel: unter 200 mg/100 ml).

Im Blut gibt es verschiedene Transportformen für das Cholesterin, das HDL- und das LDL-Cholesterin. Das LDL-Cholesterin gilt als das „schlechte" Cholesterin, das das Arterioskleroserisiko begünstigt.

Gesättigte Fettsäuren können den Gehalt an Gesamt- und LDL-Cholesterin im Blut erhöhen, ungesättigte Fettsäuren ihn dagegen senken. Daher sollte die tägliche Fettzufuhr zu einem Teil aus Pflanzenölen mit einem hohen Anteil an ungesättigten Fettsäuren bestehen.

> **Cholesterinfreie bzw. cholesterinarme Lebensmittel**
> Pflanzenöle, Diät-Margarine, Magermilch, Magermilchjoghurt, Käse (Magerstufe, d. h. mit einem Fettgehalt unter 10 % F. i. Tr.), Magerquark, Getreide, Brot, Gemüse, Kartoffeln, Obst, Konfitüre, Gemüse- und Obstsäfte, Kaffee, Tee, Mineralwasser, ferner Spezialprodukte (sogenannte Eiersatzprodukte, bei denen z. B. Cholesterin entfernt wurde).

Alkohol – oft unterschätzter Energielieferant, bitte nur in Maßen

Alkohol liefert nur Energie, aber keine lebenswichtigen Nährstoffe. Er liefert dabei wesentlich mehr Energie (7 kcal/g) als Kohlenhydrate und Eiweiß. Besonders kalorienreich sind hochprozentige Getränke. Viele Studien belegen die positive Wirkung mancher alkoholischer Getränke. Besonders die sekundären Pflanzenstoffe, die beispielsweise in Rotwein enthalten sind, sollen vor koronaren Herzerkrankungen schützen. Dennoch lautet aufgrund der gesundheitsschädlichen Wirkung des Alkohols die aktuelle Empfehlung der DGE: Alkohol nur mäßig und nicht regelmäßig trinken.

> **Empfehlung:**
> Männer sollten maximal 20 g Alkohol am Tag trinken (jedoch nicht täglich). Das entspricht etwa ½ l Bier oder ¼ l Wein. Frauen sollten höchstens bis zu 10 g Alkohol pro Tag trinken. Das entspricht etwa ⅛ l Wein, ¼ l Bier oder 2 Gläschen Likör. Alkohol in größeren Mengen führt zu Gesundheitsschäden wie Fettstoffwechselstörungen, Bluthochdruck, Gichtanfällen, Organschäden, Sucht.

> **Fazit:** Genießen Sie Alkohol in Maßen und zum richtigen Zeitpunkt, aber nicht unkontrolliert!

Vitamine – Regler- und lebensnotwendige Schutzstoffe

Vitamine sind lebensnotwendig, da sie für das gesamte Stoffwechselgeschehen unentbehrlich sind. Sie liefern zwar keine Energie, sind aber für den gesamten Organismus wichtig. Sie sind maßgeblich am Ablauf von Körperfunktionen und am Aufbau von Zellen und Geweben beteiligt. Die meisten von ihnen kann der Körper nicht herstellen, daher ist er auf die ausreichende Zufuhr über die Nahrung angewiesen. Ein Mangel kann auf Dauer zu Gesundheitsstörungen führen – z. B. zu mangelnder Konzentrationsfähigkeit, Müdigkeit, geringer Widerstandsfähigkeit gegen Infektionen. Einen erhöhten Bedarf an einzelnen Vitaminen haben Kranke, Genesende, Heranwachsende, Schwangere und Stillende. Die Vitamine werden unterteilt in fettlösliche und wasserlösliche. Die fettlöslichen Vitamine A, D, E und K lassen sich nur in Verbindung mit Fett vom Körper aufnehmen. Die B-Vitamine und Vitamin C zählen zu den wasserlöslichen Vitaminen, die nicht vom Körper gespeichert werden können und deshalb am besten täglich mit der Nahrung zugeführt werden sollten.

Vitamin B$_1$ (Thiamin)
für: Nervenfunktion, Muskeln, Enzymfunktionen
enthalten in: Schweinefleisch, Haferflocken, Vollkornbrot, Hefe, Hefeflocken, Hülsenfrüchten, Weizenkeimlingen, ungeschältem Reis, Innereien, Nüssen, Milch, Milchpulver, Kartoffeln

Vitamin B$_2$ (Riboflavin)
für: Wachstum, Zellatmung, Stoffwechsel, Struktur der Haut
enthalten in: Hefe, Innereien, Milch, Käse, Vollkornbrot, Getreide, Eiern, Brokkoli, Grünkohl, Petersilie, Spargel, Spinat, Pilzen, Kartoffeln, Obst

Niacin
für: Enzymaktivierung, Zellatmung, Haut
enthalten in: Fleisch, Wurst, Lachs, Makrele, Pilzen, Erbsen, Erdnüssen, ungeschältem Reis, Graupen, Vollkornbrot, Hefe, Melonen, Pfirsichen, Trockenobst

Vitamin B$_6$ (Pyridoxin)
für: Eiweißstoffwechsel, Enzymaktivierung
enthalten in: Hefe, Fleisch, Fisch, Eigelb, Kartoffeln, Milch, Käse

Folat
für: Enzymaktivierung, Blutbildung, Zellstoffwechsel, zum Schutz vor Neuralrohrdefekten bei Neugeborenen und daher in der Schwangerschaft unentbehrlich (Supplementierung von 200–400 µg synthetischer Folsäure)
enthalten in: Eigelb, Hefe, Gemüse, Salat, Kartoffeln, Obst, Milchprodukten, Mandeln, Nüssen, Weizenkeimen, Vollkornprodukten

Vitamin B$_{12}$ (Cobalamin)
für: Blutbildung, Zentralnervensystem, Eiweißstoffwechsel
enthalten in: Fleisch, Fisch, Innereien, Milchprodukten, Sauerkraut, Hefe

Pantothensäure
für: Erdabbau von Eiweiß, Kohlenhydraten und Fetten; beteiligt an der Bildung von Blutfarbstoff, Fettsäuren, Cholesterin und Gallensäure; bei Entgiftungsreaktionen (z. B. Ausscheidung von Pharmaka)
enthalten in: geringen Mengen in fast allen Lebensmitteln, vor allem Fleisch, Fisch, Milch, Hülsenfrüchten, Vollkornprodukten

Biotin
für: Wachstum, Bildung von Fettsäuren und Blutgerinnung, Eiweiß-, Kohlenhydrat- und Fettstoffwechsel, Darmflora
enthalten in: Eigelb, Haferflocken, Sojabohnen, Linsen, Nüssen, Blumenkohl, Champignons, Sardinen

Vitamin C (Ascorbinsäure)
für: Bindegewebe, Abwehrkräfte, Verbesserung der Eisenversorgung, Schutz vor der Bildung von Nitrosaminen
enthalten in: Kiwis, schwarzen Johannisbeeren, Hagebutten, Sanddorn, Erdbeeren, Stachelbeeren, Paprika, Kartoffeln, Kräutern, Zitrusfrüchten

Vitamin A (Retinol) – bzw. Provitamin β-Carotin
für: Sehkraft, Haut, Wachstum, Stoffwechsel
Vitamin A enthalten in: Leber, Lebertran, Hering, Butter, vitaminiert Margarine, Milch, Käse, Eigelb
β-Carotin enthalten in: Karotten, Spinat, Grünkohl, Mangold, Kürbis, Tomaten, Paprikaschoten, Petersilie, Aprikosen, Mandeln, Pistazien, Walnüssen

Vitamin D (Calciferole)
für: Knochen- und Knorpelbildung, Calcium- und Phosphorstoffwechsel
enthalten in: Fisch, Fleisch, Eigelb, Lebertran, Butter, vitaminiert Margarine, Pilzen

Vitamin E (Tocopherole)
für: oxidationshemmende Wirkung – schützt andere Vitamine, Fette und Zellbestandteile vor Abbau und Zerstörung
enthalten in: Maiskeim-, Sonnenblumen-, Distelöl, Margarine, Sojaprodukten, Weizenkeimen, Haselnüssen, Mandeln, Hülsen-

früchten, Mais, Fenchelkraut, Schwarzwurzeln, Erbsen, Grünkohl, Fisch, Eigelb

Vitamin K (Phyllochinon)
für: Blutgerinnung
enthalten in: grünen Blattgemüsen, Kartoffeln, Tomaten, Erdbeeren, Hagebutten, Fleisch, Fisch, Eiern, Milch

> **Hinweis**
> Viele Vitamine sind gegen Hitze, Licht, Wasser und/oder Luft sehr empfindlich, achten Sie also auf eine sachgemäße Vor-, Zubereitung und Lagerhaltung der Nahrungsmittel.

Mineralstoffe – Bau- und Reglerstoffe

Mineralstoffe sind Baustoffe, die für Wachstum, optimale Nutzung der Nahrung und Stoffwechselfunktionen notwendig sind. Sie werden in Mengen- und Spurenelemente unterteilt. Mengenelemente sind im Körper in relativ großen Mengen vorhanden, Spurenelemente in nur geringen („Spuren"). Zu den Mengenelementen gehören Calcium, Chlorid, Kalium, Magnesium, Natrium, Phosphat und Schwefel. Zu den Spurenelementen zählen unter anderem Eisen, Jod, Selen, Fluor und Zink; insgesamt gibt es über 20.

Mineralstoffe müssen täglich in ausreichenden Mengen zugeführt werden. Die wichtigsten sind:

Calcium
für: Knochen- und Zahnaufbau, Blutgerinnung, Nervensystem, Stabilisierung der Zellwände
enthalten in: Milch, Joghurt, Käse, Quark, grünem Gemüse, Nüssen, Hülsenfrüchten, calciumreichem Mineralwasser

Kalium
für: Erhaltung der Gewebespannung, Austausch von Flüssigkeit im Gewebe, Enzymaktivierung, Reizleitung, Muskelfunktion
enthalten in: Kartoffeln, Gemüse, Pilzen, Obst, Fleisch, Milch, Käse, Kaffee; ausreichend in gemischter Kost

Natrium
für: Erhaltung der Gewebespannung, Regelung des Wasserhaushalts, Nerven- und Muskelfunktionen; bildet mit Chlorid das Kochsalz (NaCl)
enthalten in: von Natur aus ausreichend in allen Lebensmitteln. Täglich 6 g Kochsalz sind ausreichend – weniger ist mehr! Durch eine geringere Salzzufuhr kann bei einem Teil der Bevölkerung z. B. ein erhöhter Blutdruck gesenkt werden.

Magnesium
für: Skelett, Körpergewebe, Enzyme, Nervensystem, Muskelfunktionen
enthalten in: den meisten Lebensmitteln, vor allem in Nüssen, Mandeln, Hefe, Kakao, Gemüse, Obst, ungeschältem Reis, Kartoffeln, Vollkornprodukten

Phosphor
für: Skelett, Muskeln, Nerven, Enzyme, Energiegewinnung und -verwertung
enthalten in: Milch, Käse, Hefe, Fleisch, Fisch, Eiern, Getreide, Kartoffeln, Brot, Obst, Gemüse

Eisen
für: Blutbildung, Baustein des Blutfarbstoffes und von Enzymen
enthalten in: Fleisch, Eigelb, Haferflocken, Vollkornprodukten; weniger in Gemüse und Obst

Fluor
für: Widerstandsfähigkeit der Zähne gegenüber Karies, zur Erhaltung des Zahnschmelzes
enthalten in: Fisch, Getreide, Walnüssen, schwarzem Tee, Trinkwasser

Jod
für: Funktion der Schilddrüse, Energieumsatz
enthalten in: Seefisch, Garnelen, Muscheln, Innereien, jodiertem Speisesalz (Jodsalz)

> **Empfehlung zur Jodaufnahme**
> - 1 Portion (80–150 g) fettarmer Seefisch (z. B. Kabeljau, Seelachs) und 1 Portion (70 g) fettreicher Seefisch (z. B. Makrele, Hering) pro Woche
> - Zum (sparsamen) Salzen Jodsalz verwenden.
> - Beim Einkaufen nach Lebensmitteln fragen, die mit Jodsalz hergestellt werden.
> - Unterwegs in Gaststätten, Kantinen und Mensen auf Speisen achten, die mit Jodsalz zubereitet wurden.

Selen
für: oxidationshemmende Wirkung mit Vitamin E (siehe Seite 19)
enthalten in: Leber, Fisch, Fleisch, Eiern, Nüssen, Hülsenfrüchten, Getreide

Zink
für: Enzymaktivität, Insulinspeicherung, Immunsystem
enthalten in: Fleisch, Schalentieren, Käse

> Mit einer abwechslungsreichen, vollwertigen Ernährung (siehe dazu auch Seite 31) wird der Bedarf an Mineralstoffen und Vitaminen in der Regel gedeckt.

Sekundäre Pflanzenstoffe – unentbehrliche Helfer für die Gesundheit

Sekundäre Pflanzenstoffe wie z. B. Carotinoide, Flavonoide, Glucosinolate oder Phytosterine werden ausschließlich von Pflanzen produziert. Im Gegensatz zu den primären Pflanzenstoffen, zu denen Kohlenhydrate, Fette und Eiweiße zählen, enthalten sie keine Nährstoffeigenschaften im eigentlichen Sinn. Sie wirken als Farb-, Aroma-, Geruchs-, Geschmacks- und Schutzstoffe und besitzen gesundheitsfördernde Eigenschaften.

> **Mögliche Wirkungen von sekundären Pflanzenstoffen:**
> - können das Wachstum von Bakterien, Viren und Pilzen hemmen
> - schützen die Körperzellen vor Schäden, die sogenannte „Freie Radikale" auslösen können
> - beeinflussen die Abwehrkräfte
> - senken den Blutcholesterinspiegel
> - verringern das Risiko von Herz-Kreislauf-Erkrankungen
> - beugen Blutgerinnseln vor
> - senken das Risiko für bestimmte Krebserkrankungen

Enthalten sind diese sekundären Pflanzenstoffe in Obst, Gemüse und Getreide. Mit einer abwechslungsreichen Kost mit vielen pflanzlichen Lebensmitteln können wir einen wichtigen Beitrag zum Schutz vor Herz-Kreislauf-Krankheiten und möglicherweise sogar vor Krebs leisten.

Aufgrund der gesundheitsfördernden Wirkungen einer obst- und gemüsereichen Ernährung rät die DGE mit ihrer Kampagne „5 am Tag" zu einem Verzehr von fünf Portionen Obst und Gemüse täglich. Das entspricht drei Portionen oder 400 g Gemüse (etwa die Hälfte davon roh) und mindestens zwei Portionen oder 250–300 g Obst (am besten frisch).

Vorkommen von sekundären Pflanzenstoffen:

Carotinoide
als Farbstoffe in gelborangefarbenem und grünem Gemüse und Obst wie z. B. Möhren, Paprika, Tomaten, Brokkoli, Spinat, Aprikosen, Honigmelone

Phytoöstrogene
als Isoflavonoide in der Sojabohne und als Lignane in den Randschichten von Getreide

Phytosterine
hauptsächlich in fettreichen Lebensmitteln wie Nüssen, Samen und Ölen

Polyphenole
sorgen als Gerbstoffe (Phenolsäuren) für den teilweise herben Geschmack von Kaffee, Tee, Wein; als Geschmacks- und Bitterstoffe in Zwiebeln, Walnüssen; als Farbstoffe in Beeren, Kirschen, Trauben

Sulfide
schwefelhaltige Verbindungen, die für das scharfe Aroma in Knoblauch, Zwiebeln, Schnittlauch und Lauch sorgen

Glucosinolate
sorgen für den typischen Geschmack von Meerrettich, Senf, Kohl, Kohlrabi, Kresse, Radieschen, Rettich

Monoterpene
als Aromastoffe in Zitrusfrüchten, Weintrauben, Aprikosen und Gewürzen

Saponine
bitter schmeckende Substanzen in pflanzlichen Lebensmitteln, weit verbreitet, z. B. in Hülsenfrüchten und Produkten aus vollem Korn

> **Anmerkung**
> Meist sitzen direkt unter der Schale besonders viele sekundäre Pflanzenstoffe. Schälen Sie Obst und Gemüse daher am besten nur, wenn es unbedingt nötig ist (vor dem Verzehr ist es natürlich gründlich zu waschen).

Wasser

Der menschliche Körper besteht zu ca. 60 % aus Wasser. Täglich verliert er 2,5 l Flüssigkeit über Harn, Haut, Lunge und Stuhl. Um den Wassergehalt im Körper konstant zu halten, müssen wir ihm entsprechend Flüssigkeit zuführen.

Wasser in ausreichender Menge ist wichtig für eine gesunde Herz-Kreislauf-, Nieren- und Darmfunktion. Darüber hinaus ist vor allem beim Abnehmen reichlich zu trinken, um die vermehrt anfallenden Abbauprodukte des Körpers ausscheiden zu können.

Bei einer ballaststoffreichen Ernährung (besonders zu empfehlen bei Darmträgheit oder Übergewicht) sollte ebenfalls auf eine reichliche Wasserzufuhr geachtet werden. Wasser ist zur Quellung der Ballaststoffe notwendig, andernfalls können sie eher stopfend wirken.

Bei hohen Temperaturen im Sommer, bei starker körperlicher Beanspruchung wie z. B. Sport, bei Fieber und während Schwangerschaft und Stillzeit ist der Flüssigkeitsbedarf erhöht.

Wasser dient im Körper zur:
- Bildung von Blut, Lymphflüssigkeit, Verdauungssäften
- Lösung und Transport der Nährstoffe
- Quellung und Fortbewegung des Speisebreis im Darm
- Ausscheidung von Stoffwechselendprodukten über die Nieren
- Wärmeregulation (Körpertemperatur, Schwitzen)

Trinkempfehlung
Erwachsene: etwa 1,5 l/Tag
Kinder: 1–1,5 l/Tag
Zusätzlich nimmt der Körper über die Nahrung (insbesondere Obst, Gemüse, Suppen) ca. 1 l Flüssigkeit auf, sodass damit das tägliche Flüssigkeitsdefizit von 2,5 l ausgeglichen wird.
Besonders geeignete Durstlöscher:
(Mineral-)Wasser, Schorlen, Kräuter- und Früchtetees

Hinweis Empfehlungen zum täglichen Trinken finden Sie auf den Seiten 38–40.

Ernährung und Gesundheit

Energiebedarf

Der Energiebedarf des einzelnen Menschen hängt von verschiedenen Faktoren ab, wie z. B. Geschlecht, Alter, Körpergröße, Klima, Art der körperlichen Tätigkeit und Stoffwechselsituation. Er setzt sich zusammen aus dem Grundumsatz und dem Leistungsumsatz.

Der Grundumsatz ist die Energiemenge, die der Körper bei völliger Ruhe und gleichbleibender Umgebungstemperatur zur Aufrechterhaltung lebensnotwendiger Funktionen (Atmung, Kreislauf, Stoffwechsel) innerhalb von 24 Stunden verbraucht.

Der Leistungsumsatz richtet sich nach der Dauer und Schwere der körperlichen Aktivität – unterteilt in leichte, mittelschwere und schwere Tätigkeit.

Energieaufnahme – Körpergewicht

Täglich sollte im Durchschnitt nur so viel Energie aufgenommen werden, wie durch körperliche Tätigkeit und Stoffwechselvorgänge verbraucht wird. Wird auf Dauer mehr zugeführt, als der Körper verbraucht, so kommt es zum Fettansatz und damit zur Gewichtszunahme.

Kilokalorien (kcal) bzw. Kilojoule (kJ)

Kilokalorie stammt von dem lat. Wort „Calor" und bedeutet Wärme. Eine Kilokalorie ist die Energiemenge, die notwendig ist, um 1 l Wasser um 1 Grad zu erwärmen.

Die Einheit „Kilokalorie" ist aufgrund internationaler Vereinbarungen durch die Einheit „Kilojoule" ergänzt worden. Kilojoule wird seit Langem international von der Wissenschaft verwendet und seit 1. Januar 1978 wird in allen EU-Ländern mit diesen Werten gerechnet:

> **Umrechnung**
> 1 Kilokalorie – 4,184 Kilojoule
> 1 Kilojoule – 0,239 Kilokalorien
> Als Faustregel zur Umrechnung gilt: Kilokalorienwerte mit dem Faktor 4 multipliziert ergeben die Kilojoulewerte.

Ob die persönliche Nahrungszufuhr nach Kilokalorien oder nach Kilojoule berechnet wird, spielt keine Rolle.

Energiegehalt der Nährstoffe

	kcal	kJ
1 g Eiweiß	4	17
1 g Kohlenhydrate (verwertbar)	4	17
1 g Fett	9	37
1 g Alkohol	7	29
1 g Organische Säure (Frucht-, Milch-, Essigsäure)	3	13
1 g Zuckeraustauschstoff (z. B. Sorbit, Xylit, Isomalt, Maltit)	2,4	10

Normalgewicht

Wann ist unser Körpergewicht als normal einzuschätzen? Als Maß zur Beurteilung des Körpergewichts dient der **Body-Mass-Index (BMI)**. Er wird wie folgt berechnet:

> $$\text{BMI} = \frac{\text{Körpergewicht in kg}}{\text{Größe in m} \times \text{Größe in m}}$$
>
> Eine Frau ist 1,64 m groß und wiegt 58 Kilogramm, ihr BMI ist demnach:
>
> $$\text{BMI} = \frac{58 \text{ kg}}{1,64 \text{ m} \times 1,64 \text{ m}} = 21,56 \text{ kg/m}^2$$

> Der BMI gilt nicht für Kinder, Jugendliche, Hochleistungssportler und Schwerstarbeiter.

Die Berechnung des BMI erfolgt für Kinder und Jugendliche nach der gleichen Formel wie für Erwachsene. Da sie jedoch über einen anderen Körperbau als Erwachsene verfügen, sind die gängigen BMI-Tabellen zur Beurteilung von Übergewicht in diesem Fall ungeeignet. Deshalb gibt es für Kinder und Jugendliche jeden Alters und Geschlechts Referenzwerte, welche in Form von Perzentilen angegeben werden.

Der akzeptable BMI-Wert bzw. der BMI-Wert mit der höchsten Lebenserwartung (ohne Berücksichtigung von Alter und Geschlecht) liegt für Frauen und Männer: bei 18,5–24,9.

Bewertung des BMI

Gewicht	BMI
Untergewicht	< 18,5
Normalgewicht	18,5–24,9
Übergewicht	25–29,9
schweres Übergewicht	30–39,9
massiv gefährdendes Übergewicht	≥ 40

Quelle: World Health Organization, 2004

Liegt Übergewicht vor, steigt das Risiko für die Entstehung vieler Krankheiten wie Herz-Kreislauf-Erkrankungen, Diabetes mellitus, Gicht, Fettstoffwechselstörungen. Eine Gewichtsabnahme kann in vielen Fällen eine Besserung von Stoffwechselstörungen und eine Verminderung der Risikofaktoren (Bluthochdruck, erhöhte Blutzucker- und Blutfettwerte, erhöhte Harnsäurewerte) erreichen.

Wichtige Empfehlungen zum Körpergewicht:
- Untergewichtig ist, wer einen BMI unter 18,5 hat. Hier ist eine Gewichtszunahme sehr zu empfehlen.
- Erwachsene mit Normalgewicht sollten ihr Körpergewicht halten.
- Erwachsene mit geringem Übergewicht (BMI zwischen 25 und 29,9) sollten von ihrem Arzt das Auftreten der oben genannten Risikofaktoren in regelmäßigen Abständen kontrollieren lassen und gegebenenfalls abnehmen.
- Bei einem BMI über 30 sollten Erwachsene – auch ohne vorliegende Risikofaktoren – ihr Körpergewicht verringern.

Essen Sie regelmäßig

Nicht nur auf die richtige Zusammensetzung der Mahlzeiten kommt es an, sondern auch auf ihre Verteilung über den Tag. Die DGE empfiehlt täglich drei Hauptmahlzeiten und je eine Zwischenmahlzeit am Vormittag und Nachmittag. Fünf kleinere Mahlzeiten über den Tag verteilt einzunehmen, ist in der Regel günstiger als die üblichen drei Großmahlzeiten. Heißhunger lässt sich so besser vermeiden und die Hauptmahlzeiten werden nicht zu umfangreich. Täglich fünf Mahlzeiten belasten die Verdauungsorgane weniger und fördern die Leistungsfähigkeit.

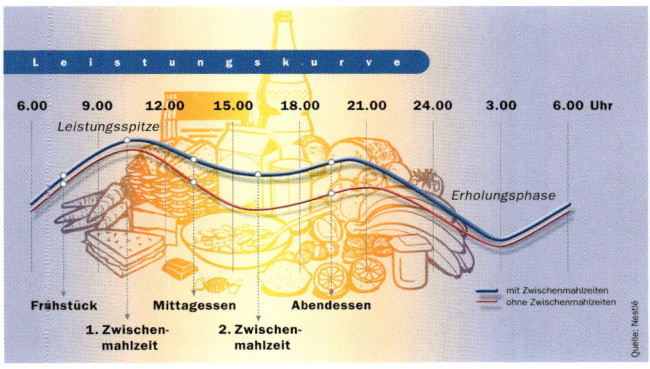

Fazit
Ausgewogene Ernährung leicht gemacht:
- 5-mal täglich Obst und Gemüse
- ballaststoffreiche Lebensmittel bevorzugen
- nicht zu fett, süß oder salzig
- mäßiger Alkoholkonsum
- vielseitig essen – aber nicht zu viel
- Überblick behalten, eine Hilfestellung bietet „Kalorien mundgerecht"

Neben einer ausgewogenen Ernährung ist auch körperliche Aktivität sehr wichtig. Wer Sport treibt, bleibt nicht nur fit, sondern erhöht auch seinen Grund- und Leistungsumsatz und treibt damit den Kalorienverbrauch nach oben.

Essen und Trinken – gewusst wie

Vollwertig Essen und Trinken nach den 10 Regeln der DGE

„Nichts ist schwerer zu ertragen als eine Reihe von guten Tagen", das sagte schon Wilhelm Busch. Aus den guten Tagen sind bei uns gute Jahre geworden. Wir leben mit einem überreichlichen Angebot an Lebensmitteln und können uns im Prinzip alles leisten, worauf wir Appetit haben. Dabei greifen wir besonders gern zu den Lebensmitteln, die reich an Energie (Joule bzw. Kalorien), aber arm an lebensnotwendigen Nährstoffen sind. Heute wissen wir, dass die „Armeleuteküche" von früher mit viel Brot, Kartoffeln und Gemüse in vielerlei Hinsicht günstiger war. Damals hatten nur die Reichen Fettsucht und Gicht, denn sie leisteten sich zu viel Fleisch, Kuchen und Alkohol.

Ernährungsfehler machen sich selten sofort bemerkbar, dafür jedoch nach Jahrzehnten umso nachhaltiger. Wer topfit und auch bis ins Alter hinein leistungsfähig sein möchte, muss seine Ernährung ausgewogen zusammenstellen. Dabei sollen die Regeln der DGE helfen. Sie enthalten keine Verbote und schreiben kein grammgenaues Abwiegen von Lebensmitteln vor. Sie sollen Ihnen nur klar machen, weshalb es in Ihrem Interesse ist, einige Lebensmittel häufiger zu essen und dafür bei anderen Zurückhaltung zu üben.

Wer im Alltag nach diesen Regeln isst bzw. kocht, muss auch kein schlechtes Gewissen haben, wenn er bei einer besonderen Gelegenheit einmal richtig schlemmt und genießt. Der Körper nimmt seltene „Ausrutscher" nicht so übel, nur ständige Fehler können ihm schaden.

Regel 1: Vielseitig essen –
Abwechslungsreiches Essen schmeckt und ist vollwertig
Schöpfen Sie aus der Vielfalt der angebotenen Lebensmittel und essen Sie ausgewogen und abwechslungsreich. Dadurch nehmen Sie alle wichtigen Nährstoffe in ausreichenden Mengen auf. Die Nahrungsmenge sollte Ihrem Bedarf entsprechen.

Weshalb?

Um gesund und leistungsfähig zu bleiben, brauchen Sie eine Vielzahl von Nährstoffen: Eiweiß, Fett, Kohlenhydrate, Vitamine, Mineralstoffe, Spurenelemente, Wasser und Ballaststoffe. Es gibt kein naturbelassenes Lebensmittel, in dem alle diese Nährstoffe gleichzeitig enthalten sind. Ein Nährstoffmangel kann verschiedene Folgen haben, so z. B. nachlassende Leistungsfähigkeit oder Anfälligkeit für Infekte (z. B. Erkältungen, Grippe).

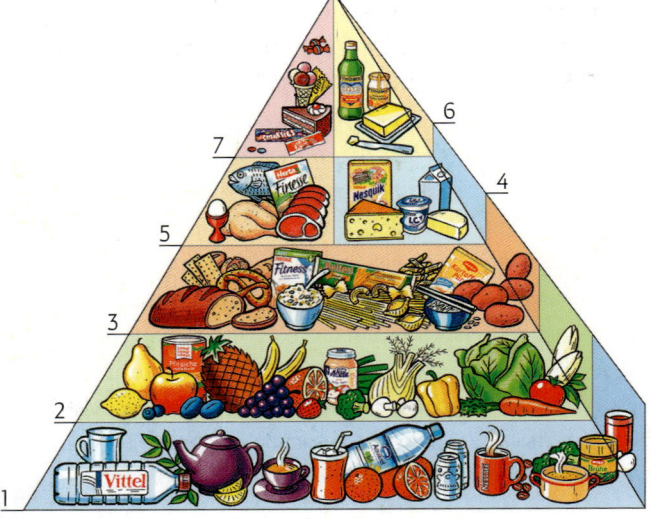

Empfehlung

Die Ernährungspyramide zeigt auf einen Blick, wie eine genussvolle, gesunde Ernährung aussehen kann. Das vielfältige Lebensmittelangebot ist in sieben unterschiedlich große Lebensmittelgruppen eingeteilt. Je größer ein Segment ist, umso häufiger und reichlicher sollten Lebensmittel aus dieser Gruppe gegessen werden.

Wenn Sie Ihre Lebensmittel in der optimalen Menge aus allen sieben Gruppen auswählen und auf Frische und Abwechslung achten, ernähren Sie sich vollwertig und ausgewogen.

Bevorzugen Sie Lebensmittel aus den Gruppen 1–4 und essen Sie weniger aus den Gruppen 5–7. Wechseln Sie vor allem bei Lebensmitteln aus der Gruppe 5 konsequent ab. Bevorzugen Sie Seefisch.

Die Auswahl der Lebensmittel könnte beispielsweise folgendermaßen aussehen:

Lebensmittel	Verzehrempfehlung
Gruppe 1 Getränke	so oft wie möglich, mindestens 1,5 l am Tag (z. B. Wasser, Mineralwasser, ungesüßte Kräuter- und Früchtetees, Gemüsesäfte und verdünnte Obstsäfte, in Maßen Kaffee und schwarzen Tee)
Gruppe 2 Gemüse und Obst	täglich 3 Portionen Gemüse (ca. 400 g und mehr) und 2 Portionen Obst (ca. 250 g und mehr)
Gruppe 3 Getreide, Getreideprodukte	täglich 4–6 Scheiben Brot (ca. 200–300 g) und 1 Portion Reis (150–180 g gegart) oder Nudeln (roh ca. 75–90 g, gekocht ca. 200–250 g) oder 1 Portion Kartoffeln (200–250 g = 3–4 mittelgroße Kartoffeln); Produkte aus vollem Korn bevorzugen
Gruppe 4 Milch und Milchprodukte	täglich 200–250 g fettarme Milch und Milchprodukte und 2 Scheiben fettarmen Käse (50–60 g)
Gruppe 5 Fisch, Fleisch, Wurst und Eier	wöchentlich 1 Portion (80–150 g) fettarmen Seefisch (z. B. Kabeljau, Seelachs) und 1 Portion (70 g) fettreichen Seefisch (z. B. Makrele, Hering); wöchentlich 300–600 g Fleisch und Wurst, fettarme Sorten bevorzugen; wöchentlich bis zu 3 Eier, inklusiv verarbeiteter Eier
Gruppe 6 Öle und Fette (Butter, Pflanzenmargarine oder -öle)	täglich 10–15 g Öl (1–2 Esslöffel), z. B. Raps-, Soja-, Walnussöl; täglich 15–30 g Butter oder Margarine (1 Esslöffel = ca. 10 g)
Gruppe 7 Knabberartikel	in kleinen Mengen genießen

**Regel 2: Reichlich Getreideprodukte und Kartoffeln –
Sie liefern wichtige Nährstoffe und Ballaststoffe**

Essen Sie täglich Vollkornbrot und häufig Getreide- und Kartoffelgerichte.

Weshalb?

Brot, Nudeln, Reis, Getreideflocken und Kartoffeln enthalten reichlich Vitamine, Mineralstoffe und Spurenelemente, sind aber arm an Fett. Zudem sind neben Kohlenhydraten (Stärke) auch wertvolles Eiweiß und die für unsere Verdauung notwendigen Ballaststoffe reichlich vorhanden. Durch zu starke Verarbeitung von Getreide werden wichtige Nährstoffe und Ballaststoffe entfernt. Ballaststoffe sorgen aber für einen schnellen Transport des Speisebreis im Darm und unterstützen damit unsere Verdauung. Zudem binden sie Stoffe wie Cholesterin.

Empfehlung

Getreideprodukte aus Vollkorn sind am besten. Steigen Sie schrittweise auf die dunklen Sorten um. Versuchen Sie z. B. auch Vollkornbrot aus fein gemahlenem Korn, das ist dem Mischbrot recht ähnlich.

Beim Kuchenbacken können Sie helles Mehl bis zu einem Drittel durch Vollkornmehl ersetzen. Bei der Verwendung von Vollkornmehl sollten Sie berücksichtigen, dass Sie die Flüssigkeitsmenge im Verhältnis heraufsetzen. Oder Sie backen gleich nach Spezialrezepten für Vollkorngebäck. Probieren Sie auch aus, wie gut Getreidegerichte, z. B. aus Gerste, Grünkern, Hirse oder Hafer, schmecken können.

Bei Kartoffeln sollten Sie Pell-, Salz- oder in Folie gebackene Kartoffeln bevorzugen. Die fettreichen Varianten wie Bratkartoffeln, Kartoffelgratin oder Pommes frites sollten nur ab und zu der Abwechslung dienen.

**Regel 3: Gemüse und Obst: Nimm „5 am Tag" –
Der Mittelpunkt Ihrer Ernährung**

Genießen Sie täglich mindestens fünf Portionen Gemüse und Obst, einen Teil davon roh. Eine Portion können Sie auch mal durch ein Glas Gemüse- oder Fruchtsaft ersetzen.

Weshalb?

Gemüse und Obst liefern reichlich Vitamine, Mineralstoffe, sekundäre Pflanzenstoffe, wenig Kalorien und sind sättigend. Besonders Hülsenfrüchte enthalten viel pflanzliches Eiweiß und Ballaststoffe. Auch bei der schonendsten Zubereitung gehen wertvolle Bestandteile verloren, deshalb empfiehlt es sich einen Teil frisch, in Form von Rohkost, zu essen.

Empfehlung

Bringen Sie je nach Angebot der Jahreszeit im Wechsel verschiedene Gemüsesorten, Obst und Salate auf den Tisch: täglich 3 Portionen Gemüse (400 g und mehr) und zwei Portionen Obst (ca. 250 g). Bereiten Sie neben Blattsalaten auch Gemüse roh zu. Nehmen Sie bei warmen Mahlzeiten eine große Portion Gemüse und dafür ein kleines Stück Fleisch und essen sie öfter einmal Hülsenfrüchte. Eine Portion Obst oder Gemüse können Sie täglich auch durch ein Glas Saft ersetzen.

Eine ideale Ergänzung zu Brotmahlzeiten sind Tomaten, Paprika, Gurken und Radieschen. Als Nachtisch oder zwischendurch schmeckt frisches Obst oder ein Obstsalat sehr gut.

Regel 4: Täglich Milch und Milchprodukte, 1- bis 2-mal in der Woche Fisch; Fleisch, Wurstwaren sowie Eier in Maßen – Bevorzugen Sie fettarme Produkte

Weniger Fleisch und Wurst ist zudem oft mehr. Fettarme Milchprodukte und Seefisch sollten dagegen öfter auf dem Speiseplan stehen.

Weshalb?

Milch und Milchprodukte enthalten viel hochwertiges Eiweiß und Calcium. Calcium ist zusammen mit Vitamin D ein Knochenbaustein, der ein Leben lang wichtig ist. Seefisch liefert neben hochwertigem Eiweiß auch sehr viel Jod, Omega-3-Fettsäuren und Vitamin D. Fleisch und Wurst sind wichtig für die Versorgung mit Eiweiß, Vitamin B1 und Eisen. Allerdings nimmt man gleichzeitig auch unerwünschte Stoffe wie Cholesterin, Purin und Fett auf. Dies kann z. B. ungünstige Auswirkungen auf Ihre Blutfettwerte haben. Deshalb sollten Sie die fettarmen Sorten bevorzugen.

Empfehlung

Mit ¼ l fettarmer Milch und 2–3 Scheiben Käse (50–60 g) am Tag sind Sie gut versorgt. Es darf natürlich auch Joghurt, Quark oder Kefir etc. sein. Nutzen Sie das große Angebot an Milchprodukten und wählen Sie möglichst fettarme Varianten. Fisch sollte zweimal pro Woche auf den Tisch kommen (80–150 g fettarmer Seefisch und 70 g fettreicher Seefisch). Bei Fleisch und Wurst sollten es nicht mehr als 300–600 g pro Woche sein. Bis zu 3 Eiern, inklusive verarbeiteter Eier (z. B. im Kuchen), reichen pro Woche aus.

Regel 5: Wenig Fett und fettreiche Lebensmittel – Fett ist besonders energiereich

Sparen Sie also an Fett. Verwenden Sie verschiedene hochwertige Streichfette und Öle im Wechsel.

Weshalb?

Durch Fett gewinnt unser Essen an Wohlgeschmack, jedoch liefert Fett auch doppelt so viel Energie wie die anderen Hauptnährstoffe (Kohlenhydrate wie Zucker und Stärke; Eiweiß). Neben der Menge spielt auch die Qualität der einzelnen Fettsorten eine entscheidende Rolle. Einfach ungesättigte Fettsäuren, unter anderem reichlich in Oliven- und Rapsöl enthalten, sind günstig. Wertvoll sind auch Pflanzenöle mit einem hohen Gehalt an mehrfach ungesättigten Fettsäuren, also beispielsweise Raps-, Soja- oder Walnussöl. Als Streichfette sind, dünn aufgetragen, sowohl Butter als auch Margarine geeignet. Was der Körper an Fett nicht verbraucht, wird als Fettpolster gespeichert. Einige, vor allem tierische Fette, können auch den Gehalt an Cholesterin im Blut erhöhen. Die Folge: Das Risiko für Herz-Kreislauf-Erkrankungen wächst (siehe Seiten 14–16).

Empfehlung

Achten Sie auf den Fettgehalt der Lebensmittel. In vielen ist das Fett nicht ohne Weiteres sichtbar. So enthalten zahlreiche Wurstsorten, Käse, Eier, Sahne, Saucen, Desserts und Kuchen relativ viel Fett. Bevorzugen Sie fettarme Produkte und sparen Sie an Streich- oder Bratfett. Achten Sie auf das Etikett der Produkte. Dort finden Sie Informationen zum Fettgehalt.

Machen Sie sich die Regeln der „leichten Küche" zu eigen. Benutzen Sie beim Braten beschichtete Pfannen. Dünsten Sie Gemüse ohne Fett mit wenig Flüssigkeit oder im eigenen Saft, geben Sie das Fett nur zur Geschmacksabrundung dazu. Entfetten Sie Bratensoßen. Nehmen Sie für Salate wenig, aber hochwertiges Öl und verwenden Sie statt Mayonnaise lieber fettreduzierte Mayonnaise, Joghurt oder Dickmilch.

Regel 6: Zucker und Salz in Maßen – Würzen Sie kreativ mit Kräutern und Gewürzen

Gehen Sie mit Salz zurückhaltend um. Salz soll nur den Eigengeschmack der Speisen hervorheben, aber nicht übertönen. Zuckerhaltige Lebensmittel sollten Sie nur maßvoll genießen.

Weshalb?

Der Körper benötigt täglich schätzungsweise 0,6 g Natrium. Der Richtwert für die maximale Salzzufuhr liegt bei 6 g pro Tag. Tatsächlich nehmen wir aber jeden Tag deutlich mehr auf. Zu viel Salz kann – bei entsprechender Veranlagung – die Entstehung von Bluthochdruck begünstigen.

Süßigkeiten sind meist nicht nur süß, sondern auch fett. Auch salzige Knabberartikel enthalten oft viel Fett. Damit sind jeweils viele Kalorien enthalten aber nur wenig Vitamine und Mineralstoffe. Regelmäßiger Genuss von Knabbereien und Süßigkeiten kann also auf die Dauer zu Übergewicht führen und bei ungenügender Zahnpflege Karies verursachen.

Empfehlung

Salzen Sie sparsam. Greifen Sie nicht sofort zum Salzstreuer, sondern probieren Sie erst die Speisen. Verfeinern Sie stattdessen die Gerichte mit Kräutern und Gewürzen. Viele Produkte, wie Brot, Schinken, Wurst, Käse, Fischwaren, Fertiggerichte und -suppen, gesalzene Nüsse und Knabberartikel, enthalten bereits viel Salz. Achten Sie darauf, dass sie mit Jodsalz hergestellt sind.

Wenn Sie selbst Salz verwenden, dann sollte es möglichst Speisesalz mit Jod und Fluorid sein. Damit kann die unzureichende Versorgung mit Jod und Fluor wirksam verbessert und z. B. Schilddrüsenerkrankungen, wie dem Kropf, vorgebeugt werden.

Genießen Sie Süßes und Knabberartikel bewusst und nur ab und zu in kleinen Mengen. Am besten legen Sie sich eine kleine Portion auf einen Teller und räumen den Rest weg. Hinterfragen Sie öfter mal, woher die Lust auf Süßes kommt. Wenn Langeweile oder Kummer dahinter stecken, suchen Sie z. B. Wege sich zu entspannen oder anderweitig abzulenken.

Regel 7: Reichlich Flüssigkeit –
Wasser ist absolut lebensnotwendig

Trinken Sie also reichlich, bevorzugt energiearme Getränke; und denken Sie daran: Alkohol und sehr süße Getränke, wie Cola und Limonade, sind keine geeigneten Durstlöscher.

Weshalb?

Wasser erfüllt in unserem Körper viele Funktionen: Wasser ist Baustoff, Lösungs-, Transport- und Kühlmittel. Über Schweiß, Atemluft und Harn verliert der Körper täglich ca. 2,5 l Flüssigkeit. Um diesen Verlust auszugleichen, benötigen wir etwa 1,5 l Flüssigkeit in Form von Getränken. Den Rest beziehen wir aus unserer festen Nahrung. Alkoholische Getränke sind für diese Aufgaben nicht geeignet. Auch wenn sich ein moderater Alkoholkonsum positiv auf Herz und Kreislauf auswirken kann, so liefert Alkohol mehr Energie als Eiweiß oder Kohlenhydrate und kann wesentlich zur Entstehung von Übergewicht beitragen. Alkohol schadet der Leber und anderen Organen und macht auf Dauer süchtig. Auch zuckerhaltige Getränke liefern viel Energie und löschen nur schlecht den Durst.

Empfehlung

Trinken Sie etwa 1,5 l Flüssigkeit am Tag: viel Wasser bzw. Mineralwasser, verdünnte Obst- und Gemüsesäfte, ungesüßte Kräuter- und Früchtetees sowie in Maßen Kaffee oder schwarzen bzw. grünen Tee. Genießen Sie Alkohol nur gelegentlich und in kleinen Mengen.

Trink-Fahrplan – Vorschlag für die tägliche Praxis

Haben Sie sich schon einmal überlegt, ob Sie im Laufe des Tages ausreichend trinken? Zu Ihrer Information nachfolgend unsere Empfehlung – sie bietet Ihnen einen Anhaltspunkt, welche Mengen Sie im Laufe des Tages trinken sollten:

Zeit	Getränke	Menge (Liter)
vor dem Frühstück	1 Glas Wasser	0,2
zum Frühstück	1 kleines Glas Saft 1 Becher Kaffee / Tee	0,1 0,2
zwischendurch am Vormittag	2 Gläser Mineralwasser oder Saftschorle	0,4
zum Mittagessen	1 Glas Mineralwasser oder ungesüßten Früchtetee	0,2
zwischendurch am Nachmittag	1 Becher Kaffee / Tee / Früchtetee	0,2
zum Abendessen	1 Glas Wasser oder 1 Becher ungesüßten Früchte- / Kräutertee	0,2
vor dem Schlafengehen	1 Glas Mineralwasser oder Saftschorle	0,2
	insgesamt	1,7 l

Tipps zum täglichen Trinken

- Frucht- und Gemüsesäfte sind wertvolle Getränke, da sie wichtige Vitamine und Mineralstoffe liefern.
- Wählen Sie nur Fruchtsäfte ohne Zuckerzusatz.
- Mischen Sie Fruchtsäfte als Schorle mit Wasser im Verhältnis 1:1 oder noch besser 1:2, so wird Ihr Durst gelöscht und die Kalorien halten sich im Rahmen.
- Mineral- und Trinkwasser sind sehr gute Durstlöscher und zudem kalorienfrei. Mineralwasser liefert außerdem wichtige Mineralstoffe.
- Fettarme Milch und Milchgetränke sind wertvolle Lebensmittel in flüssiger Form. Sie zählen damit nicht zu den Getränken, da sie Eiweiß, Vitamine und Mineralstoffe – vor allem Calcium – liefern.
- Ungezuckerter Kaffee und schwarzer Tee sind in Maßen ebenfalls geeignete Getränke (2–3 Tassen am Tag).
- Beachten Sie: Alkoholische Getränke wie Bier, Wein, Sekt etc. sind reine Genussmittel und keine Getränke gegen den Durst.
- Getränke mit Zimmertemperatur löschen schneller den Durst als eiskalte.
- Gezuckerte Getränke wie Brause, Cola, Fruchtnektar, Fruchtsaftgetränke, Limonade sowie alkoholische Getränke liefern viel Energie (Kalorien) und sind deshalb als Durstlöscher nicht zu empfehlen.
- Trinken Sie vor jeder Mahlzeit ein großes Glas Mineralwasser. Das trägt zur Versorgung mit Wasser bei und kann u. U. zusätzlich das Hungergefühl dämpfen.

Regel 8: Schmackhaft und schonend zubereiten – Garen Sie möglichst kurz, mit wenig Wasser und wenig Fett

Kurze und schonende Zubereitung bei möglichst niedrigen Temperaturen erhält Nährstoffe und Geschmack.

Weshalb?

Licht, Sauerstoff, Wasser und Hitze sind die größten Feinde der Vitamine. Wenn Obst und Gemüse zu warm und zu lange gelagert wird, gehen viele lebensnotwendige Vitamine und Mineralstoffe verloren. Wird Gemüse oder Obst gewässert, zu lange gegart oder zu lange warmgehalten, bleibt ebenfalls ein großer Teil der Nährstoffe auf der Strecke.

Empfehlung
Alle frischen Produkte im Kühlschrank aufbewahren, Gemüse und Obst kühl und dunkel lagern und so bald wie möglich verbrauchen.

> **Tipps zur Zubereitung von Gemüse**
> - nach dem Putzen, aber vor dem Zerkleinern waschen
> - nach dem Zerkleinern möglichst umgehend zubereiten, eventuell bis dahin abdecken
> - bei geschlossenem Topf mit wenig Wasser oder Eigenflüssigkeit gar dünsten
> - niemals lange warm halten, besser bei Bedarf aufwärmen
> - zerkleinertes Gemüse für Rohkost sofort mit einer Salatsauce mischen; das verhindert den Abbau von Vitaminen
> - Vitamin- und Mineralstoffgehalt von Gerichten durch die Zugabe von Kräutern oder klein gehacktem rohem Gemüse aufwerten

Regel 9: Nehmen Sie sich Zeit, genießen Sie Ihr Essen – Bewusst essen hilft richtig zu essen

Sich Zeit lassen beim Essen – das macht Spaß, regt an vielseitig zuzugreifen und fördert das Sättigungsgefühl.

Weshalb?
Da das Sättigungsgefühl erst ca. 15–20 Minuten nach Beginn der Mahlzeit einsetzt, sollten Sie sich Zeit lassen zum Essen. Ansonsten merken Sie erst nach dem Essen, ob Sie bereits zu viel gegessen haben. Wer sein Essen mit allen Sinnen genießt, isst in der Regel vielseitiger und ausgewogener. Wer Spaß am Essen hat, greift zu frischen Zutaten, achtet beim Einkauf und der Zubereitung auf Qualität und sorgt für eine gesunde Abwechslung auf dem Teller.

Empfehlung
Essen Sie bewusster und lassen Sie sich Zeit – gönnen Sie sich jeden Tag mindestens ein „gutes" Essen in Ruhe.

Regel 10: Achten Sie auf Ihr Gewicht und bleiben Sie in Bewegung – Ausgewogene Ernährung und körperliche Bewegung gehören zusammen

Körperliche Bewegung im Alltag und in der Freizeit kommt der Fitness, dem Wohlbefinden und der Figur zugute.

Weshalb?
Regelmäßige Bewegung wirkt sich positiv auf den Stoffwechsel aus, erhöht den Energieverbrauch, baut Stress ab und hilft, das Gewicht zu halten.

Mit dem richtigen Gewicht ist unser Körper leistungsfähiger. Übergewicht belastet Kreislauf, Gelenke, Knochen und Stoffwechsel. Daraus resultieren häufig Krankheiten wie Bandscheibenschäden, Diabetes mellitus (Zuckerkrankheit), Gicht, Bluthochdruck und Herz-Kreislauf-Erkrankungen. Aber auch Untergewicht ist nicht gesund: Dem Körper fehlen auf Dauer Energie und Nährstoffe. Die Folge sind verminderte Leistungsfähigkeit, Müdigkeit, Gereiztheit, Herz-Kreislauf-Probleme etc.

Empfehlung
Überprüfen Sie regelmäßig Ihr Körpergewicht anhand des Body-Mass-Index (siehe Seite 27) und versuchen Sie Normalgewicht zu halten bzw. zu erreichen. Eine Gewichtsreduktion sollte langsam und anhand einer Umstellung auf eine ausgewogene Kost erfolgen. Nur dann haben Sie dauerhaft Erfolg.

Bringen Sie mehr Bewegung in Ihren Alltag: Nehmen Sie die Treppe statt des Fahrstuhls, lassen Sie öfter mal das Auto stehen und gehen Sie zu Fuß. Suchen Sie sich einen Freizeitsport, der Ihnen Spaß macht.

Ernährungsgewohnheiten – Ernährungsverhalten

Richtig essen – gewusst wie

Wenn Sie abnehmen möchten oder müssen, können spezielle Verhaltensänderungen Ihr Ziel zum Wunschgewicht unterstützen. Zum Beispiel können sie Ihnen helfen, Heißhungerphasen zu vermeiden, Körpersignale besser wahrzunehmen und Essen oder Trinken nicht als Tröster oder Lückenbüßer einzusetzen.

Die beiden wichtigsten Erfolgsrezepte für eine dauerhafte Umstellung der Ernährungsgewohnheiten lauten:

> 1. Nicht zu viel auf einmal vornehmen!
> 2. Keine starren Verbote!

Kleine Schritte führen sicherer zum Ziel und die Erfolgschancen steigen, wenn die angestrebten Verhaltensänderungen in Etappen geübt und gefestigt werden. Starre Verbote werden fast zwangsläufig bei gegebener Gelegenheit gebrochen und der damit verbundene Frust führt leicht zur Aufgabe des Vorhabens.

Flexible Regeln sind Erfolg versprechender. Man kann wohl ab und zu einmal ein klein wenig „sündigen", sofern man danach wieder entsprechend kürzertritt. In jedem Fall ist eine dauerhafte Änderung des Ernährungsverhaltens der sinnvollste Weg.

> **Tipps und Tricks für eine Ernährungsumstellung**
> - Essen Sie häufiger kleine Portionen. Ein Stück Obst, ein Becher Joghurt oder ein Vollkornknäcke vermeiden Hungergefühle zwischen den Mahlzeiten.
> - Essen oder trinken Sie vor der Hauptmahlzeit etwas Kalorienarmes, wie z. B. ein Glas Mineralwasser oder eine klare Suppe. Somit werden Sie früher und mit weniger Nahrung satt.
> - Legen Sie schon vor der Mahlzeit fest, wie viel Sie essen möchten und nehmen Sie nur diese Menge auf den Teller.

- Ein kleinerer Teller sieht bei gleicher Menge voller aus.
- Nehmen Sie nur kleine Happen und kauen Sie diese genügend.
- Nicht in Eile zwischendurch essen, sondern jeden Bissen bewusst genießen.
- Konzentrieren Sie sich bei den Mahlzeiten ausschließlich auf das Essen und Trinken.
- Die Hauptmahlzeiten sollten mindestens 20 Minuten, die Zwischenmahlzeiten etwa 10 Minuten dauern.
- Machen Sie während jeder Mahlzeit mindestens fünf kleine Pausen: Legen Sie dabei das Besteck aus der Hand.
- Bevorzugen Sie bei alkoholischen Getränken kleine Gläser und nehmen Sie nur jeweils einen kleinen Schluck.
- Entscheiden Sie schon vorher, wie viel Sie von einem alkoholhaltigen Getränk trinken werden. Denken Sie dabei an den Alkohol- und Energiegehalt.
- Beobachten Sie sich selbst während des Essens. Wie oft kauen Sie jeden Bissen? Essen Sie den Teller nur aus Gewohnheit leer?
- Genießen Sie das Dessert besser zu einem späteren Zeitpunkt als Zwischenmahlzeit.
- Planen Sie Einladungen oder größere Essen schon im Voraus ein.
- Wiegen Sie sich nicht ständig. Sie wissen: Abnehmen braucht Zeit.
- Haben Sie Geduld: 0,5–1 kg Gewichtsverlust pro Woche ist genug. Je langsamer Sie abnehmen, umso dauerhafter der Lerneffekt und Erfolg.

Wenn Sie das Essen und Trinken das gesamte Jahr über abwechslungsreich gestalten und Fett, Salz, Süßes und Alkohol nur in kleinen Mengen verzehren, steht dem Weg zu Ihrem Wohlfühlgewicht nichts mehr entgegen.

Energieverbrauch je nach Tätigkeit
(für eine Frau mit einem Körpergewicht von 60 kg)

Lebensmittel	Kilokalorien (kcal)	verbraucht durch
1 Scheibe Pumpernickel, 40 g	75	30 Minuten Gymnastik
1 Scheibe Toastbrot Vollkorn, 30 g	70	10 Minuten langsames Schwimmen
1 Portion Doppelrahmfrischkäse, 60 % F. i. Tr., 30 g	100	10 Minuten Tanzen
1 Esslöffel saure Sahne extra, 15 g	30	10 Minuten langsames Tanzen
1 Pizza, mittelgroß	910	1,5 Stunden Brustschwimmen
1 Stück Zwiebelkuchen, 50 g	210	30 Minuten Joggen
1 Portion Pommes frites, 150 g	435	1 Stunde Tennis
1 Stück Stollen, 100 g	410	60 Minuten Eislaufen
1 Stück Buttercremetorte	410	60 Minuten Skilanglauf
½ Tafel Vollmilch-Nussschokolade	270	45 Minuten langsames Radfahren
75 g Eiscreme	150	60 Minuten Staubsaugen
1 Glas Pfirsich Nektar, 200 ml	120	30 Minuten Wassergymnastik
1 Glas Rotwein, 0,125 l	80	10 Minuten Treppensteigen
2 Gläser Likör, 4 cl	138	60 Minuten Bügeln

Energieverbrauch je nach Tätigkeit
(für eine Frau mit einem Körpergewicht von 60 kg)

Lebensmittel	Kilokalorien (kcal)	verbraucht durch
1 Piccolo Sekt, 0,2 l	180	60 Minuten langsames spazieren gehen
1 Glas trockener Sherry, 50 ml	240	60 Minuten Gartenarbeit
1 Flasche Bier, 0,5 l	210	30 Minuten Fußball spielen

Unter http://ernaehrungsstudio.nestle.de/TippsTools/Rechner/kalorienverbrauch.htm kann jeder seinen Kalorienverbrauch bei bestimmten Tätigkeiten selbst berechnen.
Quelle: Kalorienverbrauchsrechner Nestlé Ernährungsstudio

D-A-CH-Referenzwerte für die tägliche Energie- und Nährstoffzufuhr[1,2]

Alter	Nahrungsenergie kcal/Tag m	Nahrungsenergie kcal/Tag w	Protein g/Tag m	Protein g/Tag w	Fett % der Energie[3]	Wasser ml/kg/Tag
Säuglinge						
0 bis unter 4 Monate	500	450	11		45–50	130
4 bis unter 12 Monate	700	700	10		35–45	110
Kinder						
1 bis unter 4 Jahre	1100	1000	14	13	30–40	95
4 bis unter 7 Jahre	1500	1400	18	17	30–35	75
7 bis unter 10 Jahre	1900	1700	24	24	30–35	60
10 bis unter 13 Jahre	2300	2000	34	35	30–35	50
3 bis unter 14 Jahre	2700	2200	46	45	30–35	40
Jugendliche u. Erwachsene						
15 bis unter 19 Jahre	3100	2500	60	46	30[4]	40
19 bis unter 25 Jahre	3000	2400	59	48	30[4]	35
25 bis unter 51 Jahre	2900	2300	59	47	30[4,5]	35
51 bis unter 65 Jahre	2500	2000	58	46	30	30
65 Jahre und älter	2300	1800	54	44	30	30
Schwangere ab 4. Monat		+255		58	30–35	35
Stillende		+635		63	30–35	45

1 DGE, ÖGE, SGE und SVE (2008)
2 Die Energiewerte sind als Richtwerte zu verstehen und gelten für Personen mit vorwiegend sitzender Tätigkeit (Leichtarbeiter). Für andere Berufsschweregruppen sind folgende Zuschläge erforderlich: Mittelschwerarbeiter: +600 kcal; Schwerarbeiter: +1200 kcal; Schwerstarbeiter: +1600 kcal.
3 Angaben in Prozent der Gesamtenergieaufnahme; für die Kohlenhydratzufuhr wird ein Richtwert von > 50 % empfohlen.
4 Personen mit erhöhtem Energiebedarf (PAL > 1,7) können höhere Prozentsätze benötigen.
5 Entsprechen bei Männern mit einem Energierichtwert von 10,2 MJ (2400 kcal; PAL 1,4) 80 g Gesamtfett.

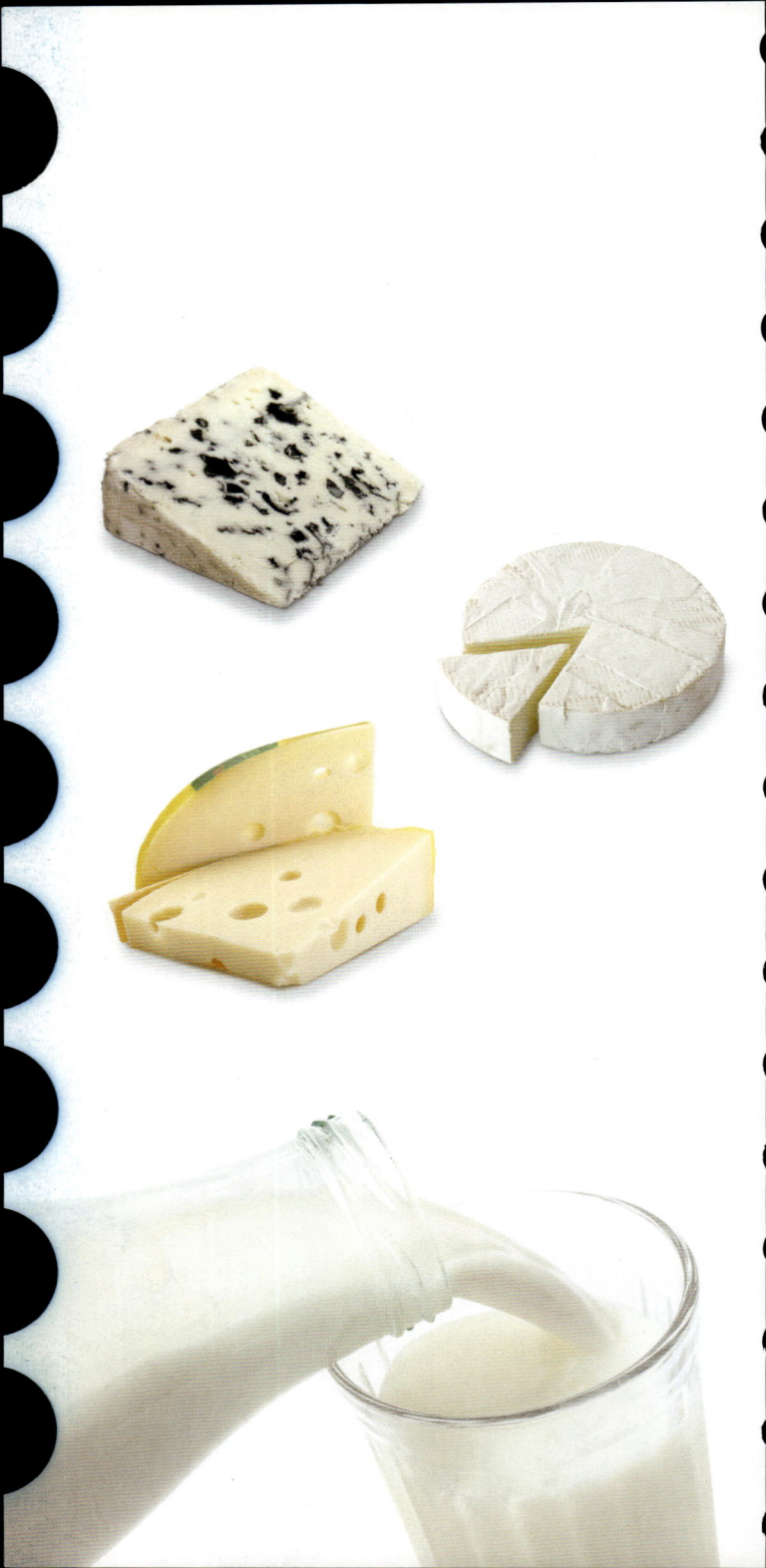

Milch und Milchprodukte

Milch, Joghurt, Sahne
Milch und Sahne	50
Kondensmilcherzeugnisse	52
Milchpulver und Kaffeeweißer	52
Milchmischgetränke	52
Joghurt und Kefir	52

Probiotische Produkte
Joghurt	54
Getränke	56

Käse und Quark
Frischkäse, -zubereitungen, Quark	56
Hartkäse	58
Sauermilchkäse	58
Schmelzkäse und -zubereitungen	58
Schnitt- und Halbschnittkäse	60
Weichkäse	62
Käsegerichte	62

Milchersatzprodukte
Soja- und Milchersatzdrinks	64
Joghurtalternativen	64
Sojadesserts	64
Crème-fraîche-Ersatz	64

Milch, Joghurt, Sahne

Milch und Sahne

Buttermilch, 200 ml
- Fruchtbuttermilch, 200 ml
- Fruchtbuttermilch, Multivitamin, Müller, 200 ml
- Fruchtbuttermilch, Zitrone, Müller, 200 ml
- Diät-Fruchtbuttermilch, Multivitamin, Müller, 200 ml

Crème fraiche, 30 % Fett, 15 g (1 EL)
- Crème fraiche, Crème double, 40 % Fett, 15 g (1 EL)
- Crème légère Classic, Dr. Oetker, 15 % Fett, 15 g (1 EL)

Dickmilch, Sauermilch aus Trinkmilch, 3,5 % Fett, 200 g
- Dickmilch, 10 % Fett, 200 g
- Fruchtdickmilch, 3,5 % Fett, 200 g

Kaffeesahne, Bärenmarke, 10 % Fett, 7,5 g (1 Tassenpackung)
- Kaffeesahne, Bärenmarke, 10 % Fett, 6 g (1 TL)
- Kaffeesahne, 20 % Fett, 6 g (1 TL)
- Kaffeesahne, 30 % Fett, 6 g (1 TL)

Kuhmilch, Roh-, Vorzugsmilch, 3,8 % Fett, 200 ml (1 Glas)
- Vollmilch, 3,5 % Fett, 200 ml (1 Glas)
- fettarme Milch, fettarme H-Milch, 1,5 % Fett, 200 ml (1 Glas)
- Magermilch, entrahmte Milch, 0,3 % Fett, 200 ml (1 Glas)

Molke, sauer, 200 ml (1 Glas)
- Molke, süß, 200 ml (1 Glas)
- Molken-Fruchtgetränk, 200 ml (1 Glas)
- Müller Fitness Molke, Orange, 200 ml (1 Glas)

Muttermilch (Frauenmilch), 125 ml

Saure Sahne, 10 % Fett, 15 g (1 EL)
- Saure Sahne, 20 % Fett, 15 g (1 EL)
- Saure Sahne, Schmand, 24 % Fett, 15 g (1 EL)

Schafsmilch, 125 ml

Süße Sahne, Schlagsahne, ungeschlagen, 30 % Fett, 30 g (2 EL)
- Alpenfrische Schlagsahne, Bärenmarke, 32 % Fett, 30 g (2 EL)
- Alpensahne, Bio, Bärenmarke, 12 % Fett, 30 g (2 EL)
- Sprühsahne, Bärenmarke, mind. 31 % Fett, 16 g (1 EL)
- geschlagene Sahne, 30 % Fett, 16 g (1 EL)
- geschlagene Sahne, 40 % Fett, 16 g (1 EL)

Schwedenmilch, 3,5 % Fett, 125 ml

Stutenmilch, 125 ml

Ziegenmilch, 125 ml

kcal	kJ	Ew g	KH g	Zu g	Ba g	Fett g	gFS g	Na mg	BE
74	310	8	8	8	0	1	0,6	114	0,7
120	502	6	22	22	0	2	0,8	100	⊖
126	527	6	22	22	+	1	0,4	180	1,8
132	552	5	24	23	+	1	0,6	140	2,0
86	360	6	12	12	+	1	0,6	120	1,0
44	187	+	+	+	0	5	3,0	5	○
56	234	+	+	+	0	6	4,0	3	○
25	105	+	1	+	0	2	1,5	10	○
126	527	7	8	8	0	7	4,2	100	0,8
236	987	6	8	8	0	20	12,0	100	0,8
184	770	6	26	26	+	6	3,6	80	⊖
9	38	+	+	·	0	1	·	·	○
7	29	+	+	·	0	+	·	·	○
12	50	+	+	+	0	1	0,7	+	○
16	67	+	+	+	0	2	1,0	+	○
132	552	6	10	10	0	8	4,8	96	0,8
128	536	6	10	10	0	7	4,2	90	0,8
94	393	6	10	10	0	3	1,8	94	0,8
70	293	8	10	10	0	+	0,2	106	0,0
42	176	2	8	8	0	+	0,2	100	0,7
50	209	2	10	10	0	+	0,2	90	0,8
132	552	1	30	29	+	+	0,3	82	⊖
58	243	1	12	12	+	+	+	80	1,0
85	356	2	9	9	0	5	2,5	15	0,8
17	71	+	+	+	0	2	0,9	6	○
30	126	+	+	+	0	3	1,7	7	○
36	151	+	+	+	0	4	2,5	5	○
120	502	6	6	6	0	8	5,4	62	0,5
88	368	1	1	1	0	10	5,6	+	○
93	389	1	1	·	+	10	·	·	○
41	172	1	1	·	+	4	·	·	○
51	213	+	1	·	+	5	·	·	⊖
49	205	+	+	+	0	5	2,8	6	○
60	251	+	+	+	0	6	3,7	5	○
82	343	4	6	6	0	4	2,6	61	0,5
60	251	3	8	8	0	3	1,3	31	0,7
85	356	5	5	5	0	5	3,3	53	0,4

Milch, Joghurt, Sahne

Kondensmilcherzeugnisse
Der extra leichte Traum, Bärenmarke, 3% Fett, 6 g (1 TL)
Die Leichte, Bärenmarke, 4% Fett, 7,5 g (1 Tassenpackung)
- Die Leichte 4, Bärenmarke, 4% Fett, 6 g (1 TL)

Kondensmilch, Glücksklee, 7,5% Fett, 7,5 g (1 Tassenpackung)
- Kondensmilch, Glücksklee, 7,5% Fett, 6 g (1 TL)
- Kondensmilch, Glücksklee, gezuckert, 7,5% Fett, 6 g (1 TL)

Der genussvolle Traum, Bärenmarke, 8% Fett, 6 g (1 TL)
Die Ergiebige, Bärenmarke, 10% Fett, 7,5 g (1 Tassenpackung)
- Die Ergiebige, Bärenmarke, 10% Fett, 6 g (1 TL)

Milchmädchen, gezuckerte Kondensmilch, Nestlé, 5 g (1 TL)

Milchpulver, Kaffeeweißer
Buttermilchpulver, 10 g (1 EL)
Coffeemate, Nestlé, Kaffeeweißer, 5 g (1 TL)
Magermilchpulver, 10 g (1 EL)
Molkenpulver, 10 g (1 EL)
Vollmilchpulver, 10 g (1 EL)
Sahnepulver, 10 g (1 EL)

Milchmischgetränke
Bananen-, Erdbeer-, Vanillemilch, 250 ml
Milchshake, Erdbeere, McDonald's, 250 ml
- Schoko
- Vanille

Müllermilch, Banane, Müller, 200 ml (1 Becher)
- Erdbeere
- Schoko
- Die Leichte, Schoko

Kakaotrunk, 3,5% Fett, 250 ml
Kakaotrunk, 1,5% Fett, 250 ml

Joghurt und Kefir* – pro Becher/Glas
Almighurt, Ehrmann, 150 g
- Feine Schokoraspeln
- Haselnuss
- Mohn-Marzipan
- Schoko

Fruchtjoghurt, 3,5% Fett, 150 g
- Fruchtjoghurt, 1,5% Fett, 150 g
- Danone Family Standard, Erdbeere, 3,5% Fett, 125 g
- Danone Family, 0% Fett, Kirsche, 125 g

* handelsüblicher Kefir kann bis zu 5% Alkohol enthalten

kcal	kJ	Ew g	KH g	Zu g	Ba g	Fett g	gFS g	Na mg	BE
5	21	+	+	·	0	+	·	·	○
7	29	+	1	·	0	+	·	·	○
6	25	+	+	·	0	+	·	·	○
10	42	+	1	·	0	1	·	·	○
8	33	+	1	·	0	+	·	·	○
15	63	+	3	3	0	+	+	4	○
8	33	+	+	·	0	+	·	·	○
11	46	+	1	·	0	1	·	·	○
9	38	+	+	·	0	1	·	·	○
17	71	+	3	·	0	+	·	·	⊖
38	159	4	5	5	0	1	+	41	0,4
23	96	+	4	1	·	·	+	·	⊖
36	151	4	5	5	0	+	+	56	0,4
36	151	1	7	7	0	+	+	85	0,6
48	201	3	4	4	0	3	2,0	37	0,3
58	243	2	3	3	0	4	3,0	27	○
205	858	8	33	33	0	5	3,0	125	⊖
215	900	5	37	34	0	5	4,0	100	⊖
220	920	6	36	30	1	6	4,0	170	⊖
210	879	5	36	34	0	5	4,0	100	⊖
152	636	7	25	24	+	3	1,8	100	2,1
152	636	7	25	24	+	3	1,8	100	2,1
152	636	7	24	23	+	3	2,2	100	2,0
98	410	8	16	14	+	+	+	100	1,3
195	816	10	20	20	0	10	5,0	125	⊖
150	628	10	20	20	0	5	2,0	125	⊖
185	774	5	26	17	+	7	4,8	50	2,1
180	753	5	24	15	+	8	5,0	50	2,0
170	711	6	23	15	+	6	4,0	50	1,9
190	795	5	27	20	+	7	5,0	50	2,3
152	636	6	24	24	+	5	3,0	60	⊖
120	502	6	21	21	+	2	1,1	60	⊖
115	481	4	16	16	+	3	2,4	60	⊖
68	285	6	10	10	+	+	+	70	⊖

Milch, Joghurt, Sahne

Joghurt und Kefir* – pro Becher/Glas Fortsetzung

Fruchtjoghurt, Fortsetzung
- Erdbeer-Rhabarber, Weight Watchers, 150 g
- Froop Frucht auf Joghurt, Erdbeere, Müller, 150 g
- Joghurt Pur auf Erdbeere, Lünebest, 3,5% Fett, 150 g
- Joghurt Pur auf Heidelbeere, Lünebest, 3,5% Fett, 150 g
- Magermilchjoghurt mit Früchten, 150 g
- Pfirsich, Weight Watchers, 150 g
- Sahne-Joghurt mit Frucht, 10% Fett, 150 g
- Schlemmer Kirsche, Müller, 150 g

Fruchtkefir*, 1,5% Fett, 200 g
- Fruchtkefir*, 3,5% Fett, 200 g
- Fruchtkefir*, 10% Fett, 200 g

Joghurt, natur, entrahmt, 150 g
- Joghurt, 1,5% Fett (fettarm), 150 g
- Joghurt, 3,5% Fett, 150 g
- Joghurt, 10% Fett, 150 g
- Onken 1,5% Fett, 125 g (¼ Becher)

Joghurt Vanilla auf Honig-Nuss, Lünebest, 3,5% Fett, 150 g

Kefir*, 1,5% Fett, 200 g
- Kefir*, 3,5% Fett, 200 g
- Kefir*, 10% Fett, 200 g

Knusper Original, Müller, 150 g

Probiotische Produkte

Joghurt – pro Becher/Glas

Actimel, Joghurt, Classic, Danone, 125 g

Activia classic, natur, Danone, 3,5% Fett, 115 g
- Erdbeere
- Pfirsich-Maracuja
- Vanille
- mit Ballaststoffen, Cerealien

LC1, pur, Müller, 3,5% Fett, 125 g
- Vanilla
- Erdbeere
- Cerealien

Getränke – pro Flasche/Becher

Actimel Drink, Classic, Danone, 100 g
- Classic, 0,1% Fett
- Classic, Orange
- Classic, Vanilla

* handelsüblicher Kefir kann bis zu 5% Alkohol enthalten

kcal	kJ	Ew g	KH g	Zu g	Ba g	Fett g	gFS g	Na mg	BE
92	385	6	17	17	+	+	+	60	⊖
155	649	6	24	23	+	3	2,1	150	2,0
137	573	5	20	19	+	4	2,6	90	1,7
144	602	5	22	20	+	4	2,6	90	1,8
100	418	6	20	20	+	+	+	75	⊖
93	389	6	17	17	+	+	+	60	⊖
240	1007	6	23	23	+	15	8,0	60	⊖
150	628	6	22	22	1	4	2,4	75	1,8
172	720	6	28	28	2	3	1,6	80	⊖
200	837	6	28	28	2	6	3,6	80	⊖
300	1255	6	27	26	2	17	10,8	80	⊖
54	226	6	6	6	0	+	+	80	0,5
75	314	6	9	9	0	2	1,8	68	0,8
106	444	6	8	8	0	6	3,8	75	0,7
175	732	5	6	6	0	15	10,0	75	0,5
66	276	5	7	7	0	2	1,2	90	⊖
165	690	4	27	25	+	5	2,7	110	2,2
100	418	7	8	8	0	3	1,8	100	0,7
136	569	7	8	8	0	7	4,2	100	0,7
246	1029	6	8	8	0	20	12,4	92	0,7
200	837	8	21	13	1	9	4,0	90	1,7

115	481	5	15	15	+	4	2,5	50	⊖
86	360	6	7	7	0	4	2,7	50	⊖
110	460	4	16	15	+	3	2,1	50	⊖
113	473	4	17	15	+	3	2,1	50	⊖
113	473	4	17	15	+	3	2,2	50	⊖
110	460	4	16	15	2	3	2,1	70	⊖
95	397	6	7	7	0	4	3,0	90	⊖
130	544	5	18	18	0	4	2,5	75	⊖
135	565	5	20	19	+	4	2,4	75	⊖
120	502	5	16	15	2	4	2,4	75	⊖

71	297	3	11	11	0	2	1,1	40	⊖
28	117	3	3	3	0	+	+	40	⊖
74	310	3	12	12	0	2	1,0	40	⊖
80	335	3	13	13	0	2	1,0	40	⊖

Probiotische Produkte

Getränke – pro Flasche/Becher   Fortsetzung

LC1 Drink, Original, Müller, 100 g
- Vanilla
- Multifrucht

Yakult original, 65 ml

Yakult light, 65 ml

Käse und Quark

Frischkäse, -zubereitungen, Quark – pro Portion

Bresso, Kräuter aus der Provence, Frischkäse, 30 g
- Bresso Balance, Kräuter aus der Provence, Frischkäse, 30 g

Chavroux, Ziegenfrischkäse, 30 g

Frischkäse, Doppelrahmstufe, 60 % F. i. Tr., 30 g
- Rahmstufe, 50 % F. i. Tr., 30 g
- Viertelfettstufe, 15 % F. i. Tr., 30 g
- Magerstufe, max. 10 % F. i. Tr., 30 g
- mit Kräutern, 40 % F. i. Tr., 30 g

Früchtequark, 10 % F. i. Tr., 100 g
- Früchtequark, 20 % F. i. Tr., 100 g
- Früchtequark, 40 % F. i. Tr., 100 g
- FrüchteTraum, Ehrmann, 125 g
- FrüchteTraum, Magerstufe, Ehrmann, 125 g
- Fruchtzwerge, Erdbeer, Danone, 50 g
- Himbeer Cranberry Quark, Weight Watchers, 100 g
- Obstgarten Standard, Erdbeer, Danone, 125 g
- Obstgarten, Vanilla Kirsche, Danone, 125 g
- Obstgarten, Pfirsich-Maracuja, Danone, 0,4 % Fett, 125 g
- Vanille Quark, Weight Watchers, 100 g

Körniger Frischkäse, Cottage Cheese, Hüttenkäse, 20 % F. i. Tr., 100 g
- 20 % F. i. Tr., 40 g (1 geh. EL)
- Magerstufe < 10 % F. i. Tr., 100 g

Kräuterquark, 30 % F. i. Tr., 100 g
- 40 % F. i. Tr., 100 g

Mascarpone, 80 % F. i. Tr., 50 g

Mozzarella, 45 % F. i. Tr., 50 g

Quark, Magerstufe, 2 % F. i. Tr., 100 g
- Quark, Magerstufe, 2 % F. i. Tr., 30 g (1 EL)
- Quark, 10 % F. i. Tr., 100 g
- Quark, 20 % F. i. Tr., 100 g
- Quark, 40 % F. i. Tr., 100 g

Ricotta, Ziger, Schottenziger, 20 % F. i. Tr., 30 g

kcal	kJ	Ew g	KH g	Zu g	Ba g	Fett g	gFS g	Na mg	BE
80	335	3	13	12	0	2	1,1	40	⊖
81	339	3	14	13	0	2	1,0	40	⊖
82	343	3	14	13	0	2	1,0	50	⊖
43	180	1	10	9	0	+	+	10	⊖
27	113	1	7	4	1	+	+	10	⊖
72	301	2	1	·	·	7	·	·	○
56	234	3	1	·	·	5	·	·	○
50	209	3	1	·	·	4	·	·	○
100	418	3	1	1	0	10	6,0	113	○
84	351	4	1	1	0	7	4,0	120	○
25	105	4	1	1	0	1	0,4	10	○
20	84	3	1	1	0	+	+	10	○
43	180	3	1	1	+	3	1,9	120	○
110	460	10	13	13	+	2	1,0	30	⊖
125	523	10	13	13	+	4	2,3	30	⊖
195	816	11	13	13	+	11	6,9	40	⊖
150	628	6	20	15	+	5	3,3	60	1,7
103	452	7	20	13	+	+	+	60	1,7
53	222	3	7	6	+	1	0,5	20	⊖
77	322	7	12	12	+	+	+	30	⊖
149	623	6	20	19	+	5	3,3	50	⊖
173	724	6	22	21	+	7	4,5	50	⊖
81	339	8	12	10	2	+	0,4	50	⊖
74	310	7	11	11	0	+	+	40	⊖
100	418	12	3	3	0	4	2,5	230	○
40	167	5	1	1	0	2	1,0	90	○
80	335	14	2	2	0	2	1,1	380	○
100	418	8	5	5	0	6	3,2	390	0,4
144	602	10	3	3	+	10	5,6	390	○
230	962	2	2	·	0	24	15	20	○
125	523	10	0	0	0	8	5,0	250	○
70	293	13	4	4	0	+	+	80	0,3
20	84	4	1	1	0	+	+	24	○
80	335	13	3	3	0	2	1,2	40	○
104	435	12	3	3	0	5	2,9	35	○
155	649	11	3	3	0	11	6,7	35	○
55	230	3	0	0	0	5	2,9	150	○

Käse und Quark

Frischkäse, -zubereitungen, Quark – pro Portion Fortsetzung

Schichtkäse, 10% F. i. Tr., 30 g
    Schichtkäse, 20% F. i. Tr., 30 g
    Schichtkäse, 40% F. i. Tr., 30 g
Zaziki, 30 g

Hartkäse – pro Scheibe

Allgäuer Hartkäse, 50% F. i. Tr., 30 g
Appenzeller, 50% F. i. Tr., 30 g
Bergkäse, 50% F. i. Tr., 30 g
Chester, Cheddar, 50% F. i. Tr., 30 g
Emmentaler, 45% F. i. Tr., 30 g
Gruyère, 45% F. i. Tr., 30 g
Hobelkäse, 50% F. i. Tr., 20 g
Parmesan, 35% F. i. Tr. , 30 g
    gerieben, 20 g (1 geh. EL)
    gerieben, 8 g (1 geh. TL)
Provolone, 50% F. i. Tr., 30 g
Sbrinz, 48% F. i. Tr., 30 g

Sauermilchkäse – pro Portion

Hand-, Harzer-, Mainzer Käse, Quargel, Stangenkäse, 0,5% F. i. Tr., 30 g
Hausmacherhandkäs, Großvaters Leckerbissen, Käserei Loose, 30 g

Schmelzkäse und -zubereitungen – pro Ecke/Portion

Kiri Sahne, 20 g
    Kiri Joghurt, 20 g
Kochkäse, Magerstufe, 30 g
    Kochkäse, 10% F. i. Tr., 30 g
    Kochkäse, 20% F. i. Tr., 30 g
    Der kleine Strolch, Kochkäse mit Kümmel, 40% F. i. Tr., 30 g
La vache qui rit, 17,5 g
    La vache qui rit, 16,66 g
Milkana Sahne, 50% F. i. Tr., 30 g
Schmelzkäse, Viertelfettstufe, 10% F. i. Tr., 30 g
    Halbfettstufe, 20% F. i. Tr., 30 g
    Dreiviertelfettstufe, 30% F. i. Tr., 30 g
    Vollfettstufe, 45% F. i. Tr., 30 g
    Doppelrahmstufe, 60% F. i. Tr., 30 g
    70% F. i. Tr., 30 g
Schmelzkäsezubereitung, Halbfettstufe, 20% F. i. Tr., 30 g
    Vollfettstufe, 45% F. i. Tr., 30 g
    Doppelrahmstufe , 60% F. i. Tr., 30 g
Scheiblette, 20% F. i. Tr., 20 g
    Scheiblette, 45% F. i. Tr., 20 g

kcal	kJ	Ew g	KH g	Zu g	Ba g	Fett g	gFS g	Na mg	BE
24	100	4	1	1	0	1	0,4	10	○
30	126	4	1	1	0	2	0,8	10	○
53	222	2	1	1	0	4	1,8	10	○
20	84	2	2	1	+	1	0,3	110	○
120	502	8	0	0	0	10	5,9	120	○
115	481	8	0	0	0	10	5,9	186	○
120	502	8	0	0	0	10	6,3	120	○
116	485	8	0	0	0	10	5,8	203	○
115	481	9	0	0	0	9	5,8	90	○
125	523	9	0	0	0	10	5,1	180	○
95	397	7	0	0	0	8	·	·	○
110	460	11	0	0	0	8	4,7	211	○
75	314	7	0	0	0	5	3,2	140	○
30	126	3	0	0	0	2	1,3	56	○
110	460	8	0	0	0	9	5,3	190	○
120	502	10	0	0	0	9	·	·	○
39	163	9	0	0	0	+	+	240	○
37	155	9	+	+	·	+	+	320	○
66	276	2	+	+	0	6	4,4	114	○
51	213	2	+	+	0	5	3,1	100	○
25	105	5	1	1	0	+	+	120	○
30	126	4	1	1	0	1	0,5	120	○
37	155	4	1	1	0	2	1,0	120	○
57	238	5	+	·	·	4	·	·	○
46	192	2	1	·	0	4	2,8	123	○
40	167	2	1	·	0	3	2,2	135	○
102	427	3	2	·	0	9	·	·	○
39	163	5	2	2	0	1	0,7	360	○
57	238	5	2	2	0	3	1,8	360	○
63	264	5	2	2	0	4	2,5	330	○
87	364	5	2	2	0	7	4,1	360	○
100	418	3	1	1	0	9	5,7	330	○
110	460	2	1	1	0	11	6,5	360	○
57	238	5	2	2	0	3	1,8	330	○
83	347	5	2	2	0	6	3,9	360	○
100	418	4	1	1	0	9	5,7	300	○
42	176	4	+	+	0	2	1,4	240	○
89	372	4	+	+	0	5	2,9	260	○

Käse und Quark

Schnitt- und Halbschnittkäse – pro Scheibe/Portion
Bergader Almkäse, 30 g
Bonbel, 45% F. i. Tr., 30 g
Butterkäse, Vollfettstufe, 45% F. i. Tr., 30 g
Rahmstufe, 50% F. i. Tr., 30 g
Doppelrahmstufe, 60% F. i. Tr., 30 g
Danablu, dänischer Edelpilzkäse, 50% F. i. Tr., 30 g
Edamer, 10% F. i. Tr., 30 g
Dreiviertelfettstufe, 30% F. i. Tr., 30 g
Fettstufe, 40% F. i. Tr., 30 g
Vollfettstufe, 45% F. i. Tr., 30 g
Edelpilzkäse, Vollfettstufe, 45% F. i. Tr., 30 g
Doppelrahmstufe, mind. 65% F. i. Tr., 30 g
Bergader Edelpilz, 50% F. i. Tr., 30 g
Esrom, 45% F. i. Tr., 30 g
Gorgonzola, 55% F. i. Tr., 30 g
Gouda, 40% F. i. Tr., 30 g
Vollfettstufe, 45% F. i. Tr., 30 g
Gouda mittelalt, Weight Watchers, 20 g
Du darfst, Dreiviertelfettstufe, 30% F. i. Tr., 20 g
Havarti, Dänischer Tilsiter, 45% F. i. Tr., 30 g
Leerdammer Lightlife, 32% F. i. Tr., 20 g
Leerdammer Original, 45% F. i. Tr., 20 g
Maasdamer, 45% F. i. Tr., 30 g
Maasdamer, Du darfst, Dreiviertelfettstufe, 30% F. i. Tr., 20 g
Maasdamer, Weight Watchers, 20 g
Mini Babybel, 45% F. i. Tr., 20 g
Mini Babybel leicht, 25% F. i. Tr., 20 g
Raclettekäse, 48% F. i. Tr., 30 g
Räucherkäse, 50% F. i. Tr., 30 g
Rauch-Schinken-Käse, 45% F. i. Tr., 30 g
Roquefort, 50% F. i. Tr., 30 g
Rottaler, 45% F. i. Tr., 30 g
Steppenkäse, 45% F. i. Tr., 30 g
Tilsiter, 60% F. i. Tr., 30 g
Vollfettstufe, 45% F. i. Tr., 30 g
Fettstufe, 40% F. i. Tr., 30 g
Du darfst, Dreiviertelfettstufe, 30% F. i. Tr., 20 g
Trappistenkäse, 45% F. i. Tr., 30 g
Weißlacker, 50% F. i. Tr., 30 g

kcal	kJ	Ew g	KH g	Zu g	Ba g	Fett g	gFS g	Na mg	BE
102	427	6	+	+	0	8	5,9	·	O
92	385	7	+	+	0	7	4,9	198	O
89	372	7	0	0	0	7	4,3	240	O
105	439	6	0	0	0	9	5,5	260	O
110	460	5	0	0	0	10	6,3	210	O
103	431	6	0	0	0	9	5,4	380	O
40	167	5	0	0	0	2	·	·	O
80	335	8	0	0	0	5	2,9	150	O
95	397	8	0	0	0	7	4,2	150	O
105	439	8	0	0	0	8	4,9	150	O
105	439	8	0	0	0	8	4,9	150	O
127	531	6	0	0	0	12	7,1	255	O
101	423	6	+	+	0	8	5,8	·	O
95	397	7	0	0	0	8	4,5	240	O
110	460	6	0	0	0	9	5,9	180	O
89	372	7	0	0	0	7	3,9	150	O
98	410	7	0	0	0	8	4,8	155	O
53	222	6	0	0	0	3	2,4	150	O
55	230	6	0	0	0	4	2,5	140	O
100	418	7	0	0	0	8	4,6	210	O
56	234	6	0	0	0	3	2,3	150	O
72	301	5	0	0	0	6	3,8	144	O
105	439	8	0	0	0	8	5,1	180	O
55	230	7	0	0	0	4	2,5	120	O
53	222	6	0	0	0	3	2,1	90	O
61	255	4	0	0	0	5	3,2	136	O
42	176	5	0	0	0	2	1,7	144	O
105	439	7	0	0	0	8	5,1	180	O
110	460	7	0	0	0	9	·	·	O
95	397	7	0	0	0	7	·	·	O
110	460	7	0	0	0	9	5,7	450	O
100	418	7	0	0	0	8	·	·	O
98	410	7	0	0	0	8	4,6	180	O
125	523	6	0	0	0	11	6,9	270	O
105	439	8	0	0	0	8	5,3	165	O
90	377	8	0	0	0	7	4,3	165	O
55	230	6	0	0	0	4	2,5	140	O
100	418	7	0	0	0	8	4,9	180	O
97	406	6	0	0	0	8	4,9	420	O

Käse und Quark

Weichkäse – pro Portion (30 g)
Bavaria Blu, Original
    Bavaria Blu, 25% Fett absolut
Bresso, mit Knoblauch oder grünem Pfeffer, 60% F. i. Tr.
Brie, 45% F. i. Tr.
    Rahmstufe, 50% F. i. Tr.
    Doppelrahmstufe, 70% F. i. Tr.
Camembert, 30% F. i. Tr.
    Fettstufe, 40% F. i. Tr.
    Vollfettstufe, 45% F. i. Tr.
    Rahmstufe, 50% F. i. Tr.
    Doppelrahmstufe, 60% F. i. Tr.
    Doppelrahmstufe, 70% F. i. Tr.
Feta aus Schafsmilch, Vollfettstufe, 45% F. i. Tr.
Klosterkäse, 60% F. i. Tr.
Limburger, Allgäuer Stangenkäse, Backsteinkäse, 20% F. i. Tr.
    Fettstufe, 40% F. i. Tr.
    Rahmstufe, 50% F. i. Tr.
Münsterkäse, 45% F. i. Tr.
Romadur, 20% F. i. Tr.
    Dreiviertelfettstufe, 30% F. i. Tr.
    Fettstufe, 40% F. i. Tr.
    Vollfettstufe, 45% F. i. Tr.
    Rahmstufe, 50% F. i. Tr.
    Doppelrahmstufe, 60% F. i. Tr.
Saint Paulin, 45% F. i. Tr.
Steinbuscher, 45% F. i. Tr.
    Vollfettstufe, 50% F. i. Tr.
Stilton blue, 48% F. i. Tr.
Vacherin, 50% F. i. Tr.
Weinkäse, 60% F. i. Tr.

Käsegerichte – pro Portion
Gebackener Camembert, 100 g
Käsesalat, 100 g
Käsesoufflé, 200 g

kcal	kJ	Ew g	KH g	Zu g	Ba g	Fett g	gFS g	Na mg	BE
136	569	4	+	+	·	13	9,2	·	○
89	372	5	+	+	·	8	5,2	·	○
100	418	5	+	+	·	9	·	·	○
85	356	6	0	0	0	7	3,9	210	○
105	439	7	0	0	0	8	5,3	195	○
122	510	4	0	0	0	12	7,3	210	○
65	272	7	0	0	0	4	2,6	200	○
82	343	7	0	0	0	6	3,7	200	○
85	356	6	0	0	0	7	4,0	200	○
95	397	6	0	0	0	8	4,6	200	○
115	481	5	0	0	0	10	6,5	210	○
124	519	4	0	0	0	12	7,3	210	○
70	293	5	+	+	·	5	3,9	390	○
115	481	5	0	0	0	10	6,3	210	○
55	230	8	0	0	0	3	1,7	240	○
80	335	7	0	0	0	6	3,9	210	○
95	397	6	0	0	0	8	4,7	240	○
95	397	6	0	0	0	8	5,4	300	○
55	230	7	0	0	0	3	1,7	240	○
70	293	7	0	0	0	4	2,6	240	○
80	335	7	0	0	0	6	3,6	210	○
85	356	6	0	0	0	7	4,2	300	○
95	397	6	0	0	0	8	4,7	240	○
115	481	5	0	0	0	10	6,3	240	○
85	356	5	0	0	0	7	·	·	○
73	305	8	0	0	0	5	2,7	·	○
90	377	7	0	0	0	7	4,2	270	
125	523	7	0	0	0	11	6,7	280	○
90	377	6	0	0	0	7	·	·	○
115	481	5	0	0	0	10	6,3	240	○
255	1067	14	14	1	1,3	16	8,1	525	1,2
230	962	13	4	3	0,7	18	6,0	630	⊖
570	2385	29	13	2	0	44	28,5	450	1,1

Milchersatzprodukte

Soja- und Milchersatzdrinks – pro Glas
HaferDrink, bio, Vitaquell, 250 ml
ReisDrink, bio ungesüßt, Vitaquell, 250 ml
SojaDrink, Natur, bio, Vitaquell, 250 ml
    Kakao, bio
    Calcium mit Vanille
Sojadrink Natural Fresh, Alpro soya, 200 ml
    Light fresh
    Schoko
    Vanille
Sojadrink Natur, Bruno Fischer, 200 ml

Joghurtalternativen – pro Becher (125 g)
Heidelbeere, Alpro soya
Natur, Alpro soya
Pfirsich, Alpro soya
Vanille, Alpro soya

Sojadesserts– pro Portion (125 g)
SojaDessert Schoko, bio, Vitaquell
SojaDessert Vanille, bio, Vitaquell
Sojadessert Schoko mildfein, Alpro soya
Sojadessert Vanille, Alpro soya

Crème-fraîche-Ersatz – pro Portion
Sojacrème Cuisine, Alpro soya, 25 ml (2 EL)
SojaDream, bio, Vitaquell, 15 g (1 EL)

kcal	kJ	Ew g	KH g	Zu g	Ba g	Fett g	gFS g	Na mg	BE
105	439	3	16	·	·	4	0,5	·	⊖
137	573	+	28	·	·	3	0,5	·	⊖
88	368	9	+	·	·	6	1,0	·	⊖
208	870	10	28	·	·	6	1,5	·	⊖
115	481	9	7	·	·	6	1,0	·	⊖
74	310	6	5	5	1	4	0,6	80	0,4
58	243	4	4	4	2	2	0,4	80	0,3
140	586	7	20	19	2	4	0,8	120	1,7
124	519	7	16	16	1	4	0,6	120	1,3
78	526	7	2	2	1	5	0,8	0	○
91	381	5	12	12	2	3	0,5	50	1,0
58	243	5	3	3	1	3	0,5	50	○
93	389	5	13	12	1,4	2	0,4	50	1,1
93	389	5	12	12	1,3	3	0,4	50	1,0
119	498	4	21	·	·	2	0,5	·	⊖
115	481	4	20	·	·	2	0,4	·	⊖
110	460	4	17	14	1,3	3	1,0	60	1,4
100	418	4	16	12	0,6	2	0,4	60	1,3
43	180	+	+	+	+	4	0,5	10	○
28	117	+	+	·	·	3	0,3	·	⊖

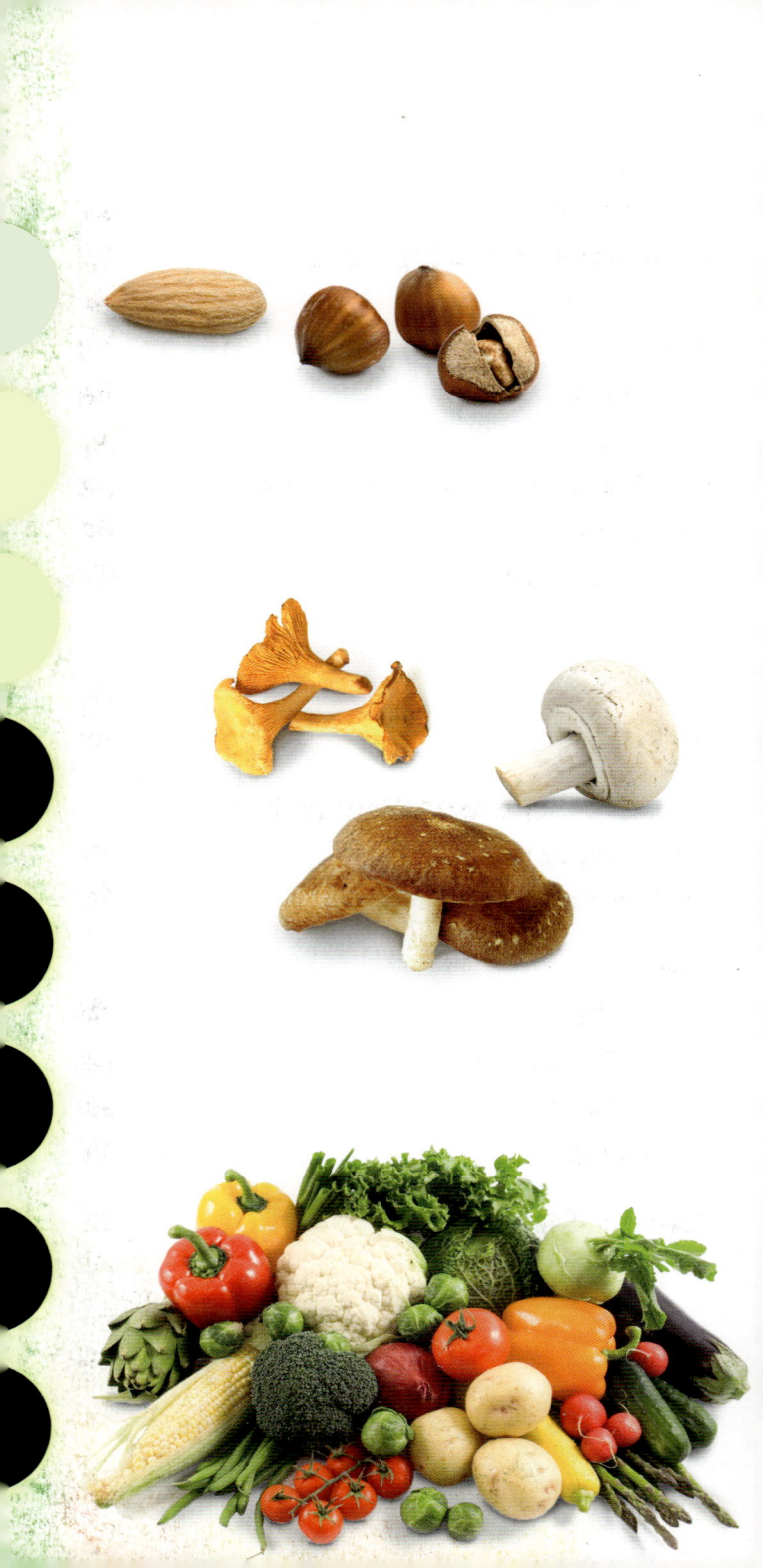

Gemüse und Obst

Gemüse

Frisches Gemüse	68
Gemüsekonserven und -gerichte	70
Hülsenfrüchte	74
Sprossen	76
Gemüsesäfte	76
Kartoffeln	76
Kartoffelprodukte und -zubereitungen	76
Blattsalate	80
Salate, zubereitet	80

Pilze

Frische Pilze	82
Pilzkonserven	82

Kräuter, Gewürze und Würzmittel

Frische Kräuter	82
Gewürze und Würzzutaten	82

Obst

Frisches Obst	86
Tiefgekühltes Obst	88
Obstkonserven	90
Trockenobst	90

Nüsse und Samen 92

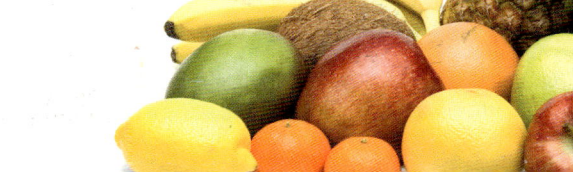

Gemüse

Frisches Gemüse – pro Portion (200 g geputzte Rohware)
Artischocke, 100 g (1 Stück)
Auberginen
Batate, Süßkartoffel
Blumenkohl, Karfiol
Bohnen, dick
Bohnen, grün; Busch-, Stangenbohnen
Brennnessel, 100 g
Brokkoli
Chayote
Chicorée
Chinakohl
Erbsen, grün
Esskastanien, Maronen, 100 g
Fenchel, 300 g (1 große Knolle)
Frühlingszwiebeln, Lauchzwiebeln, 100 g
Gemüsebanane, Mehlbanane, Kochbanane
Grünkohl, Braunkohl
Gurke
Knoblauch, 50 g
Knollenziest, Crosne, Japankartoffel
Kohlrabi
Kohlrübe, Steckrübe
Kürbis, Winter-Squash
Lauch, Porree
Mais, Zuckermais, Maiskörner, Speisemais
Mangold, Römischer Kohl, Lattich
Maniok, Cassava
Melde, 100 g
Meerrettich, Kren, 100 g
Möhren, Mohrrüben, Karotten, Rüebli
Okra, Gumbo, Eibisch
Paksoi, Pakchoy, Senf- oder Blätterkohl
Palmherzen, Palmito
Paprikaschoten, Peperoni, Pfefferschoten, gelb
Paprikaschote, grün
Paprikaschoten, rot
Pastinake, Hammelmöhre
Petersilienwurzel
Portulak, Bürzelkohl
Radicchio, 100 g

kcal	kJ	Ew g	KH g	Zu g	Ba g	Fett g	gFS g	Na mg	BE
45	188	5	7	3	11	+	0,0	40	0,6*
35	146	2	5	5	6	+	+	+	0,4*
215	900	3	48	10	6	1	0,5	+	4,0
45	188	5	5	4	6	1	+	30	0,4*
156	653	12	24	1	4	2	0,2	60	2,0
65	272	5	10	3	4	+	+	+	0,8*
40	167	7	1	+	3	1	+	+	O
50	209	7	5	5	6	+	+	40	0,4*
55	230	2	11	7	0	+	+	+	0,9
30	126	2	4	4	3	+	+	+	0,4*
25	105	2	2	2	4	1	+	40	O
140	586	12	21	11	10	1	0,4	+	1,8
192	803	2	41	14	8	2	0,4	+	3,4
70	293	6	8	8	12	1	0,2	240	0,7*
25	105	2	3	7	2	+	+	+	O
240	1004	2	55	2	2	+	+	+	4,6
75	314	9	5	5	8	2	0,2	80	0,4*
25	105	1	5	3	2	+	+	+	0,4*
68	285	3	14	2	1	+	0,0	30	1,2
115	481	8	20	·	3	+	·	·	1,7
50	209	4	7	7	3	+	+	60	0,6*
70	293	2	14	10	5	+	+	20	1,2
50	209	2	9	7	2	+	+	+	0,8*
50	209	4	6	6	5	+	+	+	0,5*
175	732	6	31	3	8	2	0,4	+	2,6
50	210	4	6	5	4	+	+	200	0,5*
270	1130	2	64	1	6	+	+	+	5,3
24	100	2	3	2	2	+	0,0	100	O
63	264	3	12	6	8	+	+	+	1,0
50	209	2	10	10	7	+	+	120	0,8*
40	167	4	4	4	10	+	+	+	0,3*
25	105	2	2	2	4	1	+	40	O
70	293	5	10	6	·	1	+	80	0,8
60	251	2	11	5	7	1	+	+	0,9*
40	167	2	6	6	7	+	+	+	0,5*
66	276	2	12	12	7	+	+	+	1,0*
115	481	3	24	4	4	1	+	20	2,0*
80	335	6	12	10	8	2	0,2	20	1,0
50	210	3	8	8	4	1	+	+	0,7
13	54	1	2	2	2	+	0,0	+	O

* Diese Produkte dürfen ohne BE-Anrechnung bis zu einer üblichen Portionsgröße von 200 g verzehrt werden.

Gemüse

Frisches Gemüse – pro Portion (200 g geputzte Rohware)   Fortsetzung

Radieschen, 80 g (1 Bund)
　　Weiße Eiszapfen, 100 g
Rettich
Rhabarber, 125 g
Rosenkohl, Kohlsprossen
Rote Bete, Randen, Rote Rüben
Rotkohl, Blaukraut, Blaukabis
Rucola, 50 g
Sauerampfer, 50 g
Schwarzwurzeln
Sellerie, Bleich-, Staudensellerie
　　Knollensellerie
Spargel
Spinat
Steckrübe
Taro, Wasserbrotwurzel, 100 g
Tomaten
Tomate, 50 g (1 Stück)
Topinambur, Erdbirne, Erdartischocke
Wasserkastanien, 100 g
Weiße Rüben, Wasserrübe
Weißkohl, Weißkraut, Weißkabis
Wirsingkohl, Savoyerkohl
Yamswurzel
Zucchini, Sommer-Squash
Zuckererbsen, Kefen, Zuckerschoten
Zwiebel, mittelgroß, 50 g

Gemüsekonserven und -gerichte – pro Portion/Packung

Artischocken, Konserve, 220 g
　　Artischockenböden, Konserve, 220 g
Asia Wok-Mix, TK, Iglo, 480 g (2–3 Portionen)
Balkangemüse, Vivactiv, TK, Iglo, 300 g (2 Portionen)
Blumenkohl, Rahm-Gemüse, TK, Iglo, 300 g (1–2 Portionen)
Broccoli-Röschen, TK, Iglo, 300 g (2 Portionen)
Buttergemüse, TK, Iglo, 300 g (2 Portionen)
Butter-Leipziger-Allerlei, TK, Iglo, 300 g (2 Portionen)
Cornichons, 100 g
　　Cornichons, Hengstenberg, 100 g
　　Pfeffercornichons, Hengstenberg, 100 g
Erbsen, jung, TK, Iglo, 300 g (2–3 Portionen)

kcal	kJ	Ew g	KH g	Zu g	Ba g	Fett g	gFS g	Na mg	BE
10	42	1	2	2	1	+	+	+	O
14	59	1	2	2	2	+	+	+	O
25	105	2	4	4	5	+	+	30	0,3*
15	63	1	2	1	4	+	+	+	O
70	293	9	7	6	9	1	+	20	0,6
80	335	3	17	8	5	+	0,0	120	1,4*
45	188	3	7	7	5	+	+	+	0,6
13	54	1	1	1	1	+	+	+	O
10	42	2	+	+	1	+	+	+	O
30	126	3	2	1	7	+	+	+	O
30	126	2	4	3	5	+	+	250	0,3*
35	146	3	5	4	8	1	+	150	0,4*
35	146	4	4	4	3	+	+	+	0,3*
30	126	5	1	1	5	1	+	130	O
70	293	2	14	2	3	+	0,0	20	1,2
105	439	2	24	2	4	+	+	+	2,0
35	146	2	6	4	2	+	0,0	+	0,5*
9	38	+	2	1	+	+	+	+	O
60	251	5	8	2	24	1	0,2	+	0,7*
65	272	1	14	3	4	+	+	+	1,2
50	209	2	9	7	7	+	+	120	0,8*
50	209	3	8	8	6	+	+	20	0,7*
50	209	6	5	5	5	1	+	20	0,4*
200	837	4	45	+	11	+	+	20	3,8
40	167	3	4	3	2	1	0,2	+	0,3*
130	544	7	24	9	5	+	+	+	2,0
15	63	1	2	2	1	+	+	+	O
44	184	5	4	4	21	+	+	540	0,3
60	251	5	11	4	16	+	0,1	540	0,9
187	782	11	31	24	10	2	0,5	1730	⊖
150	628	7	27	11	8	2	+	30	2,3
219	916	10	17	10	4	12	5,7	840	⊖
72	301	9	3	3	7	2	0,6	30	O
470	1966	14	33	14	13	33	19,8	1260	2,8
306	1280	10	20	10	9	21	13,2	960	1,7
15	63	1	3	2	1	+	0,1	350	O
24	100	1	3	3	.	+	.	.	⊖
44	184	1	8	8	.	+	.	.	⊖
250	1046	16	45	17	15	1	0,3	30	3,8

* Diese Produkte dürfen ohne BE-Anrechnung bis zu einer üblichen Portionsgröße von 200 g verzehrt werden.

Gemüse

Gemüsekonserven und -gerichte – pro Portion/Packung Fortsetzung

Erbsen & Karotten, Vivactiv, TK, Iglo, 300 g (1–2 Portionen)
- Erbsen & Karotten, Rahmgemüse, TK, Iglo, 480 g (2–3 Portionen)

Gemüse-Ideen, Patna & Wildreis, TK, Iglo, 300 g (1–2 Portionen)
- Grüne Bohnen mit Speck
- Erbsen mit Schinken

Gemüse-Pfanne Asiatisch, TK, Frosta, 300 g (1–2 Portionen)
- Bauern-Pfanne, TK, Iglo, 480 g (2–3 Portionen)
- Chinesische Pfanne, TK, Iglo, 480 g (2–3 Portionen)
- Französische Pfanne, TK, Iglo, 480 g (2–3 Portionen)
- Gemüse-Pfanne Italienisch, TK, Frosta, 300 g (1–2 Portionen)
- Italienische Pfanne, TK, Iglo, 480 g (2–3 Portionen)

Gemüsestäbchen, TK, zubereitet, Iglo, 142 g (5 Stück)

Gemüsespieße in Kräutermarinade, 270 g (2 Stück)

Gewürzgurken, Salz-, Dillgurken, 100 g
- Knax Gewürzgurken, Hengstenberg, 100 g

Grünkohl, TK, Iglo, 450 g (2–3 Portionen)
- Grünkohl, fix & fertig, TK, Iglo, 450 g (2–3 Portionen)
- Grünkohleintopf mit Kassler und Wurst, Weight Watchers, 350 g

Karottensalat, gesäuert, 150 g

Kohlrabi, Rahm-Gemüse, TK, Iglo, 300 g (1–2 Portionen)

Kohlroulade mit Fleischfüllung, 300 g
- Kohlroulade mit Tomaten-Reis-Füllung, 300 g

Kürbis, gesäuert, 50 g

Maiskölbchen, gesäuert, 100 g

Mixed Pickles, 100 g

Paprika mit Hackfleischfüllung, Reis und Sauce, 300 g

Paprikaschoten, Konserve, abgetropft, 100 g

Perlzwiebeln, 100 g

Pfefferschoten, Peperoni, Konserve, abgetropft, 22 g (1 Schote)

Porree, Rahm-Gemüse, TK, Iglo, 300 g (1–2 Portionen)
- Lauchcremesuppe, Weight Watchers, 150 g

Prinzessbohnen, TK, Iglo, 300 g (1–2 Portionen)

Rhabarberkompott, 150 g

Rosenkohl, TK, Iglo, 300 g (1–2 Portionen)
- Rosenkohl, Rahm-Gemüse, TK, Iglo, 300 g (1–2 Portionen)

Rote Bete, Randen, Rote Rüben, gesäuert, 150 g

Rotkohl Natur, TK, Iglo, 450 g (2–3 Portionen)
- Apfelrotkohl traditionell, Hengstenberg, 150 g
- Apfel-Rotkohl Minis, TK, Iglo, 450 g (2–3 Portionen)
- Rotkohl traditionell, Hengstenberg, 150 g
- Genießer Rotkohl im Beutel, Hengstenberg, 150 g

kcal	kJ	Ew g	KH g	Zu g	Ba g	Fett g	gFS g	Na mg	BE
147	615	9	22	10	10	2	0,6	30	1,8
410	1715	17	44	17	12	19	8,2	1300	3,7
300	1255	8	60	7	4	3	0,6	1500	⊖
186	778	7	13	9	6	12	6,0	1200	⊖
279	1157	19	29	9	9	10	3,9	660	⊖
120	502	7	19	·	·	2	·	·	1,6
293	1226	15	46	13	11	6	2,4	960	⊖
226	946	14	36	27	11	2	0,5	2400	⊖
422	1766	15	34	21	14	5	1,9	1440	⊖
147	615	5	14	·	·	8	·	·	1,2
168	703	8	27	24	8	3	1,4	1920	⊖
257	1075	5	34	4	3	11	1,4	600	⊖
162	678	3	10	8	3	13	1,6	400	⊖
25	105	1	4	2	+	+	0,1	350	0,5
26	109	1	5	4	·	+	·	·	⊖
150	628	15	6	6	14	7	0,9	180	0,5
666	2787	12	16	11	11	62	18,9	2300	⊖
186	778	14	19	10	6	6	2,8	1500	⊖
35	146	1	6	5	3	+	+	350	○
189	791	5	19	9	5	10	3,3	870	⊖
250	1046	15	14	10	7	15	5,7	740	1,2
170	711	5	26	7	5	5	1,0	550	2,2
7	29	+	1	1	+	+	+	160	⊖
44	184	2	8	1	1	1	+	160	0,7
36	151	1	6	3	1	+	+	260	○
300	1255	17	17	6	6	18	5,7	630	1,4
17	71	1	2	2	·	+	+	220	○
37	155	1	8	6	1	+	+	160	⊖
6	25	+	1	1	1	+	+	50	○
207	866	6	18	6	5	12	3,9	1050	⊖
53	222	2	10	6	+	1	0,3	600	⊖
75	314	5	14	6	12	+	0,0	30	1,2
140	586	1	33	33	2	+	+	+	2,7
105	439	11	8	7	13	4	0,9	30	0,7
207	866	9	16	9	9	12	5,4	810	⊖
55	230	2	12	8	3	+	+	350	1,0
153	640	4	40	27	6	+	0,0	1440	3,3
75	314	3	13	13	·	+	·	·	⊖
280	1172	4	50	36	6	8	3,2	1350	⊖
80	335	2	14	14	·	+	·	·	⊖
89	372	1	18	17	·	+	·	0	⊖

Gemüse

Gemüsekonserven und -gerichte – pro Portion/Packung Fortsetzung

Sauerkraut, 150 g
    Mildes Weinsauerkraut, Hengstenberg, 150 g
    Rieslingkraut, Hengstenberg, 150 g
Spargelabschnitte, Libby's, 100 g
    Spargel mit Sauce hollandaise, 350 g
    Spargelcremesuppe, 200 g
Spinat, jung, TK, Iglo, 300 g (1–2 Portionen)
    Blattspinat, portionierbar, TK, Iglo, 300 g (1–2 Portionen)
    Blattspinat Gorgonzola, TK, Iglo, 300 g (1–2 Portionen)
    Blattspinat mit Philadelphia, TK, Iglo, 300 g (1–2 Portionen)
    Rahm-Blattspinat, TK, Iglo, 300 g (1–2 Portionen)
    Rahm-Spinat, 300 g (1–2 Portionen)
    Rahm-Spinat, TK, Iglo, 300 g (1–2 Portionen)
Suppengemüse, TK, Iglo, 300 g (2 Portionen)
    Suppengemüse mit Gemüsebrühe, TK, Iglo, 300 g (2 Portionen)
Tomaten, getrocknet, 100 g
Tomatenpaprika, gesäuert, 100 g
Toskana Mix, TK, Frosta, 300 g (1–2 Portionen)
Wirsing, Rahm-Gemüse, TK, Iglo, 300 g (1–2 Portionen)
Zwiebeln, getrocknet, 4 g (1 geh. TL)
    Röstzwiebeln, 2 g (1 geh. TL)

Hülsenfrüchte – pro Portion (100 g)

Bohnen, weiß, frisch
    Bohnen, weiß, Konserve, abgetropft
Bohnen, grün, frisch
    Bohnen, grün, getrocknet, 60 g
    Bohnen, grün, Konserve, abgetropft
Erbsen, grün, frisch
    Erbsen, grün, getrocknet, 60 g
    Erbsen, grün, Konserve, abgetropft
Kichererbsen, frisch
    Kichererbsen, getrocknet, 60 g
    Kichererbsen, Konserve, abgetropft
Kidneybohnen, frisch
    Kidneybohnen, Konserve
Linsen, frisch
    Linsen, getrocknet, 60 g
    Linsen, Konserve, abgetropft
Mungobohnen, frisch
Saubohnen, frisch
    Saubohnen, getrocknet, 60 g
    Saubohnen, Konserve

kcal	kJ	Ew g	KH g	Zu g	Ba g	Fett g	gFS g	Na mg	BE
25	105	2	4	1	3	+	0,1	650	○
33	138	2	3	3	·	+	·	·	○
68	285	2	3	3	·	4	·	·	○
4	17	1	+	·	·	+	·	·	⊖
480	2008	7	6	5	4	48	29,1	700	0,5
168	703	8	10	+	1	11	5,2	440	0,8
45	188	9	2	1	6	+	0,0	60	○
45	188	9	2	1	6	+	0,0	60	○
222	929	12	11	5	4	15	7,8	750	0,9
267	1117	10	8	3	4	22	13,8	900	0,7
174	728	11	11	2	5	10	3,0	1140	0,9
246	1029	7	4	4	6	22	12,8	680	0,3
159	665	11	10	2	5	9	2,7	1020	0,8
84	351	5	12	10	7	2	0,3	60	1,0
363	1519	5	13	11	7	33	12,9	3300	1,1
115	481	1	9	·	·	9	·	·	○
30	126	1	5	5	2	+	+	200	⊖
75	314	5	11	·	·	2	·	·	0,9
189	791	6	19	4	5	10	3,3	960	1,6
13	54	+	2	1	1	+	+	+	○
10	42	+	1	+	·	+	+	+	○
260	1088	21	40	2	17	2	0,2	+	3,3
62	259	5	10	+	4	+	+	140	0,8
25	105	2	3	1	3	+	+	+	○
125	523	11	16	6	14	1	0,3	+	1,3
22	92	2	3	1	3	1	+	200	○
78	326	6	11	6	5	+	0,2	+	0,9
164	686	14	23	11	11	1	0,7	+	1,9
67	280	6	9	4	5	+	0,2	220	0,8
146	611	8	22	1	5	3	0,5	20	1,8
200	837	10	30	2	8	4	0,7	20	2,5
27	113	2	4	+	2	+	+	60	0,3
277	1159	22	44	2	16	1	0,2	20	3,7
104	435	7	18	4	6	1	+	390	1,5
309	1293	24	49	5	11	1	0,2	40	4,1
190	795	14	31	1	6	1	+	+	2,5
28	117	2	4	+	1	+	+	30	0,3
288	1205	24	45	3	15	1	0,3	+	3,8
234	979	26	27	1	28	2	+	+	2,3
196	820	17	29	11	7	1	0,2	60	2,4
58	243	7	7	+	7	+	+	200	0,6

Gemüse

Hülsenfrüchte – pro Portion (100 g) Fortsetzung

Sojabohnen, frisch
- Sojabohnen, getrocknet, 60 g
- Sojabohnen, Konserve, abgetropft

Sojaeiweiß, texturiert (Fleischersatz)

Sprossen – pro Portion (100 g)

Alfalfasprossen

Bambussprossen
- Bambussprossen, Konserve

Bohnensprossen

Kichererbsensprossen

Linsensprossen, 50 g

Lunjasprossen, Mungobohnenkeime

Sojasprossen
- Sojasprossen, Konserve

Gemüsesäfte – pro Glas (200 ml)

Gemüsesaft, i. D.

Gurkensaft

Karottensaft, Möhrensaft

Rote-Bete-Saft

Sauerkrautsaft

Selleriesaft aus Bleichsellerie
- aus Knollensellerie

Spinatsaft

Tomatensaft

Kartoffeln – pro Portion (200 g)

Kartoffeln, roh

Kartoffeln mit Schale gekocht, Pellkartoffeln

Kartoffeln ohne Schale gekocht, Salzkartoffeln

Kartoffeln mit Schale, gebacken, Ofenkartoffel

Kartoffelprodukte und -zubereitungen – pro Portion, fertig zubereitet

Béchamelkartoffeln, 250 g

Bratkartoffeln (200 g Salzkartoffeln, 20 g Butter)
- Bauernfrühstück, 300 g
- Bauernfrühstück, Pfanni, 250 g (1 Portion)
- Bratkartoffeln, Pfanni, 250 g (1 Portion)

Gnocchi, 200 g

Gnocchi, Pfanni, 250 g (1 Portion)

Kartoffelchips, ölgeröstet, 50 g

Kartoffelgratin, 350 g
- Kartoffelgratin, Pfanni, 200 g (1 Portion)

kcal	kJ	Ew g	KH g	Zu g	Ba g	Fett g	gFS g	Na mg	BE
143	598	12	10	4	3	6	0,7	+	0,8
250	1046	19	17	6	5	10	1,2	+	○
36	151	4	+	+	2	2	0,3	60	○
285	1192	69	+	+	17	+	+	30	1,0
24	100	4	+	+	2	1	+	+	○
17	71	2	1	1	2	+	+	+	○
11	46	2	1	1	1	+	0,0	250	○
34	142	5	2	2	3	1	0,2	+	○
32	134	5	2	1	2	+	+	20	○
28	117	3	1	+	1	+	+	+	○
23	96	3	2	1	6	+	+	+	0,5
50	209	6	5	3	3	1	0,2	30	0,4
27	113	3	2	2	2	1	+	260	○
64	268	5	9	6	1	+	+	480	0,8
20	84	1	3	3	+	+	+	440	○
50	209	2	10	9	1	+	+	540	0,8
72	301	3	14	14	+	+	+	540	1,2
30	126	3	1	1	+	+	+	1100	○
30	126	2	4	3	+	+	+	660	0,3
34	142	3	4	3	+	+	+	840	0,3
32	134	5	1	+	+	+	+	540	○
32	134	2	5	4	+	+	+	440	0,4
140	586	4	30	2	4	+	0,0	+	2,5
140	586	4	30	2	4	+	0,0	+	2,5
140	586	4	30	2	2	+	0,0	240	2,5
140	586	4	30	2	4	+	0,0	+	2,5
205	858	6	25	1	3	9	6,8	420	2,0
290	1213	4	30	2	2	17	10,0	240	2,5
300	1255	16	32	3	5	12	3,9	1140	2,7
350	1464	7	22	2	4	26	4,5	710	1,8
230	962	4	29	2	5	11	1,5	1000	2,4
254	1063	10	42	+	4	4	2,0	150	3,5
380	1590	9	82	3	6	1	+	1380	6,8
270	1130	3	20	2	4	20	4,8	230	1,5
380	1590	8	41	7	5	20	12,3	720	3,4
220	920	5	22	3	3	12	5,0	960	1,8

Gemüse

Kartoffelprodukte und -zubereitungen – pro Portion, fertig zubereitet
Fortsetzung

Kartoffelpuffer, Reibekuchen, 150 g (3 Stück)

Kartoffelpüree, -brei, -stock, 250 g

    Kartoffel-Püree, Maggi, 200 g

    Kartoffel-Püree komplett mit feinem Buttergeschmack, Maggi, 200 g

    Kartoffel Püree, Das Lockere, Pfanni, 200 g

    Kartoffel Püree, Das Komplette, Pfanni, 200 g

    Kartoffel Snack mit Gartengemüse, Pfanni, 220 g

    Kartoffel Snack mit Röstzwiebeln, Käse und Croûtons, Pfanni, 220 g

    Stampfkartoffeln, Maggi, 200 g

Kartoffelsalat, 250 g

    Kartoffelsalat mit Crème fraiche, Schnittlauch, Weight Watchers, 150 g

    Kartoffelsalat mit Ei, Gurke, Frikadellen, Weight Watchers, 250 g

Kartoffelsuppe, 200 g

    Kartoffelcremesuppe, Weight Watchers, 200 g

    Kartoffeleintopf, vegan, Bruno Fischer, 200 g

Kartoffelwedges, 150 g

Klöße, Knödel aus gekochten Kartoffeln, 200 g (2 Klöße)

    Klöße, Knödel, halb und halb, 200 g (2 Klöße)

    Kartoffel Knödel, Halb & Halb im Kochbeutel, Pfanni, 190 g (2 Klöße)

    Kartoffel Knödel, Halb & Halb, Teig, Pfanni, 180 g (2 Knödel)

    Klöße, Knödel, roh, 200 g (2 Klöße)

    Kartoffel Knödel, Roher Kloß im Kochbeutel, Pfanni, 190 g (2 Klöße)

    Kartoffelknödel Halb & Halb im Kochbeutel, Maggi, 180 g (2 Knödel)

Kroketten, zubereitet, 150 g

    Kroketten, zubereitet, 20 g (1 Krokette)

Ofenkartoffel mit Kräuterquark, 400 g

    Ofenkartoffel & Frischkäse-Joghurtdip, Weight Watchers, 450 g

Pommes frites, frittiert, 150 g

    Backofen-Pommes-frites, 150 g

    Pommes frites, McDonald's, 114 g (1 mittlere Portion)

    Pommes frites, McDonald's, 160 g (1 große Portion)

    Pommes frites, Burger King, 116 g (1 mittlere Portion)

    Pommes frites, Burger King, 142 g (1 große Portion)

Schupfnudeln, 150 g

Schweizer Rösti, frisch zubereitet, 200 g

    Rösti, Pfanni, 250 g (1 Portion)

Semmelknödel, 200 g

    Semmel-Knödel, Maggi, 180 g (2 Knödel)

    Semmelknödel, Der Klassische im Kochbeutel, Pfanni, 190 g (2 Klöße)

Zwetschgenknödel, 200 g (4 Stück)

kcal	kJ	Ew g	KH g	Zu g	Ba g	Fett g	gFS g	Na mg	BE
460	1925	8	38	+	4	32	18,0	1500	3,2
270	1130	6	30	4	4	14	8,5	270	2,5
172	719	4	22	3	2	7	4,8	420	⊖
120	502	3	22	2	3	2	0,9	400	1,8
110	460	4	20	3	3	2	1,0	370	1,7
120	502	2	22	2	2	2	1,0	400	1,8
200	837	4	25	4	3	9	5,0	820	2,0
190	795	4	27	3	3	8	4,0	840	2,3
188	786	5	26	4	3	7	2,4	600	⊖
300	1255	10	33	2	5	13	5,0	2380	2,8
194	812	3	24	6	2	9	2,0	720	⊖
275	1151	13	32	12	3	11	2,3	1350	⊖
120	502	4	19	4	5	2	1,1	420	1,6
65	272	2	12	2	2	1	0,6	760	⊖
88	368	3	13	2	3	2	·	500	1,1
440	1841	6	51	2	5	22	4,5	1200	4,3
200	837	8	38	2	2	2	1,0	2400	3,2
198	828	4	42	2	2	2	0,8	2400	3,5
220	920	5	47	2	4	2	0,7	730	3,9
160	669	3	35	1	3	+	+	590	2,9
160	669	5	26	3	3	4	2,2	280	2,2
190	795	3	42	1	3	1	+	710	3,5
184	770	4	40	1	4	+	+	400	3,3
390	1632	3	35	2	2	27	18,0	1880	2,9
50	209	+	5	+	+	4	2,4	250	0,4
320	1339	11	57	13	8	5	2,8	500	4,7
302	1264	15	53	7	8	3	0,9	640	⊖
410	1715	6	48	2	5	21	8,7	750	4,0
380	1590	6	57	2	4	15	7,5	200	4,8
340	1423	5	42	1	4	17	1,0	200	3,5
470	1966	7	59	1	5	23	2,0	290	4,9
319	1335	4	42	+	4	15	4,9	750	3,5
390	1632	5	51	+	5	18	6,0	923	4,3
225	941	9	41	2	3	3	1,5	230	3,4
360	1506	4	46	2	6	18	10,0	300	3,8
260	1088	4	31	3	5	13	1,5	710	2,6
340	1423	13	42	5	2	13	4,4	400	3,5
212	887	8	41	2	2	1	+	700	3,4
260	1088	7	43	1	2	7	3,5	860	3,6
294	1230	4	46	24	2	6	3,8	80	⊖

Gemüse

Blattsalate – pro Portion (geputzte Rohware)
Brennnessel, 50 g
Brunnenkresse, 25 g
Chicorée, 100 g
Radicchio, 100 g
Eichblattsalat, 50 g
Eisbergsalat, Krachsalat, 50 g
Endivie, Eskariol, 50 g
Feldsalat, Rapunzel, 50 g
Gartenkresse, 25 g
Kopfsalat, 50 g
Löwenzahnblätter, 50 g
Römischer Salat, 50 g
Rucola, 50 g
Sauerampfer, 50 g

Salate, zubereitet, mit Dresssing oder Marinade – pro Portion (100 g)
Bohnensalat (grüne Bohnen), gesäuert
Chinakohlsalat, mit saurer Sahne
Crispy Chicken Caesar Salad, mit Caesar Dressing fettred., McDonald's, 333 g
    mit Balsamico Dressing fettreduziert, McDonald's, 303 g
Delight Salad, mit Balsamico Vinaigrette, Burger King, 215 g
    mit Joghurt Dressing, Burger King, 215 g
Eisbergsalat, mit Salatsauce
Endiviensalat, mit Essigmarinade
    Endiviensalat, mit Joghurtsauce
Feldsalat, mit Salatsauce
Gartensalat mit Balsamico Dressing fettreduziert, McDonald's, 113 g
Grilled Chicken Salad, mit Balsamico Vinaigrette, Burger King, 298 g
    mit Joghurt Dressing, Burger King, 298 g
Gurkensalat, mit Joghurtsauce
Karottensalat, Möhrensalat, mit Zitronenmarinade
    Karottensalat, gesäuert
Kopfsalat, mit Dressing
    Kopfsalat, mit saurer Sahne
Krautsalat
    Krautsalat mit Speck und Zwiebeln
Paprikasalat, mit Essigmarinade
Rote-Bete-Salat, Randensalat, mit Essigmarinade
Rotkrautsalat, mit Zwiebel-Essig-Marinade
Selleriesalat, gesäuert
Tomatensalat, mit Olivenöl
Weißkrautsalat, mit Sonnenblumenöl und Senf

kcal	kJ	Ew g	KH g	Zu g	Ba g	Fett g	gFS g	Na mg	BE
20	84	4	+	+	2	+	0,0	+	○
5	21	+	1	1	+	+	+	+	○
15	63	1	2	2	1	+	0,0	+	○
13	54	1	2	2	2	+	0,0	+	○
5	21	+	+	+	1	+	0,0	+	○
5	21	+	1	1	+	+	+	+	○
5	21	+	+	+	1	+	0,0	20	○
5	21	1	+	+	1	+	+	+	○
6	25	1	+	+	1	+	+	+	○
5	21	+	+	+	1	+	0,0	+	○
15	63	1	1	1	2	+	+	40	○
10	42	1	1	1	1	+	+	+	○
13	54	1	1	1	1	+	+	+	○
10	42	2	+	+	1	+	+	+	○
70	293	1	3	1	1	6	+	200	○
60	251	1	2	2	2	5	1,1	180	○
345	1443	28	18	6	6	18	6,0	910	⊖
325	1360	26	17	7	6	17	5,0	1000	⊖
78	326	2	10	7	3	3	0,2	570	⊖
105	439	3	12	5	2	5	0,4	420	⊖
60	251	1	2	2	2	5	0,8	180	○
70	293	1	3	1	1	6	1,2	190	○
20	84	2	1	1	1	+	+	200	○
100	418	2	1	1	1	10	1,1	170	○
35	146	1	5	5	1	1	0,0	460	⊖
173	724	20	11	7	3	5	0,7	950	⊖
200	837	21	13	6	2	7	0,9	800	⊖
45	188	1	3	3	1	3	0,6	170	○
108	452	1	8	7	2	8	0,9	100	○
23	96	1	4	3	2	+	+	240	○
60	251	1	3	3	1	5	2,6	160	○
50	209	2	4	4	1	3	1,8	140	0,3
50	209	1	3	3	2	4	0,6	450	○
93	389	3	3	3	2	8	1,5	160	○
65	272	1	4	3	1	5	0,6	180	○
70	293	1	6	6	2	5	0,6	200	0,5
64	268	1	6	5	2	4	0,5	130	○
30	126	1	3	1	3	0	+	250	○
100	418	1	3	2	1	10	1,4	150	○
111	464	3	3	3	2	10	1,8	170	○

Pilze

Frische Pilze – pro Portion (200 g geputzte Rohware)
Austernpilze
Birkenpilze
Butterpilze
Champignons
Hallimasch
Morcheln, Speisemorcheln
Pfifferlinge, Rehlinge, Eierschwämme
Reizker
Rotkappen
Steinpilze
Trüffel, 5 g

Pilzkonserven, getrocknete Pilze – pro Portion
Champignons, Konserve, 150 g
Pfifferlinge, Eierschwämme, Konserve, 150 g
    Pfifferlinge, Eierschwämme, getrocknet, 25 g
Steinpilze, getrocknet, 25 g

Kräuter, Gewürze und Würzmittel

Frische Kräuter – pro Portion
Bärlauch, 25 g
Basilikum, Dill, Oregano, Petersilie, 5 g
Kerbel, Schnittlauch, 2 g
Kresse, 25 g
Rosmarin, 5 g
Salbei, 5 g
Thymian, 5 g
Zitronenmelisse, 5 g

Gewürze und Würzzutaten – pro Portion
Essig, Obst-/Weinessig, 15 ml (1 EL)
Fondor, Maggi, 1 g (3 Msp.)
Ingwerknolle, frisch, 10 g
Kapern, eingelegt, 10 g (1 EL)
Knoblauch, frisch, 5 g (1 Zehe)
Maggi Würze, ca. 0,5 g (5–10 Spritzer)
Meerrettich, frisch gerieben, 5 g (1 TL)
    Meerrettich, Thomy, 10 g (1 geh. TL)
    Gourmet Sahne-Meerrettich, mild, Thomy, 10 g (1 geh. TL)
Parmesan Streukäse, 35 % F. i. Tr., 10 g (1 gestr. EL)
Pfeffer, grün, roh, 10 g

kcal	kJ	Ew g	KH g	Zu g	Ba g	Fett g	gFS g	Na mg	BE
20	84	5	1	0	12	+	0,0	10	0,6
35	146	6	1	0	13	+	0,2	+	○
25	105	3	+	+	12	+	0,2	20	○
30	125	6	1	1	2	+	0,1	20	○
40	167	6	+	+	14	1	0,3	+	○
30	126	5	1	0	14	1	0,0	+	○
30	126	5	+	+	9	1	0,2	+	○
35	146	6	+	+	11	1	0,3	+	○
35	146	4	+	0	9	2	0,4	+	○
55	230	11	1	+	12	1	0,2	+	○
5	21	+	+	0	1	+	+	+	○
30	126	5	1	+	3	1	0,2	480	○
20	84	3	+	+	7	1	0,2	460	○
30	125	6	+	+	12	1	0,2	+	○
40	167	7	1	1	14	1	0,3	+	○

3	13	+	1	+	+	+	0,0	+	○
2	8	+	+	+	+	+	+	+	○
1	4	+	+	+	+	+	+	+	○
8	33	1	1	+	1	+	+	+	○
5	21	+	1	1	+	+	+	+	○
6	25	1	1	1	+	+	+	+	○
5	21	1	1	1	+	+	+	+	○
2	8	+	+	+	+	+	+	+	○

3	13	0	0	+	0	0	0,0	+	○
2	8	+	+	+	0	+	+	+	○
6	25	+	1	1	.	+	+	+	○
4	17	+	1	1	+	+	+	+	○
7	29	+	1	1	+	+	+	+	○
+	4	+	+	+	+	0	0,0	+	⊖
3	13	+	1	+	+	+	+	+	○
19	79	+	1	1	+	2	+	0	⊖
33	138	+	1	1	+	3	1,0	0	⊖
35	146	3	0	0	0	2	1,4	10	○
1	4	+	+	1	.	+	+	+	○

Kräuter und Gewürze

Gewürze und Würzzutaten – pro Portion Fortsetzung
Rot Weiß (Ketchup + Mayonnaise), Thomy, 15 g (1 EL)
Salz, 2 g (1 Prise)
Schalotten, Schlotten, Eschalotte, 10 g
Senf, Delikatess-, Thomy, 10 g (1 geh. TL)
Senf, Delikatess, Tartex, 10 g (1 geh. TL)
Ganzkornsenf, Bio, mittelscharf, Tartex, 8 g (1 geh. TL)
Senf, scharf, Thomy, 10 g (1 geh. TL)
Senf, süß, Thomy, 10 g (1 geh. TL)
Grill & Party Senf, Chili, 10 g (1 geh. TL)
Tomadoro, Bio-Tomatenmark, 15 g (1 EL)
Worcestershiresauce, 5 ml (10 Tropfen)
Würzmischungen 1–6, Maggi, Würzmittel, i. D., 1 g (3 Msp.)
Zitronensaft, 5 ml (1 TL)
Zucker, 2 g (1 Prise)
Zwiebel, 30 g (1 kleine Zwiebel)
Zwiebel, getrocknet, 4 g (1 geh. TL)

kcal	kJ	Ew g	KH g	Zu g	Ba g	Fett g	gFS g	Na mg	BE
81	339	+	7	2	+	6	0,7	100	⊖
0	0	0	0	0	0	0	0,0	780	○
4	17	+	1	+	+	+	+	+	○
12	50	+	1	+	+	1	+	100	○
1	4	+	+	·	·	+	·	+	○
2	8	+	+	·	·	+	·	+	○
17	71	1	+	+	1	1	+	300	○
16	67	1	2	2	+	1	0,0	100	⊖
18	75	1	2	2	1	1	+	100	⊖
14	59	1	2	2	1	+	+	0	○
+	4	+	+	+	0	+	+	100	○
2	8	+	+	·	+	+	·	·	⊖
1	4	+	+	+	+	+	0,0	+	○
6	25	0	1	1	0	0	0,0	0	⊖
10	42	+	1	1	1	+	+	+	○
13	54	+	2	1	1	+	+	+	○

Obst

Frisches Obst – pro Stück/Portion, essbarer Anteil
Acerola, westindische Kirschen, 125 g
Ananas, 125 g
Apfel, mittelgroß, 150 g
Aprikose, 50 g
Avocado, 200 g
Banane, mittelgroß, 150 g
Birne, mittelgroß, 125 g
Boysenbeeren, 100 g
Brombeeren, 125 g
Brotfrucht, 125 g
Carissa, Natal-Pflaume, 10 g
Cashewapfel, 100 g
Chayote, 125 g
Cherimoya, Annona, 125 g
Cranberry, Moosbeere, 50 g
Dattel, 15 g
Durian, 100 g
Ebereschenfrüchte, 125 g
Erdbeeren, 125 g
Feige, 70 g
Granatapfel, klein, 125 g
Grapefruit, Pampelmuse, 250 g
Guave, 125 g
Hagebutten, 100 g
Heidelbeeren, Blaubeeren, 125 g
Himbeeren, 125 g
Holunderbeeren, 125 g
Jabotikaba, 50 g
Jackfrucht, 100 g
Johannisbeeren, rot, 125 g
Johannisbeeren, schwarz, 125 g
Johannisbeeren, weiß, 125 g
Jujube, chinesische Dattel, 100 g
Kakifrucht, mittelgroß, 200 g
Kaktusfeige, Opuntie, mittelgroß, 100 g
Kapstachelbeeren, Physalis, Ananaskirschen, 125 g
Karambole, Baumstachelbeere, 100 g
Kirschen, süß, 125 g
Kirschen, sauer, 125 g
Kiwi, 100 g
Kürbis, 200 g
Kumquat, Zwergorange, 100 g

kcal	kJ	Ew g	KH g	Zu g	Ba g	Fett g	gFS g	Na mg	BE
20	84	+	4	4	2	+	0,0	+	0,3
70	293	+	15	15	1	+	0,0	+	1,3
80	335	+	16	13	3	1	+	+	1,6
22	92	+	4	4	1	+	0,0	+	0,3
440	1841	4	+	+	8	47	4,2	+	O
110	460	2	30	26	2	+	+	+	2,5
69	289	1	15	13	4	+	0,0	+	1,3
38	159	1	7	6	6	+	+	+	0,6
55	230	1	8	8	4	1	+	+	0,7
143	598	2	32	0	5	+	+	+	2,7
8	33	+	2	2	+	+	+	+	O
55	230	1	11	11	3	1	+	+	0,9
29	121	1	6	4	1	+	+	+	0,5
78	326	3	16	16	3	+	+	+	1,3
18	75	+	2	2	2	+	+	+	O
17	71	+	4	4	+	+	+	+	0,3
140	586	3	29	·	4	2	·	·	2,4
123	515	2	25	15	8	3	+	+	2,1
40	167	1	8	6	2	+	0,0	+	0,7
35	146	1	9	9	1	+	+	+	0,8
95	397	1	20	20	3	1	+	+	1,7
95	397	3	18	18	4	+	0,0	+	1,5
45	188	1	8	8	7	1	+	+	0,7
107	448	4	19	18	6	+	+	90	1,6
45	188	1	8	8	6	1	+	+	0,7
40	167	2	6	6	6	+	0,0	+	0,5
60	251	3	10	9	6	1	+	+	0,8
38	159	+	7	7	1	1	+	+	0,6
70	293	1	15	14	4	+	0,0	+	1,3
55	230	1	9	9	8	+	0,0	+	0,8
70	293	1	12	12	9	+	0,0	+	1,0
65	272	1	12	11	7	+	+	+	1,0
105	439	1	24	24	4	+	+	+	2,0
140	586	2	32	32	5	+	+	+	2,7
40	167	1	7	7	5	+	+	+	0,6
90	377	3	16	16	3	1	+	+	1,3
30	126	1	4	4	2	+	+	+	0,3
78	326	1	17	17	2	+	+	+	1,4
65	272	1	13	13	1	1	+	+	1,1
60	251	1	11	9	3	1	+	+	0,9
50	209	2	10	8	2	+	0,0	+	0,8
65	272	1	15	15	4	+	+	110	1,3

Obst

Frisches Obst – pro Stück/Portion, essbarer Anteil Fortsetzung
Limette, 60 g
Litschi, 20 g
Loganbeeren, Wildbrombeeren, 100 g
Mameyapfel, 100 g
Mandarine, Clementine, Satsuma, 40 g
Mango, 200 g
Mangostane, 100 g
Maulbeeren, 125 g
Melone, Honig-, 150 g
Wassermelone, 150 g
Mirabellen, 125 g
Mispel, japanische, Wollmispel, Loquate, 25 g
Moosbeeren, Torfbeeren, 125 g
Naranjilla, 100 g
Nektarine, mittelgroß, 125 g
Orange, mittelgroß, 150 g
Papaya, Baummelone, 200 g
Passionsfrucht, Grenadilla, Maracuja, 50 g
Pfirsich, mittelgroß, 125 g
Pflaumen, 125 g
Pflaume, 10 g
Preiselbeeren, Kronsbeeren, 125 g
Quitte, mittelgroß, 100 g
Rambutan, 50 g
Renekloden, 125 g
Rhabarber, 125 g
Sanddornbeeren, 100 g
Sapodille, Sapote, 100 g
Schlehen, Schwarzdornbeeren, 100 g
Sharonfrucht, Persimone, 125 g
Stachelbeeren, 125 g
Tamarillo, Baumtomate, 80 g
Tamarinde, Sauerdattel, 25 g
Weintrauben, rot, 125 g
Weintrauben, weiß, 125 g
Zitrone, 80 g

Tiefgekühltes Obst – pro Portion, ohne Zucker
Brombeeren, 125 g
Erdbeeren, 125 g
Heidelbeeren, 125 g
Himbeeren, 125 g

kcal	kJ	Ew g	KH g	Zu g	Ba g	Fett g	gFS g	Na mg	BE
20	84	+	1	1	+	1	+	+	○
15	63	+	3	3	+	+	0,0	+	○
60	251	2	13	12	1	+	0,0	+	1,1
57	238	+	12	12	3	+	+	+	1,0
20	84	+	4	4	1	+	+	+	0,3
114	477	2	24	24	3	+	+	+	2,0
75	314	1	16	.	1	1	.	.	1,3
55	230	2	10	10	2	0	0,0	+	0,8
75	314	2	18	18	1	+	0,0	+	1,5
55	230	1	10	10	+	+	+	+	0,8
78	326	1	18	18	2	+	0,0	+	1,5
13	54	+	3	3	+	+	+	+	○
45	188	+	5	5	4	1	+	+	0,4
53	222	1	10	9	+	+	+	+	0,8
53	222	1	11	11	3	+	0,0	1	0,9
60	251	1	12	12	2	+	0,0	+	1,0
60	251	2	14	14	4	+	+	+	1,2
30	126	1	5	5	1	+	+	+	0,4
50	209	1	11	10	3	+	0,0	+	0,9
60	251	1	13	11	2	+	0,0	+	1,1
5	21	+	1	1	+	+	0,0	+	○
45	188	+	8	8	4	+	+	+	0,7
38	159	+	7	7	6	+	0,0	+	0,6
33	138	+	8	8	+	+	+	+	0,7
70	293	1	15	15	3	+	0,0	+	1,3
15	63	1	2	1	4	+	+	+	○
90	377	1	5	5	2	7	0,4	+	0,4
96	402	1	21	21	5	+	+	+	1,8
71	297	1	12	12	9	1	+	+	1,0
170	711	1	32	32	4	+	+	+	2,7
45	188	1	9	9	4	+	0,0	+	0,8
45	188	1	8	8	1	1	+	2	0,7
50	209	+	9	+	1	+	+	1	0,8
92	385	1	21	20	2	+	+	+	1,8
83	347	1	20	19	2	+	+	+	1,7
28	117	+	2	2	3	+	+	+	○
43	180	2	4	4	6	1	+	3	0,3
45	188	1	8	7	2	+	+	+	0,7
62	259	1	12	10	5	+	+	+	1,0
46	192	2	7	6	8	+	+	+	0,6

Obst

Obstkonserven – pro Portion, Früchte und Saft (125 g)
Ananas, gezuckert
Ananas, natursüß, Libby's
Ananas, natursüß, Libby's, 35 g (1 kleine Scheibe)
Apfelmus, Apfelkompott, gezuckert
Apfelmus, Apfelkompott, ungezuckert
Aprikosen, gezuckert
Aprikosen, natursüß, Libby's
Birnen, gezuckert
Birnen, natursüß, Libby's
Boysenbeeren, gezuckert
Brombeeren
Erdbeeren
Fruchtcocktail, natreen
Fruchtcocktail, natursüß, Libby's
Guaven
Heidelbeeren
Himbeeren
Himbeeren, natreen
Kirschen, sauer
Kirschen, süß
Schattenmorellen, natreen
Loganbeeren
Mandarinen, leicht gezuckert
Mandarin-Orangen, natursüß, Libby's
Pfirsiche, gezuckert
Pfirsiche, natreen
Pfirsiche, natursüß, Libby's
Pflaumen
Preiselbeeren, 25 g (1 EL)
Sanddornmark, 10 g
Stachelbeeren
Säfte siehe unter Getränke, Seite 222

Trockenobst – pro Portion
Apfel, 25 g
Aprikose, 25 g
Banane, 25 g
Cranberry, Moosbeere, 25 g
Dattel, 25 g
Dattel, 8 g (1 Frucht)
Feige, 30 g (1 Frucht)

kcal	kJ	Ew g	KH g	Zu g	Ba g	Fett g	gFS g	Na mg	BE
110	460	+	25	21	1	+	+	+	⊖
66	276	+	16	14	1	+	+	0	⊖
19	79	+	5	4	+	+	+	0	⊖
95	397	+	22	21	2	+	+	+	⊖
83	347	+	19	18	2	+	+	+	1,6
100	418	1	23	23	1	+	+	+	⊖
56	234	+	13	11	1	+	+	0	⊖
104	435	+	25	24	2	+	+	+	⊖
60	251	+	15	14	2	+	+	0	⊖
96	402	+	22	21	2	+	+	+	⊖
91	381	1	19	19	4	+	+	+	⊖
86	360	+	20	20	1	+	+	+	⊖
43	180	+	10	.	.	+	.	.	0,6
70	293	+	15	14	2	+	+	0	⊖
95	397	1	22	17	3	+	+	+	⊖
96	402	+	23	22	2	+	+	+	⊖
86	360	1	20	19	3	+	+	+	⊖
18	75	1	3	.	.	+	.	.	⊖
110	460	1	25	25	1	+	+	+	⊖
114	477	1	26	26	1	+	+	+	⊖
42	176	1	27	.	.	+	.	.	⊖
88	368	1	20	20	3	+	0,0	+	⊖
105	439	+	24	24	1	+	+	+	⊖
53	222	1	14	10	1	+	+	0	⊖
98	410	+	23	23	1	+	+	+	⊖
34	142	+	7	.	.	+	.	.	⊖
67	280	+	16	13	+	+	+	0	⊖
102	427	+	24	24	1	+	+	+	⊖
20	84	+	4	4	+	+	+	+	⊖
40	167	1	2	2	+	3	0,2	+	⊖
99	414	+	23	19	2	+	+	+	⊖
70	293	+	16	14	3	+	+	+	1,3
64	268	1	13	12	3	+	+	+	1,1
73	305	1	16	12	1	+	+	+	1,3
77	321	+	20	20	1	+	+	+	1,7
73	305	+	17	15	2	+	+	+	1,4
23	96	+	5	4	1	+	+	+	0,4
92	385	2	20	17	3	+	+	+	1,7

Obst

Trockenobst – pro Portion Fortsetzung

Korinthen, 25 g

Pfirsich, 25 g

Pflaumen, 25 g

    Pflaume, 6 g (1 Frucht)

Rosinen, Sultaninen, 25 g

    Rosinen, 7 g (1 geh. TL)

Studentenfutter mit Erdnüssen, 25 g

Nüsse und Samen

Nüsse und Samen – pro Portion

Cashewnüsse, 50 g

    Cashewnüsse, geröstet und gesalzen, 50 g

Erdnüsse ohne Schale, 50 g

    Erdnüsse, geröstet und gesalzen, 50 g

    Erdnüsse, geröstet und gesalzen, 5 g (1 TL)

Esskastanien, Maronen, 125 g

    Esskastanien, Maronen, 30 g (5 Stück)

Haselnüsse, 125 g

    Haselnüsse, 15 g (10 Stück)

    Haselnüsse, gemahlen, 10 g (1 gestr. EL)

Johannisbrotkernmehl, 25 g

Kokosnuss, frisch, 50 g

    Kokosraspeln, getrocknet, 50 g

Kürbiskerne, 15 g (1 EL)

Leinsamen, ungeschält, 20 g (1 EL)

Lupinensamen, ungeschält, 10 g

Macadamianüsse, 20 g

Mandeln, süß, 15 g (10 Stück)

Mohnsamen, 10 g (1 EL)

Paranüsse, 30 g (5 Stück)

Pekannüsse, 50 g

    Pekannüsse, geröstet und gesalzen, 50 g

Pinienkerne, 50 g

Pistazienkerne, 25 g

    Pistazienkerne, geröstet und gesalzen, 25 g

Sesamsamen, 10 g (1 EL)

Sonnenblumenkerne, geschält, 25 g (1 geh. EL)

Walnüsse, 20 g (5 Stück)

Wasserkastanien, Wassernüsse, 100 g

kcal	kJ	Ew g	KH g	Zu g	Ba g	Fett g	gFS g	Na mg	BE
65	272	+	16	·	2	0	·	·	1,3
63	264	1	14	13	3	+	+	+	1,2
65	272	1	14	13	2	+	+	+	1,2
15	63	+	3	3	+	+	+	+	○
75	314	1	17	17	1	+	+	+	1,4
21	88	+	5	5	+	+	+	+	0,4
120	502	4	8	7	2	8	1,3	+	0,7
285	1192	9	15	3	2	21	4,5	+	1,3
314	1314	10	15	3	2	24	4,3	150	1,3
280	1172	13	4	+	6	24	3,5	+	0,3
295	1234	13	5	2	6	25	3,6	200	0,4
30	126	1	+	+	1	2	+	+	○
240	1004	3	51	18	6	3	0,5	+	4,3
58	243	1	12	4	2	1	+	+	1,0
810	3389	15	13	1	10	78	5,0	+	1,1
97	406	2	2	+	1	9	0,6	+	○
65	272	1	1	+	1	6	0,4	+	○
15	63	1	2	0	19	+	+	+	○
180	753	2	3	2	5	18	15,6	+	○
305	1276	3	3	3	10	32	27,4	+	○
87	364	4	3	+	1	7	1,3	+	○
75	314	5	0	0	8	6	0,6	+	○
45	188	4	3	·	1	2	·	·	○
137	573	2	1	1	2	15	4,5	+	○
87	364	3	1	+	2	8	0,6	+	○
48	201	2	+	+	2	4	0,5	+	○
200	837	4	1	+	2	20	4,4	+	○
350	1464	5	2	2	5	36	2,7	+	○
350	1464	5	3	2	5	37	3,2	190	○
340	1423	7	2	2	1	35	2,3	+	○
145	607	5	3	3	3	13	1,6	+	○
146	611	5	4	2	2	13	1,5	100	0,3
60	251	2	+	+	1	6	0,8	+	○
145	607	6	3	+	2	12	1,3	+	○
132	552	3	2	1	1	12	1,4	+	○
65	272	1	14	3	4	+	+	+	1,2

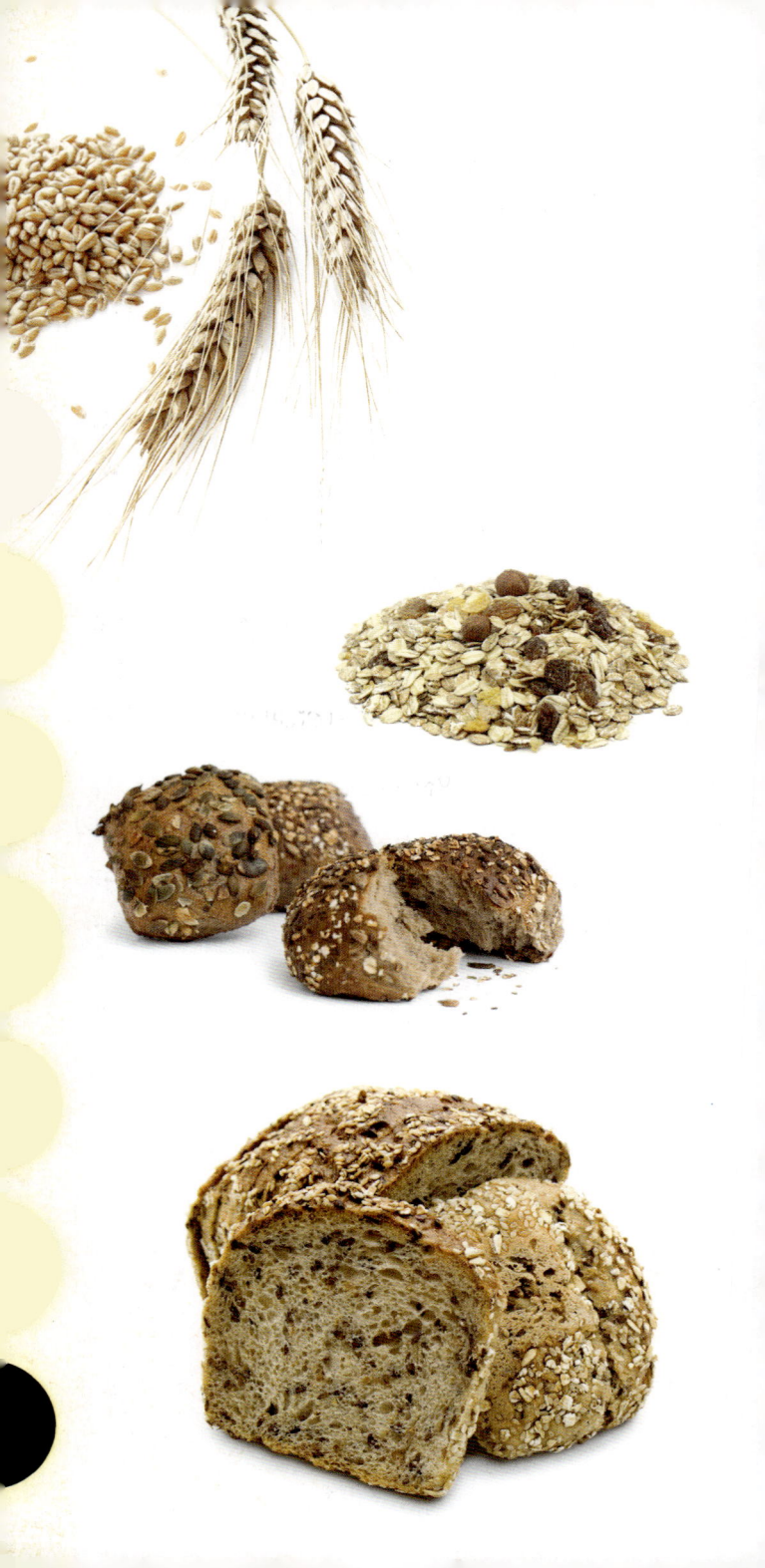

Getreide und Getreideprodukte

Getreide, Mehle und Brote

Getreide und Mehle	96
Brote	98
Brötchen	100

Brotaufstriche

Süße Brotaufstriche	100
Pikante Brotaufstriche	102
Pflanzlicher Brotaufstrich, vegetabile Pasten	102

Gerichte, Nudeln und Müsli

Getreidezubereitung, -gerichte, Beilagen	104
Teigwaren, Nudeln, Nudelgerichte	104
Müsli, Frühstücksflocken und -cerealien	106

Kuchen, Gebäck und Backzutaten

Plätzchenteige zum Ausrollen	110
Backzutaten	110
Kuchen und Torten	110
Gebäck und Kaffeestückchen	114
Dauerbackwaren	116

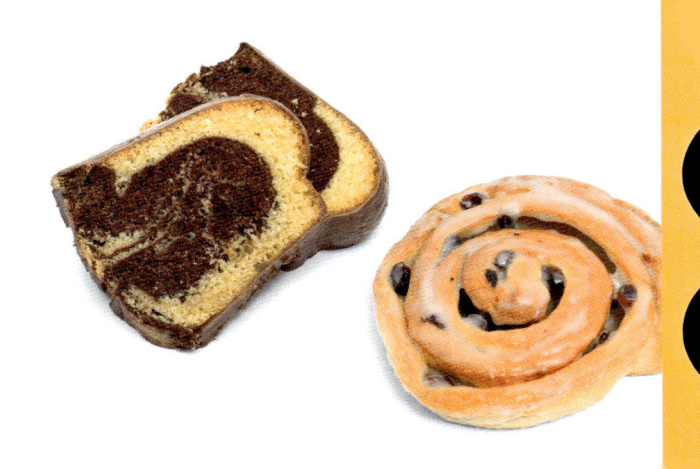

Getreide, Mehle und Brote

Getreide und Mehle – Rohgewicht (1 geh. EL)
Amaranth, 20 g
Buchweizen, geschält, 20 g
Grütze, 20 g
Vollkornmehl, 20 g
Bulgur, Weizen-, 20 g
Dinkel, 20 g
Mehl, 20 g
Gerste, 20 g
Graupen, 20 g
Grütze, 20 g
Vollkornmehl, 20 g
Grieß, Weizen-, 20 g
Grünkern, geschrotet, 20 g
Mehl, 20 g
Vollkornmehl, 20 g
Hafer, entspelzt, 20 g
Flocken, zart, 10 g
Flocken, kernig, 10 g
Grütze, 20 g
Kleie, 6 g
Mehl, 20 g
Hirse, geschält, 20 g
Mehl, 20 g
Vollkornflocken, 12 g
Kleieflocken, vitaminiert, gezuckert, 10 g
Mais, getrocknet, 20 g
Grieß, Polenta, 20 g
Mehl, 20 g
Stärke, Mondamin, Maizena, 20 g
Paniermehl, 20 g
Reis, poliert, roh, 30 g
parboiled, roh, 30 g
Naturreis, Vollkornreis, roh, 30 g
Flocken, 3 g
Mehl, 20 g
Stärke, 20 g
Roggen, 20 g
Flocken, 10 g
Keime, 12 g
Mehl, Type 1150, 20 g
Vollkornmehl, Roggenbackschrot, Type 1800, 20 g

kcal	kJ	Ew g	KH g	Zu g	Ba g	Fett g	gFS g	Na mg	BE
75	314	3	11	+	2	2	0,4	+	0,9
67	280	2	14	+	1	+	0,1	+	1,2
65	272	2	15	+	1	+	+	+	1,3
70	293	2	14	+	1	1	0,1	+	1,2
68	284	2	14	+	2	+	+	+	1,2
65	272	2	13	+	2	+	0,1	+	1,1
65	272	3	13	+	2	1	0,1	+	1,1
67	280	2	13	+	2	+	0,1	+	1,1
70	293	2	14	+	2	+	0,1	+	1,2
60	251	2	13	+	2	+	0,1	+	1,1
70	293	2	14	+	2	+	0,1	+	1,2
72	301	3	15	+	1	+	+	+	1,3
65	272	2	13	+	2	1	0,1	+	1,1
72	301	2	14	+	1	1	0,1	+	1,2
67	280	3	13	+	1	1	+	+	1,1
67	280	2	11	+	2	1	0,3	+	0,9
35	146	1	6	+	+	1	0,2	+	0,5
35	146	1	6	+	1	1	0,1	+	0,5
75	314	3	13	+	1	1	0,2	+	1,1
15	63	1	4	+	1	+	+	+	0,3
80	334	3	13	+	1	2	0,3	+	1,1
70	293	2	14	+	1	1	0,2	+	1,2
70	293	2	14	+	1	1	0,1	+	1,2
40	167	1	9	+	+	+	0,1	+	0,8
31	130	1	6	2	2	+	+	+	⊖
65	272	2	13	+	2	1	0,1	+	1,1
70	293	2	15	+	1	+	+	+	1,3
65	272	2	13	+	2	1	+	+	1,1
69	288	+	17	+	+	+	0,0	+	1,4
70	293	3	14	1	+	+	0,1	80	1,2
105	439	2	24	+	+	+	+	+	2,0
112	468	2	24	+	1	+	0,1	+	2,0
110	460	2	23	+	1	1	0,2	+	1,9
10	42	+	1	+	+	1	0,1	+	○
70	293	1	16	+	+	+	+	+	1,3
70	293	+	17	+	+	0	0,0	10	1,5
59	247	2	12	+	3	+	+	+	1,0
30	125	1	6	·	1	·	+	·	0,5
45	188	5	4	+	·	1	0,2	+	0,5
63	263	2	13	+	2	+	+	+	1,1
58	242	2	12	+	3	+	+	+	1,0

Getreide, Mehle und Brote

Getreide und Mehle – Rohgewicht (1 geh. EL) Fortsetzung	
Sago, Tapioka, Cassave, 20 g	
Semmelmehl, Semmelbrösel, 20 g	
Sojamehl, vollfett, 15 g	
Sojamehl, halbfett, 15 g	
Schrot, 10 g	
Sonnenblumenkernmehl, teilweise entfettet, 20 g	
Weizen, 20 g	
Grieß, 20 g	
Keime, 10 g	
Kleie, 6 g	
Mehl, Type 405, 20 g	
Mehl, Type 550, 20 g	
Mehl, Type 812, 20 g	
Mehl, Type 1050, 20 g	
Stärke, 20 g	
Vollkornflocken, 10 g	
Vollkornmehl, Type 1700, 20 g	
Wildreis, roh, 30 g	
Yamswurzelmehl, 20 g	
Brot – pro Scheibe	
Fladenbrot, Weizen, 50 g	
Grahambrot, 40 g	
Graubrot, Roggenbrot, 45 g	
Mehrkornbrot, 45 g	
Knäckebrot, Roggen, 12 g	
Sesam-Vollkorn, Naturata, 15 g	
Weizen, 12 g	
leicht, 6 g	
ballaststoffreich, 10 g	
Vollkorn mit Dinkel, Naturata, 15 g	
Kommißbrot, 40 g	
Leinsamenbrot, 40 g	
Mischbrot, Roggenmischbrot, 45 g	
Weizenmischbrot, 45 g	
Pitta, Pita, Fladenbrot, 50 g	
Pumpernickel, 40 g	
Pumpernickel, rund, 20 g	
Roggenbrot, 45 g	
Fladenbrot, 50 g	
Mischbrot, 45 g	
Schrotbrot, 50 g	
Vollkornbrot, 50 g	

kcal	kJ	Ew g	KH g	Zu g	Ba g	Fett g	gFS g	Na mg	BE
70	293	+	17	0	+	+	0,0	+	1,4
70	293	3	14	1	·	+	0,1	80	1,0
52	217	6	+	+	3	3	0,5	+	○
50	209	6	+	+	2	1	0,2	+	○
25	105	4	+	+	3	1	0,2	+	○
65	272	10	7	+	1	+	0,2	+	0,6
60	251	2	12	+	3	+	+	+	1,0
72	301	3	15	+	1	+	+	+	1,3
30	125	3	3	2	2	1	0,2	+	0,3
10	42	1	1	+	3	+	+	+	○
66	276	2	14	+	1	+	+	+	1,2
66	276	2	14	+	1	+	+	+	1,2
67	280	2	14	+	1	+	+	+	1,2
68	284	2	14	+	1	+	+	+	1,2
69	238	+	17	+	+	+	0,0	+	1,4
30	125	1	6	+	1	+	+	+	0,5
60	251	2	12	+	2	+	0,1	+	1,0
30	125	1	6	+	1	+	+	+	0,5
80	334	·	·	+	·	·	+	+	·
120	502	4	24	1	1	1	0,2	240	2,0
80	334	3	16	+	3	+	+	170	1,3
98	410	2	23	1	3	+	+	230	1,9
101	422	3	21	1	2	+	+	180	1,8
38	159	1	8	+	2	+	+	60	0,7
47	195	2	8	·	·	1	·	·	⊖
39	163	1	8	+	1	+	+	54	0,7
41	171	1	4	+	+	+	+	40	0,3
30	125	1	6	+	2	1	0,1	70	0,5
48	201	2	10	·	·	+	·	·	⊖
85	355	2	18	1	2	+	+	170	1,5
83	347	3	16	+	4	1	0,1	160	1,3
98	410	3	21	1	2	+	+	170	1,5
102	426	3	21	1	2	+	+	190	1,5
105	439	4	24	1	1	1	+	260	2,0
75	314	3	14	+	4	+	+	170	1,2
35	146	1	7	+	2	+	+	90	1,0
98	410	2	23	1	3	+	+	230	1,9
103	431	3	22	2	3	+	+	220	1,8
98	410	3	21	1	2	+	+	170	1,5
105	439	4	19	+	4	+	0,1	260	1,6
97	405	4	21	+	5	1	0,1	260	1,8

Getreide, Mehle und Brote

Brot – pro Scheibe Fortsetzung

Ruchbrot, Baselerbrot, 40 g

Sechskornbrot, 45 g

Simonsbrot, 45 g

Sojabrot, 45 g

Sonnenblumenbrot, Mischbrot mit Sonnenblumenkernen, 40 g

Steinmetzbrot, 45 g

Toastbrot, Weizen-, 30 g

    Vollkorntoast, 30 g

    Roggentoast, 30 g

Vierkornbrot, 45 g

Vollkornbrot, 45 g

    Mehrkorn-Vollkornbrot, 45 g

Weißbrot, 40 g

Weißbrot mit Rosinen, Rosinenbrot, Stuten, 40 g

    Weizenmischbrot, 45 g

Weizenschrotbrot, 40 g

Weizenvollkornbrot, 45 g

Brötchen – pro Stück

Brötchen, 45 g

    klein, 30 g

    mit Sesam oder Mohn, 45 g

Croissant, Blätterteig-, Butterhörnchen, 45 g

    mit Schokolade, 60 g

Laugenbrezel, Laugenbrötchen, 50 g

Roggenbrötchen, 45 g

Vollkornbrötchen, 45 g

    mit Zwiebeln, 45 g

    mit Sonnenblumenkernen, 45 g

Brotaufstriche

Süße Brotaufstriche – pro Portion, 20 g (2 TL)

Ahornsirup

Apfelkraut, ohne Zuckerzusatz

Bienenhonig

Birnenkraut, ohne Zuckerzusatz

Dattelmark, ohne Zuckerzusatz

Erdnussbutter

Fruchtgelee, einfach

Konfitüre, Marmelade

Kunsthonig, Invertzuckercreme

kcal	kJ	Ew g	KH g	Zu g	Ba g	Fett g	gFS g	Na mg	BE
100	418	3	20	·	1	+	·	·	1,7
95	397	3	20	+	4	1	+	240	1,7
90	376	3	19	+	3	1	0,1	190	1,5
95	397	7	15	+	3	2	1,5	+	1,3
95	397	4	17	1	2	1	0,2	160	1,5
90	376	3	18	1	3	1	0,1	190	1,5
80	334	2	14	1	1	1	0,4	130	1,2
74	309	2	13	1	2	1	0,4	130	1,1
76	318	2	14	2	2	1	0,4	130	1,2
95	397	3	20	·	4	1	·	·	1,7
95	397	3	19	+	3	+	+	190	1,5
95	397	3	19	1	4	1	+	190	1,6
95	397	3	20	+	1	+	+	170	1,7
120	502	2	22	3	1	2	0,1	160	2,0
102	426	3	21	1	2	+	+	190	1,5
80	334	3	16	+	3	+	+	170	1,5
90	376	3	18	+	3	+	+	190	1,5
125	523	4	27	+	1	1	0,2	240	2,3
80	334	2	17	+	1	1	0,1	160	1,4
118	493	4	22	+	1	2	0,3	230	1,8
180	752	3	15	1	+	12	4,6	120	1,3
245	1024	3	23	5	1	16	6,5	170	1,9
125	523	4	26	+	1	1	0,2	880	2,2
100	418	3	21	2	3	+	+	200	2,0
100	418	4	20	+	3	1	+	240	1,7
96	401	4	19	+	3	1	+	230	1,6
107	447	4	19	+	3	2	0,2	260	1,6

55	230	+	13	13	0	0	0,0	10	⊖
50	209	+	10	9	2	+	0,1	+	0,8
61	255	+	16	15	0	0	0,0	+	⊖
42	176	+	10	8	2	+	+	+	0,8
56	234	+	12	12	0	+	+	+	1,0
125	523	4	3	1	1	11	2,3	70	⊖
56	234	+	14	14	0	+	+	+	⊖
55	230	+	13	13	1	0	+	+	⊖
65	272	+	17	17	0	0	0,0	+	⊖

Brotaufstriche

Süße Brotaufstriche – pro Portion, 20 g (2 TL)   Fortsetzung

Nuss-Nougat-Creme
- Nutella, Ferrero
- Salabim, Bruno Fischer

Orangenmarmelade

Pflaumenmus

Quittenmark

Rübenkraut

Pikante Brotaufstriche – pro Portion (siehe auch Streichwurst Seite 132)

Brotaufstrich Antipasti, Weight Watchers, 30 g
- Frischkäse und Schnittlauch
- Thunfisch Mediterran

Milchbrotaufstrich, Streichrahm, 22% Fett, 50 g

Sardellenpaste, 10 g (1 geh. TL)

Pflanzlicher Brotaufstrich, vegetabile Pasten – pro Portion, 25 g (1 geh. EL)

Aubergine, hmmmlische Aufstriche, Tartex
- Gegrillte Aubergine, Paté Bio, Tartex

Bärlauch Streichcreme, Bruno Fischer

Champignon, Bruno Fischer
- Champignon, Le Parfait
- Champignon, Tartex

Chili Streichcreme, Bruno Fischer

Cornichon, Le Parfait

Fruchtfein, Le Parfait

Getrocknete Tomate, Bruno Fischer

Kräuter, Le Parfait
- Kräuter, Tartex

Nuss-Paprika, Bruno Fischer

Paprika, Tartex

Pfifferlinge, Paté Bio, Tartex

Schmalztöpfel, vegetabil, Apfel-Zwiebel, Tartex

Sundried Tomato & Vandouvan, Paté Crème, Tartex
- Sundried Tomato, hmmmlische Aufstriche, Tartex

Tomate, Le Parfait

Tomate-Basilikum, Bruno Fischer
- Tomate-Basilikum, Die Leichten, fettreduziert, Bruno Fischer

Vita Schmalz, Tino

Waldpilz Pfifferling, Le Parfait

„wie feine Leberwurst", Tartex

„wie Teewurst", Tartex

Zwiebelschmelz, Bruno Fischer

kcal	kJ	Ew g	KH g	Zu g	Ba g	Fett g	gFS g	Na mg	BE
105	439	1	12	12	+	6	3,5	+	⊖
107	447	1	11	·	·	6	·	·	⊖
123	514	2	8	7	1	9	2,3	0	⊖
56	234	+	14	14	+	0	0,0	+	⊖
40	167	+	10	9	+	+	+	+	⊖
59	247	+	12	10	0	+	0,1	+	⊖
55	230	+	13	13	1	0	0,0	20	⊖
27	113	1	3	2	1	1	0,1	130	⊖
27	113	2	2	1	+	1	0,2	150	⊖
32	134	3	2	1	+	1	0,3	170	⊖
110	460	1	2	2	0	11	6,7	20	○
30	125	2	0	0	0	2	0,2	190	○
45	188	1	2	·	·	4	·	120	○
49	205	2	1	·	·	4	·	140	○
88	368	2	1	·	1	8	·	·	○
50	209	2	2	+	1	4	2,0	80	○
63	263	1	1	+	1	6	2,8	140	○
50	209	2	2	·	·	4	·	120	○
82	343	2	2	·	1	7	·	·	
56	234	2	2	+	1	5	2,0	160	○
58	242	1	3	1	1	5	2,5	120	0,3
72	301	2	2	·	1	6	·	·	○
64	268	1	2	+	1	6	2,8	150	○
51	213	2	2	·	·	4	·	40	○
43	180	1	3	1	1	3	1,2	130	0,3
57	238	2	2	·	·	5	·	130	○
48	201	2	1	·	·	4	·	140	○
203	849	+	1	·	·	22	·	190	○
100	413	1	2	·	·	10	·	140	○
50	209	1	2	·	·	4	·	160	○
53	222	2	3	+	1	4	2,1	110	0,3
43	180	+	2	2	1	3	1,7	100	○
35	146	2	2	·	1	2	0,7	·	○
207	865	+	+	+	+	23	13,0	150	○
49	205	1	2	+	1	4	0,5	140	○
59	247	2	2	·	·	5	·	180	○
59	247	2	1	·	·	5	·	120	○
198	828	+	2	·	·	21	10,0	·	○

Gerichte, Nudeln und Müsli

Getreidezubereitung, -gerichte, Beilagen – pro Portion

Apfelklöße, 200 g (2 Stück)

Dampfnudeln, Rohrnudeln, 100 g (2 Stück)

Germknödel, 200 g

Glasnudeln, Soe Ven, roh, 50 g

Grießklöße, 225 g (2 Stück)

Grießschnitten, 150 g (3 Stück)

Grünkern-Gemüse-Bratlinge, fertig zubereitet, 150 g

Hefeklöße, 180 g (2 Stück)

Mehlklöße, 200 g (2 Stück)

Porridge, 250 g

Quinoa, verzehrfertig, 50 g

Reis, poliert, gekocht, 150 g

    Reis, parboiled, gekocht, 150 g

Risotto, klassisch, verzehrfertig, 200 g

Semmelknödel, 150 g (2 Stück)

Zwetschgenknödel mit Zimt und Zucker, 150 g

Teigwaren, Nudeln, Nudelgerichte – pro Portion (siehe auch Fertiggerichte Seite 200)

Bärlauch-Bandnudeln, Naturata, 50 g

Buchstabennudeln, Dinkel hell, naturata, 50 g

Cannelloni, mit Fleisch, überbacken, 250 g

Capellini, Farfalle, Buitoni, 50 g

Käsespätzle, 250 g

Lasagne mit Hackfleisch, 250 g

Lasagneplatten, Buitoni, 50 g

Maccheroni, Buitoni, 50 g

Makkaroni mit Tomatensauce, 250 g

Maultaschen, schwäbisch, gekocht, 250 g

    Maultasche, gekocht, 50 g (1 Stück)

Penne Rigate, Buitoni, 50 g

Ravioli, verzehrfertig, 250 g

    Ravioli, mit Tomatensauce, 25 g (1 Stück)

Reisnudeln, Spaghetti, Naturata, 50 g

Spätzle, verzehrfertig, 200 g

Spaghetti, Spaghettini, Buitoni, 50 g

    Dinkel-Vollkorn, Naturata, 50 g

    Dinkel hell, Naturata, 50 g

Spaghetti mit Tomatensauce, 250 g

    mit Bolognesesauce, 250 g

Tagliatelle, Buitoni, 50 g

Teigwaren mit Ei, roh, 50 g

    in Salzwasser gekocht, 150 g

    Vollkorn, roh, 50 g

kcal	kJ	Ew g	KH g	Zu g	Ba g	Fett g	gFS g	Na mg	BE
422	1764	11	64	9	4	13	8,1	70	5,3
335	1400	8	52	8	1	10	6,5	50	⊖
646	2700	14	64	24	4	38	13,2	100	⊖
180	752	+	43	0	+	+	+	+	3,6
340	1421	13	42	7	4	12	6,8	150	3,5
250	1045	6	36	16	2	10	4,6	150	⊖
220	920	8	27	1	4	8	2,1	290	2,3
530	2215	13	87	5	2	15	11,1	130	⊖
290	1212	9	49	2	3	6	3,0	230	4,1
400	1672	13	51	29	2	16	8,5	120	⊖
60	251	2	11	·	1	1	·	+	0,9
145	606	3	32	+	1	+	+	+	2,7
185	773	4	39	+	1	+	+	+	3,3
420	1756	14	48	1	2	19	8,4	310	4,0
185	773	8	32	4	5	3	3,3	310	2,5
225	941	5	42	18	2	3	1,3	+	⊖
172	719	5	36	·	·	1	·	·	3,0
168	702	6	37	·	·	1	·	·	3,1
265	1108	15	23	1	3	13	5,3	300	⊖
175	732	6	36	2	2	1	0,4	0	3,0
650	2717	28	55	3	2	35	18,3	350	4,6
413	1726	20	35	3	1	23	9,8	400	⊖
176	736	6	36	·	·	1	·	·	3,0
181	757	6	37	·	·	4	·	·	3,1
178	744	5	23	3	1	8	2,8	200	1,9
410	1714	16	57	1	1	13	4,8	440	4,8
85	355	3	12	+	+	3	1,0	90	1,0
175	732	6	36	2	2	1	0,4	0	3,0
217	907	8	30	·	2	8	3,5	530	2,5
20	84	1	3	·	+	1	0,4	110	0,3
163	681	4	36	·	·	+	·	·	3,0
328	1371	10	50	+	5	10	3,0	180	4,2
176	736	6	36	·	·	1	·	·	3,0
167	698	7	32	·	·	·	1,0	·	2,7
168	702	6	37	·	·	1	·	·	3,1
315	1317	10	50	3	4	8	1,5	580	4,2
530	2215	23	65	3	4	23	8,0	430	5,4
176	736	6	36	·	·	1	·	·	3,0
175	732	6	35	+	2	2	0,8	10	2,9
213	890	8	42	+	2	2	0,3	240	3,5
160	669	7	30	+	4	2	0,4	30	2,5

Gerichte, Nudeln und Müsli

Teigwaren, Nudeln, Nudelgerichte – pro Portion
(siehe auch Fertiggerichte Seite 200) Fortsetzung

Teigwaren ohne Ei, 50 g
    in Salzwasser gekocht, 150 g

Müsli, Frühstücksflocken und -cerealien – pro Portion

Cornflakes, Kellogg's, 30 g
    zubereitet mit 125 ml fettarmer Milch (1,5 % Fett)

Choco Krispies, Kellog's, 30 g
    zubereitet mit 125 ml fettarmer Milch (1,5 % Fett)

Cini-Minis, Nestlé, 30 g
    zubereitet mit 125 ml fettarmer Milch (1,5 % Fett)

Clusters Chocolate, Nestlé, 30 g
    zubereitet mit 125 ml fettarmer Milch (1,5 % Fett)

Clusters Mandel-Nuss, Nestlé, 30 g
    zubereitet mit 125 ml fettarmer Milch (1,5 % Fett)

Cookie Crisp, Nestlé, 30 g
    zubereitet mit 125 ml fettarmer Milch (1,5 % Fett)

Crunchy Nut, Kellog's, 30 g
    zubereitet mit 125 ml fettarmer Milch (1,5 % Fett)

Day Vita, Apfel-Feige, Kellog's, 30 g
    zubereitet mit 125 ml fettarmer Milch (1,5 % Fett)

Dinkel Früchte Müsli, Erbacher, 50 g
    zubereitet mit 125 ml fettarmer Milch (1,5 % Fett)

Dinkel Knusper Mix, Erbacher, 40 g
    zubereitet mit 125 ml fettarmer Milch (1,5 % Fett)

Dinkel Schoko Müsli, 50 g
    zubereitet mit 125 ml fettarmer Milch (1,5 % Fett)

Dinkel Vielkorn Müsli, 50 g
    zubereitet mit 125 ml fettarmer Milch (1,5 % Fett)

Fitness, Nestlé, 30 g
    zubereitet mit 125 ml entrahmter Milch (0,3 % Fett)

Fitness & Fruits, Nestlé, 30 g
    zubereitet mit 125 ml entrahmter Milch (0,3 % Fett)

Fitness Chocolat, Nestlé, 30 g
    zubereitet mit 125 ml entrahmter Milch (0,3 % Fett)

Fitness Knusper-Müsli Frucht, Nestlé, 45 g
    zubereitet mit 125 ml entrahmter Milch (0,3 % Fett)

Fitness Knusper-Müsli Nuss, Nestlé, 45 g
    zubereitet mit 125 ml entrahmter Milch (0,3 % Fett)

Froot Loops, Kellog's, 30 g
    zubereitet mit 125 ml fettarmer Milch (1,5 % Fett)

Frosties, Kellog's, 30 g
    zubereitet mit 125 ml fettarmer Milch (1,5 % Fett)

kcal	kJ	Ew g	KH g	Zu g	Ba g	Fett g	gFS g	Na mg	BE
176	736	6	36	+	2	1	0,1	10	3,0
234	978	8	48	+	2	1	+	50	4,0
113	472	2	25	2	1	+	+	150	⊖
172	719	6	31	9	1	3	1,5	200	⊖
116	485	2	26	11	1	1	0,3	90	⊖
175	732	6	32	17	1	3	1,5	150	⊖
124	518	1	23	10	1	3	1,1	150	⊖
184	769	6	29	16	1	5	2,3	200	⊖
115	418	3	22	9	2	2	0,9	120	⊖
175	732	7	28	15	2	4	2,1	200	⊖
117	489	3	20	6	2	3	0,5	120	⊖
178	744	8	26	13	2	5	1,7	200	⊖
112	468	2	24	11	2	1	0,4	120	⊖
173	723	6	30	17	2	3	1,5	200	⊖
121	506	2	25	11	1	2	0,3	110	⊖
180	752	6	31	17	1	4	1,5	150	⊖
98	410	3	20	8	5	1	0,2	110	⊖
157	656	7	26	14	5	3	1,5	150	⊖
163	681	5	30	7	5	3	0,2	+	2,5
222	928	9	36	13	5	6	1,5	60	3,0
145	606	4	30	3	3	1	0,2	+	2,5
204	853	8	36	9	3	4	1,5	60	3,0
175	732	5	31	3	5	3	0,7	+	2,6
234	978	9	37	9	5	6	2,0	60	3,1
180	752	7	29	+	5	4	0,4	+	2,4
239	999	11	35	6	5	7	1,7	60	2,9
108	451	3	24	5	2	+	0,1	150	⊖
152	635	7	30	11	2	+	0,1	200	⊖
105	439	2	23	10	2	1	0,4	120	⊖
184	769	7	37	20	2	1	0,5	200	⊖
116	485	2	23	7	2	2	1,0	120	⊖
159	665	7	29	13	2	2	1,0	200	⊖
160	669	4	31	6	4	2	0,4	50	⊖
203	849	9	38	12	4	2	0,4	100	⊖
167	698	4	31	5	3	3	0,6	90	⊖
211	882	9	37	11	3	3	0,6	100	⊖
117	489	2	24	8	1	1	0,3	150	⊖
176	736	7	30	14	1	4	1,5	200	⊖
113	472	1	26	11	1	+	+	50	⊖
172	719	6	32	17	1	3	1,5	150	⊖

Gerichte, Nudeln und Müsli

Müsli, Frühstücksflocken und -cerealien – pro Portion Fortsetzung

Haferflocken, Blütenzarte Köllnflocken, Köllns echte Kernige, Kölln, 40 g
    zubereitet mit 125 ml fettarmer Milch (1,5 % Fett)

Haferfleks mit Kleie, Kölln, 45 g
    zubereitet mit 125 ml fettarmer Milch (1,5 % Fett)

Haferfkleks Vollkorn, Knusper-Klassik, 30 g
    zubereitet mit 125 ml fettarmer Milch (1,5 % Fett)

Hafer-Kyss, Kölln, 30 g
    zubereitet mit 125 ml fettarmer Milch (1,5 % Fett)

Happy Dinky Zahlen-Spaß, Erbacher, 30 g
    zubereitet mit 125 ml fettarmer Milch (1,5 % Fett)

Lion Cereals, Nestlé, 30 g
    zubereitet mit 125 ml fettarmer Milch (1,5 % Fett)

Müsli Erdbeer Joghurt, Kölln, 40 g
    zubereitet mit 125 ml fettarmer Milch (1,5 % Fett)

Müsli Knusper Klassik, Kölln, 40 g
    zubereitet mit 125 ml fettarmer Milch (1,5 % Fett)

Müsli Schoko, Kölln, 30 g
    zubereitet mit 125 ml fettarmer Milch (1,5 % Fett)

Nesquik Duo, Nestlé, 30 g
    zubereitet mit 125 ml fettarmer Milch (1,5 % Fett)

Nesquik Knusper-Frühstück, Nestlé, 30 g
    zubereitet mit 125 ml fettarmer Milch (1,5 % Fett)

Rice Krispies, Kellog's, 30 g
    zubereitet mit 125 ml fettarmer Milch (1,5 % Fett)

Shreddies, Nestlé, 40 g
    zubereitet mit 125 ml fettarmer Milch (1,5 % Fett)

Smacks, Kellog's, 30 g
    zubereitet mit 125 ml fettarmer Milch (1,5 % Fett)

Special K classic, Kellog's, 30 g
    zubereitet mit 125 ml fettarmer Milch (1,5 % Fett)

Toppas, Kellog's, 40 g
    zubereitet mit 125 ml fettarmer Milch (1,5 % Fett)

Trio, Nestlé, 30 g
    zubereitet mit 125 ml fettarmer Milch (1,5 % Fett)

Vitalis Früchte Müsli, Dr. Oetker, 40 g
    zubereitet mit 60 ml fettarmer Milch (1,5 % Fett)

Vitalis Knusper Müsli, Dr. Oetker, 40 g
    zubereitet mit 60 ml fettarmer Milch (1,5 % Fett)

Vitalis Schoko Müsli, Dr. Oetker, 40 g
    zubereitet mit 60 ml fettarmer Milch (1,5 % Fett)

kcal	kJ	Ew g	KH g	Zu g	Ba g	Fett g	gFS g	Na mg	BE
136	568	6	22	+	4	3	0,5	+	1,8
195	815	10	28	6	4	6	1,8	60	2,3
149	623	7	22	4	10	3	0,6	100	1,8
208	869	11	28	10	10	6	1,9	160	2,3
114	477	3	22	5	2	2	0,3	140	⊖
173	723	7	28	11	2	5	1,6	200	⊖
107	447	3	20	5	4	2	0,3	180	⊖
166	694	7	26	11	4	5	1,6	240	⊖
113	472	3	23	6	2	1	0,7	+	⊖
172	719	7	29	12	2	4	2,0	60	⊖
122	510	2	23	11	1	2	1,0	90	⊖
182	751	6	29	16	1	4	2,2	100	⊖
151	631	4	24	4	3	4	2,6	40	⊖
210	878	8	30	10	3	7	3,9	100	⊖
174	727	4	26	7	2	6	2,2	80	⊖
233	974	8	32	13	2	9	3,5	140	⊖
116	485	3	18	7	3	3	1,5	40	⊖
175	732	7	24	13	3	6	2,8	100	⊖
120	502	2	23	11	1	2	1,5	60	⊖
179	743	6	29	17	1	4	2,6	100	⊖
114	477	2	24	11	2	1	0,5	60	⊖
174	727	7	30	16	2	3	1,6	100	⊖
115	481	2	26	2	+	+	+	140	⊖
174	727	7	32	9	+	3	1,5	200	⊖
148	619	4	29	6	4	1	0,2	120	⊖
209	874	8	36	12	4	3	1,3	200	⊖
115	481	2	25	13	1	+	+	+	⊖
174	727	6	31	19	1	3	1,5	50	⊖
112	468	4	23	5	1	+	+	135	⊖
171	715	9	29	11	1	3	1,5	200	⊖
138	577	4	29	7	4	1	0,2	+	⊖
197	823	8	35	13	4	4	1,5	60	⊖
113	472	2	25	11	1	1	0,2	60	⊖
174	727	7	31	17	1	3	1,3	100	⊖
127	531	3	24	10	4	2	0,6	20	⊖
156	652	5	27	13	4	3	1,1	50	⊖
168	702	4	25	10	3	6	2,0	110	⊖
199	832	6	28	12	3	7	2,6	140	⊖
160	669	4	25	10	3	5	2,0	70	⊖
187	782	6	28	12	3	6	2,5	100	⊖

Kuchen, Gebäck und Backzutaten

Plätzchenteige zum Ausrollen – pro 100 g gebackener Teig (nur zur Saison Okt.–Dez.erhältlich)

Mürbeteig, Nestlé

Schwarz-Weiß-Gebäck, Nestlé

Weihnachtsknusper, Nestlé

Vanillekipferlteig, Nestlé

Zimtplätzchenteig, Nestlé

Backzutaten

Backaroma, 2 ml (1 Fläschchen)

Backoblate, 1 Oblate

Backpulver, 17 g (1 Päckchen)

Blockschokolade, 100 g (½ Tafel)

Bourbon Vanille Aroma, 5 g (1 Päckchen)

Gelatine, 12 g (6 Blatt)

    Gelatine, Dr. Oetker, 10 g (6 Blatt)

Hausnatron, 10 g

Hefe, Bäckerhefe, 42 g (1 Würfel)

Kakao zum Backen, Dr. Oetker, 50 g

Kuvertüre, halbbitter, 100 g

Marzipan-Rohmasse, 125 g (½ Packung)

Mohn, 100 g

Mokkabohnen, 1,5 g (1 Bohne)

Orangeat, 100 g

Orangenschalen, gerieben, 2 g (1 TL)

Semmelbrösel, 10 g (1 EL)

Tortencreme, Käse-Sahne, Dr. Oetker, 140 g (1 Packung)

    Erdbeer-Sahne, 113 g (1 Packung)

Tortenguss, klar, rot, Dr. Oetker, 12 g (1 Päckchen)

    gezuckert, klar, rot, Dr. Oetker, 12 g (1 Päckchen)

Trockenbackhefe, 7 g (1 Päckchen)

Vanillezucker, Vanillinzucker, 8 g (1 Päckchen)

Weinstein Backpulver, Dr. Oetker, 20 g (1 Päckchen)

Zitronat, 100 g

Zirtonenschale, gerieben, Dr. Oetker, 6 g (1 Päckchen)

Zucker, weiß, 25 g (1 geh. EL)

    braun, Rohzucker, 25 g (1 geh. EL)

    Würfelzucker, 3 g (1 kleiner Würfel)

Kuchen und Torten – pro Stück

Apfelkuchen, Hefeteig, 150 g

    Apfelkuchen, Rührteig, 150 g

    Apfelkuchen, Mürbeteig, gedeckt, 150 g

Apfelstrudel, 150 g

Aprikosentorte, Biskuitteig, Sahne, 150 g

kcal	kJ	Ew g	KH g	Zu g	Ba g	Fett g	gFS g	Na mg	BE
525	2195	7	58	16	2	30	13,1	0	⊖
529	2211	6	61	19	2	29	13,0	0	⊖
522	2182	6	60	30	2	29	13,1	100	⊖
503	2103	7	58	19	3	27	10,0	100	⊖
494	2065	6	63	27	3	24	9,6	0	⊖
4	17	0	0	0	0	0	0,0	·	○
1	4	0	+	·	0	0	·	·	○
26	109	+	6	0	0	+	0,0	1870	0,5
550	2299	2	62	·	0	32	·	·	⊖
20	84	+	2	2	0	+	0,0	+	○
40	167	10	0	0	0	+	0,0	+	○
35	146	9	0	0	0	0	0,0	+	○
0	0	0	0	0	0	0	0,0	2700	0
50	209	6	5	2	4	1	0,3	+	○
164	685	10	6	+	14	10	6,3	490	0,5
396	1655	10	65	64	10	10	6,2	60	⊖
630	2633	16	47	47	12	43	3,4	+	⊖
525	2195	18	28	3	20	42	4,5	30	⊖
10	42	+	1	·	0	1	·	·	⊖
309	1292	+	74	74	2	+	+	+	⊖
2	8	+	+	+	0	+	+	+	○
36	150	1	7	+	+	+	+	40	0,6
550	2299	11	126	118	+	0	0,0	80	⊖
438	1831	9	98	88	1	+	0,0	40	⊖
36	150	+	9	+	1	+	0,0	30	⊖
44	184	+	11	7	+	+	0,0	90	⊖
20	84	3	2	+	1	+	+	+	○
33	138	0	8	8	0	0	0,0	0	⊖
44	184	0	3	0	+	0	0,0	1380	⊖
292	1221	+	70	70	2	+	0,1	+	⊖
248	1037	1,4	60	60	8,6	0,3	0,0	0	⊖
100	418	0	25	25	0	0	0,0	0	⊖
99	414	0	24	24	0	0	0,0	+	⊖
12	20	0	3	3	0	0	0,0	0	⊖
212	886	4	38	19	3	5	1,8	20	⊖
320	1338	5	43	26	2	9	7,8	130	⊖
344	1438	4	51	31	3	13	3,2	70	⊖
305	1275	3	42	23	3	14	5,6	110	⊖
398	1664	5	46	30	2	21	11,6	70	⊖

Kuchen, Gebäck und Backzutaten

Kuchen und Torten – pro Stück   Fortsetzung

Baumkuchen, 70 g
Bienenstich, gefüllt, 75 g
    ungefüllt, 75 g
Biskuitrolle mit Erdbeersahne, 60 g
    mit Marmelade, 60 g
Biskuitschnitte, 45 g
    mit Milchcremefüllung, 45 g
Buttercremetorte, Biskuitteig, 120 g
Butterkuchen, 75 g
Cremetorte, Biskuitteig, 120 g
    Rührteig, 150 g
Donauwellen, 100 g
Dresdner Stollen, 100 g
Frankfurter Kranz, 55 g
Früchtebrot, 75 g
Gewürzkuchen, Rührteig, 60 g
Gugelhupf, Napfkuchen, Rührteig, 75 g
Hefezopf, 70 g
Holländer-Kirsch-Schnitte, Blätterteig, 140 g
Honigkuchen, 70 g
Käsekuchen, Mürbeteig, 100 g
    Hefeteig, 100 g
Käsekuchen, McCafé, 179 g
Käsesahnetorte, Biskuitteig, 120 g
Kekskuchen „Kalte Torte", 40 g
Kirschenplotzer, 150 g
Kirschstrudel, 100 g
Königskuchen, 70 g
Linzer Torte, 70 g
Mandelkuchen, Rührteig, 60 g
Marmorkuchen, 70 g
Marzipanstollen, Hefeteig, 100 g
Mokka-Sahne-Torte, Biskuit, 120 g
Mohnkuchen, Mohnstriezel, 100 g
Mohnstollen, Hefeteig, 100 g
Nusskuchen, 50 g
    mit Schokolade, 50 g
Nuss-Sahne-Torte, 120 g
Obstkuchen, Biskuitteig, 100 g
    Hefeteig, 100 g
    Mürbeteig, 100 g

kcal	kJ	Ew g	KH g	Zu g	Ba g	Fett g	gFS g	Na mg	BE
283	1183	4	29	17	+	17	8,4	30	⊖
230	961	4	26	14	+	14	4,7	190	⊖
210	878	4	26	11	+	11	4,8	140	⊖
130	543	2	14	8	+	7	3,5	20	⊖
160	669	2	35	25	1	1	0,4	40	⊖
175	732	3	22	13	+	9	4,9	50	⊖
190	794	4	17	12	1	12	2,9	60	⊖
490	2048	5	38	21	1	23	13,6	140	⊖
277	1158	5	36	18	1	13	6,0	+	⊖
379	1584	5	38	21	1	23	13,6	140	⊖
390	1630	6	42	25	2	13	8,0	163	⊖
295	1233	4	33	20	1	16	8,7	70	⊖
395	1651	5	47	20	3	20	10,1	+	⊖
190	794	2	17	10	+	13	6,6	30	⊖
220	920	5	35	23	5	7	0,8	50	⊖
216	903	4	29	16	1	10	3,2	60	⊖
275	1150	5	33	8	1	14	3,1	60	⊖
210	878	6	33	10	1	6	3,3	20	⊖
370	1547	3	30	·	·	26	·	·	⊖
214	895	3	47	30	1	1	0,4	70	⊖
270	1129	6	26	14	+	16	8,7	120	⊖
310	1296	6	33	16	1	17	8,2	100	⊖
475	1986	13	54	26	1	23	8,0	230	⊖
250	1045	7	38	31	+	7	3,6	60	⊖
215	899	2	15	·	·	16	·	·	⊖
296	1237	6	33	23	3	15	6,5	70	⊖
211	882	3	34	13	1	7	1,7	50	⊖
350	1463	4	50	30	2	14	7,7	100	⊖
286	1195	5	34	20	2	15	5,7	50	⊖
273	1141	5	21	12	2	19	7,4	20	⊖
270	1129	4	31	16	1	15	8,5	90	⊖
389	1626	6	47	32	4	19	7,4	30	⊖
367	1534	4	33	20	+	24	14,4	70	⊖
330	1379	9	36	12	2	15	2,7	50	⊖
321	1342	9	38	19	5	15	2,8	60	⊖
234	978	3	25	17	+	14	4,9	150	⊖
225	941	3	18	·	1	12	·	·	⊖
377	1576	5	32	17	1	25	10,9	80	⊖
191	798	2	40	27	5	2	0,6	70	⊖
145	606	3	25	12	2	3	1,8	+	⊖
238	995	3	31	18	2	11	5,5	60	⊖

Kuchen, Gebäck und Backzutaten

Kuchen und Torten – pro Stück Fortsetzung

Obstkuchen, Fortsetzung
    Quarkölteig, 100 g
    Rührteig, 100 g
Obsttörtchen, Tortelett mit Belag, 100 g
Pflaumenkuchen, Hefeteig, 100 g
Prinzregententorte, Rührteig, 100 g
Quarkplinsen, 150 g
Quarkstollen, Rührteig, 70 g
Quarkstrudel, 150 g
Rehrücken, Biskuitteig, 70 g
    Rührteig, 70 g
Rhabarberkuchen, Rührteig, mit Baiser, 100 g
    mit Quarkbelag, 100 g
Rodonkuchen, Rührteig, 70 g
Rüblitorte, Möhren-Nuss-Torte, 120 g
Russischer Zupfkuchen, 133 g (ca. ½₂ Kuchen)
Sachertorte, 100 g
Sandkuchen, 70 g
Schokoladenkuchen, 70 g
    Schoko Kuchen, Dr. Oetker, 100 g (ca. ⅛ Kuchen)
Schokoladen-Sahne-Torte, Biskuitteig, 120 g
Schwarzwälder Kirschtorte, 140 g
Streuselkuchen, Hefeteig, 70 g
Tortelett, ohne Belag, 50 g
Tortenboden, Biskuitteig, 200 g
    Mürbeteig, 300 g
    Wiener Boden, 200 g
Zitronenkuchen, 70 g
    Zitronen Kuchen, Dr. Oetker, 100 g (ca. ⅛ Kuchen)
Zuckerbutterkuchen, 70 g
Zwetschgenkuchen, Hefeteig, 100 g

Gebäck und Kaffeestückchen – pro Stück

Amerikaner, 100 g
Apfel im Schlafrock, Apfeltasche, Blätterteig, 150 g
    Apfeltasche, Mc Donald's, 80 g
Aprikosenteilchen, Blätterteig, 100 g
Bananen im Teigmantel, 150 g
Berliner, Krapfen, Kräppel, 60 g
Blätterteigstückchen, Aprikose, 70 g
Brownies, Dr. Oetker, 43 g (1 Brownie)
    Brownie, McCafé, 83 g

kcal	kJ	Ew g	KH g	Zu g	Ba g	Fett g	gFS g	Na mg	BE
276	1154	6	31	15	+	14	6,4	100	⊖
200	836	3	26	15	1	9	4,8	60	⊖
225	941	3	35	·	2	6	·	·	⊖
185	773	3	34	·	2	3	·	·	⊖
386	1613	4	35	23	+	26	15,3	70	⊖
327	1367	17	25	7	1	17	11,0	120	⊖
256	1070	5	32	22	3	11	4,6	70	⊖
336	1404	14	42	16	2	12	3,2	70	⊖
299	1250	5	32	27	2	17	5,6	90	⊖
287	1200	6	27	19	2	17	7,4	90	⊖
190	794	2	22	12	2	10	5,4	430	⊖
190	794	6	25	·	1	7	·	·	⊖
251	1049	4	32	12	1	12	6,6	100	⊖
324	1354	7	47	38	2	12	1,6	580	⊖
504	2107	11	48	29	2	30	14,0	150	⊖
332	1388	6	50	35	1	12	5,6	100	⊖
267	1116	2	34	17	+	14	3,7	120	⊖
267	1116	2	34	17	+	14	3,7	120	⊖
412	1722	6	43	25	2	24	10,0	360	⊖
390	1630	6	31	22	+	28	16,0	80	⊖
350	1463	4	41	25	1	20	10,1	50	⊖
260	1087	4	38	12	2	10	6,0	+	⊖
106	443	2	18	10	1	3	0,6	70	⊖
710	2968	11	160	93	3	3	0,6	20	⊖
1527	6383	20	173	63	6	84	22,0	300	⊖
522	2182	11	70	42	4	22	9,3	270	⊖
280	1170	5	31	11	1	15	7,0	100	⊖
373	1559	5	50	31	1	17	4,8	280	⊖
255	1066	4	33	13	1	12	4,6	30	⊖
167	698	4	29	8	2	4	1,9	30	⊖
300	1254	5	52	29	1	8	2,2	150	⊖
270	1129	5	47	22	3	7	1,9	70	⊖
210	878	2	26	8	2	11	3,0	160	⊖
268	1120	4	33	23	2	13	2,1	160	⊖
316	1321	7	38	25	3	5	2,3	150	⊖
190	794	5	26	2	1	7	3,5	144	⊖
187	782	3	23	11	2	9	1,5	110	⊖
178	744	3	25	18	1	8	1,4	90	⊖
363	1517	5	36	23	3	22	5,0	110	⊖

Kuchen, Gebäck und Backzutaten

Gebäck und Kaffeestückchen – pro Stück Fortsetzung
Buchteln, Hefeteig, 90 g
Cookies Chocolate Chips, Subway, 45 g
Double Chocolate, Subway, 45 g
Dampfnudeln, Rohrnudeln, 100 g (2 Stück)
Donuts, Schmalzkrapfen, mit Zuckerglasur, 50 g
gefüllt mit Schokolade, Burger King, 71 g
gefüllt mit Vanille, Burger King, 74 g
Vanilledonut, McCafé, 76 g
Geburtstagskuchen, hell, Mc Donald's, 69 g
Hefestückchen mit Zuckerguss, 75 g
mit Mohn, 75 g
Hefeteigschnecke, 65 g
Hot Brownie, Burger King, 100 g
Müslieriegel, 25 g
Muffins, Dr. Oetker, 50 g (1 Muffin)
Blaubeermuffin, McCafé, 130 g
Cranberry-Apfel-Muffin fettreduziert, McCafé, 130 g
Schoko Muffins, Dr. Oetker, 46 g (1 Muffin)
Schokomuffin, McCafé, 130 g
Zitronen Muffins, Dr. Oetker, 57 g (1 Muffin)
Mutzen, rheinische, 25 g
Nussecke, 60 g
Nusshörnchen, Hefeteig, 70 g
Plunderstückchen mit Marzipanfüllung, 90 g
Profiterol, weiß, McCafé, 92 g (2 Stück)
Rosinenschnecke, 65 g
Schillerlocke mit Schlagsahne, 75 g
Schokokuss, 28 g
Schuhsohle, Blätterteig, gefüllt, 100 g
Schweinsöhrchen, Blätterteig, 50 g
Spritzkuchen, Brandteig, 70 g
Waffeln, 100 g
Wespennester, Baisermasse, 25 g
Wiener Hörnchen, Hefeteig, 50 g
Windbeutel, Brandteig, 50 g
mit Schlagsahne und Kirschen, 100 g

Dauerbackwaren – pro Stück/Portion
ABC Russisch Brot, Bahlsen, 15 g (9 Stück)
Anisplätzchen, 10 g
Aniszwieback, Brandt, 10 g
Baiser, groß, 25 g
Baseler Leckerli, 25 g

kcal	kJ	Ew g	KH g	Zu g	Ba g	Fett g	gFS g	Na mg	BE
314	1313	6	44	13	2	13	7,3	40	⊖
214	859	2	31	18	1	10	5,3	100	⊖
212	886	3	30	20	1	10	5,3	200	⊖
335	1400	8	52	8	1	10	6,5	50	⊖
213	890	3	25	·	1	11	2,9	200	⊖
334	1396	5	32	16	2	21	9,2	260	⊖
326	1363	5	32	11	1	20	·	290	⊖
286	1195	5	29	11	0	17	10,0	150	⊖
270	1129	3	31	19	1	15	3,0	180	⊖
209	874	5	35	8	1	5	2,6	50	⊖
269	1124	5	39	11	1	11	5,6	50	⊖
210	878	5	35	13	2	6	2,2	20	⊖
456	1906	6	39	29	2	31	22,6	40	⊖
100	418	2	12	9	1	5	0,4	+	⊖
227	949	3	24	14	1	13	2,9	260	⊖
511	2136	7	56	29	1	29	3,0	400	⊖
320	1338	7	56	28	3	8	1,0	480	⊖
213	890	2	21	13	2	13	3,0	320	⊖
551	2303	8	59	33	3	32	8,0	530	⊖
237	991	3	30	19	+	12	2,0	130	⊖
74	309	2	14	4	+	1	0,3	20	⊖
280	1170	3	29	20	1	17	5,9	180	⊖
245	1024	4	29	12	1	12	2,8	60	⊖
338	1413	6	35	17	3	19	8,2	40	⊖
276	1154	4	23	18	2	19	14,0	90	⊖
180	752	5	32	·	3	4	·	·	⊖
270	1129	3	16	·	·	29	·	·	⊖
100	418	1	18	·	+	3	1,0	30	⊖
411	1713	5	28	4	2	31	12,0	220	⊖
226	945	2	22	8	+	15	3,8	140	⊖
182	761	4	28	18	+	6	1,6	60	⊖
400	1672	4	30	10	+	29	15,4	100	⊖
115	481	2	12	12	1	6	1,3	+	⊖
206	861	3	23	9	1	12	2,9	40	⊖
230	962	8	19	2	1	14	3,7	110	⊖
315	1317	8	27	11	1	20	7,9	100	⊖
58	242	1	13	7	+	+	+	+	⊖
38	159	1	8	5	+	+	+	+	⊖
39	163	1	8	5	+	+	0,2	20	⊖
86	359	1	21	21	0	+	+	20	⊖
95	398	1	18	·	·	2	·	·	⊖

Kuchen, Gebäck und Backzutaten

Dauerbackwaren – pro Stück/Portion Fortsetzung

Biskuit-Plätzchen, Löffelbiskuit, 5 g

Bethmännchen, 20 g

Buttergebäck, Mürbeteig, 10 g

Butterkekse, Leibniz, 30 g (6 Stück)
- weniger Zucker, Leibniz, 30 g (6 Stück)
- Choco Edelherb, 28 g (2 Stück)
- Choco Joghurt-Crisp, 28 g (2 Stück)
- Choco Vollmilch, 28 g (2 Stück)
- Milch & Honig, 34 g (5 Stück)
- Minis Butter, 30 g (23 Stück)
- Minis Choco, 30 g (16 Stück)
- Vollkorn, 34 g (5 Stück)

Crispettis, Bahlsen, 14 g (3 Stück)

Dinkel-Hafer Taler, Bahlsen, 12 g (3 Stück)

Dominostein, 12 g

Doppelkeks mit Kakaocremefüllung, 25 g

Elisenlebkuchen, 40 g

Erdnuss Spaß, Leibniz, 36 g (5 Stück)

Exquisit Crema Cioccolata, Bahlsen, 33 g (4 Stück)

Haferkeks, 20 g

Heidesand, 6 g

Hit, Bahlsen, 14 g (1 Stück)

Hobbits kernig, Bahlsen, 34 g (3 Stück)
- schoko, Bahlsen, 31 g (2 Stück)

KitKat Mini, Nestlé, 17 g (1 Riegel)

Kleingebäck, gemischt, 25 g

Kokosmakronen, 25 g
- Kokos Makronen, Dr. Oetker, 11 g (1 Stück)

Kokoszwieback, Brandt, 20 g

Landkeks, Leibniz, 32 g (4 Stück)

Lebkuchen, 40 g

Liegnitzer Bombe, 60 g

Löffelbiskuit, 5 g

Mandelmakrone, 10 g

Mürbeteiggebäck, 5 g

Müslikeks, 10 g

Nürnberger Lebkuchen, 40 g

Nussplätzchen, 10 g

Ohne Gleichen, Vollmilch, Bahlsen, 31 g (3 Stück)
- Edelherb, 31 g (3 Stück)

Orangenplätzchen, 10 g

Pfefferkuchen, 10 g

Pfeffernüsse, 25 g

kcal	kJ	Ew g	KH g	Zu g	Ba g	Fett g	gFS g	Na mg	BE
20	84	+	4	1	+	+	+	+	⊖
95	397	2	9	·	·	5	·	·	⊖
50	209	1	6	3	+	3	1,5	+	⊖
128	535	3	22	7	1	3	2,1	180	⊖
125	523	3	22	4	1	3	1,7	170	⊖
138	577	2	17	10	1	7	4,5	+	⊖
140	585	2	17	10	1	7	4,1	70	⊖
139	581	2	17	11	1	7	4,3	+	⊖
156	652	3	24	8	1	6	3,5	180	⊖
136	558	2	22	7	1	4	2,6	90	⊖
147	614	2	20	10	1	7	3,7	50	⊖
143	598	3	21	8	3	5	1,1	130	⊖
70	293	1	8	5	+	4	1,8	30	⊖
55	230	1	8	3	+	2	1,0	+	⊖
55	230	1	8	·	·	2	·	·	⊖
117	489	2	17	6	+	5	2,6	60	⊖
165	690	4	20	19	2	8	0,9	20	⊖
182	761	5	18	8	1	10	2,8	40	⊖
175	732	2	19	15	1	10	5,8	30	⊖
94	393	1	10	+	1	5	2,6	20	⊖
28	117	+	4	2	+	1	0,3	+	⊖
69	288	1	9	4	+	3	1,9	1	⊖
158	660	3	22	8	2	7	3,1	90	⊖
152	635	2	18	9	1	8	4,0	70	⊖
85	355	1	10	8	+	4	2,5	0	⊖
115	481	2	18	13	+	4	2,0	100	⊖
75	314	1	10	10	1	4	2,7	10	⊖
50	209	1	5	5	1	3	2,6	10	⊖
84	351	1	14	10	1	2	2,1	30	⊖
141	589	3	22	8	1	5	2,4	140	⊖
140	585	2	25	10	1	4	0,4	50	⊖
224	936	4	37	29	3	6	2,7	70	⊖
20	84	+	4	1	+	+	+	+	⊖
46	192	1	3	3	1	3	0,3	+	⊖
45	188	+	3	1	+	1	0,6	+	⊖
45	188	1	6	4	1	2	0,6	20	⊖
160	669	3	25	17	2	6	0,6	50	⊖
43	180	+	5	3	+	2	0,8	+	⊖
172	719	3	15	12	1	11	6,7	40	⊖
172	719	2	15	11	2	12	6,7	10	⊖
43	180	+	5	3	+	2	0,8	+	⊖
38	159	1	7	4	+	1	+	+	⊖
98	410	2	20	11	1	1	4,0	20	⊖

Kuchen, Gebäck und Backzutaten

Dauerbackwaren – pro Stück/Portion Fortsetzung
Pflastersteine, 12 g
Pick up, Choco, Leibniz, 28 g (1 Stück)
Choco & Milch, 28 g (1 Stück)
Plumpudding, 100 g
Printen, 20 g
Nussprinten, 20 g
Schokokeks, 5 g
mit Orange, 5 g
Schokozwieback, Brandt, 20 g
Schwarz-Weiß-Gebäck, 10 g
Spekulatius, 10 g
Spitzbuben, Mürbeteig, 20 g
Springerle, 10 g
Spritzgebäck, 10 g
Vanillekipferl, Vanillemürbchen, 8 g
Vanille Kipferl, Dr. Oetker, 4 g (1 Stück)
Vollkornkeks, 10 g
mit Nüssen, 10 g
mit Schokolade, 10 g
Vollkornkeks müsli, Bahlsen, 19 g (3 Stück)
Vollkornzwieback, Brandt, 10 g
Waffelkekse, 10 g
mit Schokoladenüberzug, 10 g
Zimtstern, 15 g
Zwieback, 10 g
Markenzwieback, Brandt, 10 g
Diätzwieback, Brandt, 10 g
Dinkelzwieback, Naturata, 10 g
Weizenzwieback, Naturata, 10 g

kcal	kJ	Ew g	KH g	Zu g	Ba g	Fett g	gFS g	Na mg	BE
44	184	1	9	5	+	1	0,2	+	⊖
141	589	2	17	10	1	7	4,2	50	⊖
146	610	2	17	11	1	8	5,0	50	⊖
264	1104	5	32	24	2	12	4,3	120	⊖
93	389	2	12	8	1	4	1,0	40	⊖
93	389	2	12	8	1	4	1,1	30	⊖
24	100	+	3	2	+	1	0,8	+	⊖
18	75	+	3	3	+	+	+	+	⊖
86	359	2	11	5	2	4	2,3	40	⊖
45	138	1	6	·	·	2	·	·	⊖
42	176	1	6	2	+	2	0,9	+	⊖
114	477	1	10	3	1	8	0,9	+	⊖
33	138	1	7	1	+	+	+	+	⊖
49	205	1	5	2	+	3	1,4	+	⊖
39	163	+	4	2	+	2	1,0	+	⊖
20	84	+	2	1	+	1	0,3	+	⊖
41	171	1	4	1	1	2	0,3	30	0,3
45	188	1	4	+	1	3	0,4	60	0,3
47	196	1	6	+	+	2	0,4	20	0,5
87	364	2	11	4	1	4	1,8	50	⊖
37	155	1	6	1	1	1	0,3	50	⊖
52	217	+	6	4	+	3	1,6	+	⊖
55	230	1	6	·	+	3	·	·	⊖
60	251	1	8	8	+	3	0,2	+	⊖
36	150	1	7	+	+	+	+	30	0,6
39	163	1	7	1	+	1	0,3	30	⊖
42	176	1	8	1	+	1	0,3	40	⊖
42	176	1	7	·	+	1	·	·	⊖
40	167	1	7	·	1	1	·	·	⊖

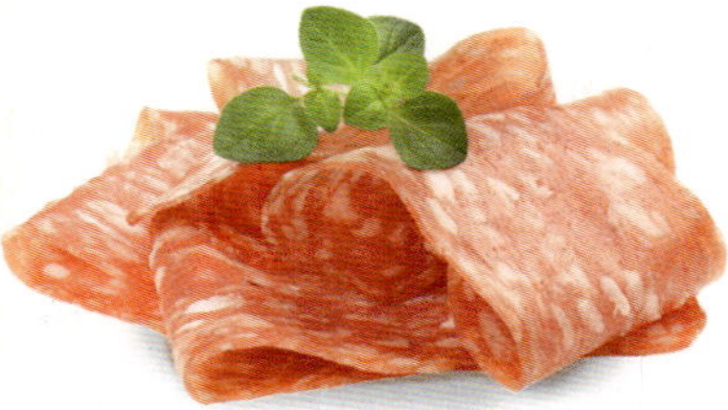
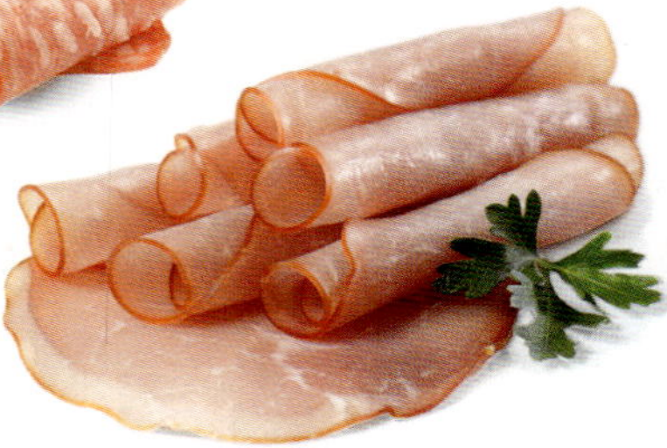
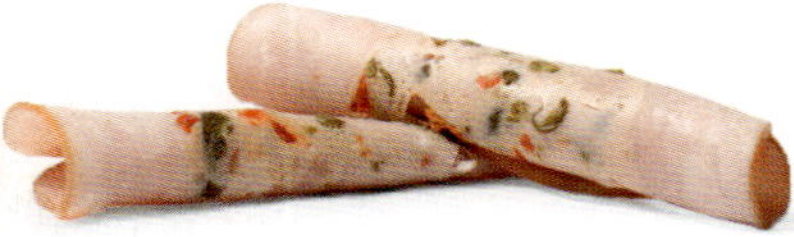
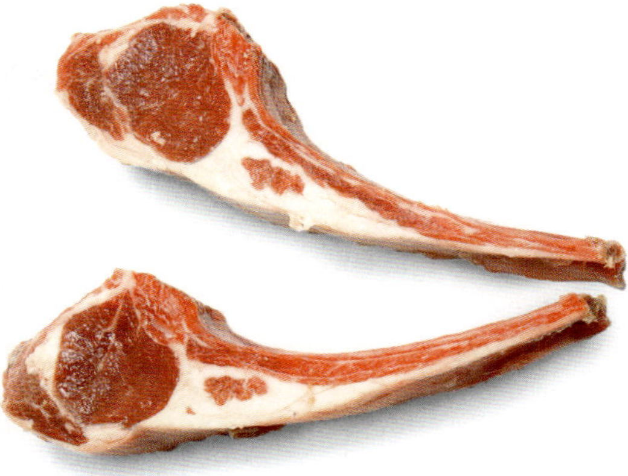
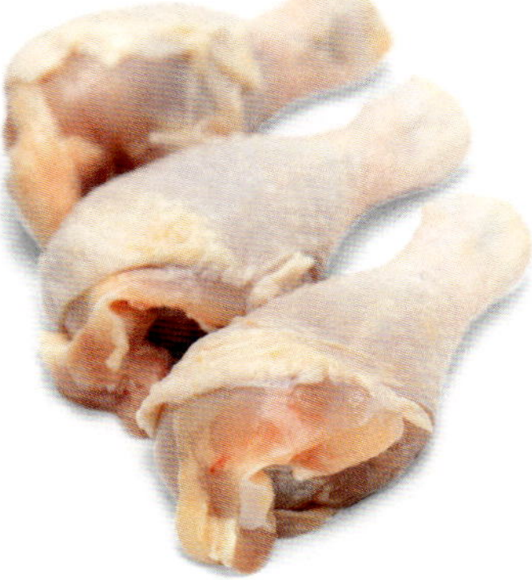

Fleisch, Eier und ihre Produkte

Fleisch und Fleischprodukte

Fleisch	124
Geflügel	126
Innereien	126
Fleischzubereitungen und -gerichte	128
Wurstwaren	130
Aufschnitt und Streichwurst	132

Eier und Eierspeisen

Eier	138
Eipulver	138
Eierzubereitungen	138

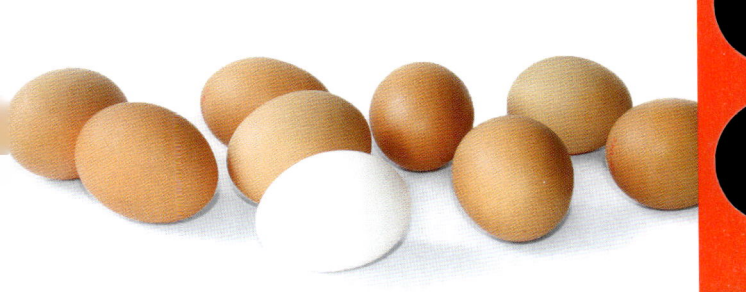

Fleisch und Fleischprodukte

Fleisch – pro Portion (125 g Rohgewicht)

Hasenfleisch, i. D.
Hirschfleisch, i. D.
Kalbfleisch, Muskelfleisch, mager
- Brust
- Bug, Schulter
- Filet
- Haxe
- Keule, Schlegel
- Kotelett
- Nacken
- Schnitzel

Kaninchenfleisch, Hauskaninchen-, i. D.
- Wildkaninchen

Lammfleisch, Brust
- Bug, Schulter, mittelfett
- Filet
- Keule, mittelfett
- Kotelett
- Lende, mittelfett
- Rücken
- Schnitzel

Pferdefleisch i. D.
Rehfleisch, Keule
- Rücken

Rindfleisch, Muskelfleisch, Hüfte, Wade, mager
- Brust
- Filet
- Hals, Kamm
- Keule, Schlegel
- Ochsenschwanz
- Roastbeef, Lende
- Roulade
- Schulter, Bug
- Steak

Schweinefleisch, Muskelfleisch (ohne Fett)
- Backe
- Bauch
- Brust, Dicke Rippe, Brustspitz
- Eisbein, Haxe
- Filet
- Kamm, Nacken
- Keule

kcal	kJ	Ew g	KH g	Zu g	Ba g	Fett g	gFS g	Na mg	BE
140	586	27	+	0	0	4	1,3	60	○
140	586	26	+	0	0	4	1,9	80	○
120	502	28	+	0	0	1	0,4	100	○
165	690	23	+	0	0	5	2,6	110	○
135	565	26	+	0	0	3	1,2	110	○
120	502	26	+	0	0	2	1,3	110	○
125	523	26	+	0	0	2	1,9	80	○
120	502	26	+	0	0	2	0,7	80	○
140	586	26	+	0	0	4	3,1	100	○
135	565	27	+	0	0	3	2,3	90	○
130	544	25	+	0	0	2	1,3	80	○
190	795	25	+	0	0	9	2,9	60	○
136	569	27	+	0	0	3	1,0	60	○
475	1937	15	+	0	0	46	19,6	110	○
360	1506	20	+	0	0	31	9,6	90	○
190	795	36	+	0	0	5	1,8	110	○
295	1234	23	+	0	0	23	6,7	80	○
435	1820	19	+	0	0	40	8,4	110	○
240	1004	23	+	0	0	17	5,9	80	○
240	1004	24	+	0	0	16	7,0	90	○
165	690	24	+	0	0	8	6,7	70	○
135	565	26	+	0	0	3	1,8	60	○
120	502	26	+	0	0	1	0,8	80	○
150	628	28	+	0	0	5	2,0	110	○
130	543	27	+	0	0	2	1,2	80	○
255	1067	23	+	0	0	18	6,6	60	○
150	628	27	+	0	0	5	2,4	60	○
185	774	24	+	0	0	10	4,8	60	○
185	774	26	+	0	0	9	2,3	80	○
230	962	25	+	0	0	14	6,3	80	○
165	690	28	+	0	0	6	2,3	70	○
145	607	27	+	0	0	4	2,3	80	○
160	669	26	+	0	0	5	2,9	70	○
187	782	28	+	0	0	8	3,4	70	○
130	544	27	+	0	0	2	0,9	80	BE
675	2824	12	+	0	0	69	12,0	60	○
325	1360	22	+	0	0	26	9,3	70	○
235	983	24	+	0	0	15	5,5	90	○
230	962	24	+	0	0	15	4,7	70	○
130	544	27	+	0	0	3	1,0	100	○
240	1004	21	+	0	0	17	4,3	80	○
170	711	27	+	0	0	7	2,4	90	○

Fleisch und Fleischprodukte

Fleisch – pro Portion (125 g Rohgewicht) Fortsetzung

Schweinefleisch, Fortsetzung
- Kotelett
- Schnitzel
- Schulter, Bug
- Steak
- Wamme

Wildschweinfleisch, Keule

Ziegenfleisch i. D.

Geflügel – pro Portion (125 g Rohgewicht)

Ente

Fasan

Gans

Huhn, Hähnchen
- Brustfilet, ohne Haut
- Flügel, mit Haut, ohne Knochen
- Schenkel, Keule, mit Haut, ohne Knochen
- Suppenhuhn

Perlhuhn

Pute, Truthahn
- Brust, Schnitzel
- Keule

Rebhuhn

Strauß

Taube, Fleisch mit Haut

Wachtel, Fleisch mit Haut, 100 g

Wildente

Innereien – pro Portion (125 g Rohgewicht)

Bries, Thymus (Kalb)

Herz, Huhn
- Rind
- Schwein

Hirn, Kalb
- Rind
- Schwein

Kutteln, Rind

Leber, Gans
- Huhn
- Kalb
- Pute
- Rind
- Schwein

Lunge, Kalb

kcal	kJ	Ew g	KH g	Zu g	Ba g	Fett g	gFS g	Na mg	BE
190	795	25	+	0	0	7	2,3	80	○
130	544	28	+	0	0	2	0,9	100	○
200	837	26	+	0	0	11	3,8	90	○
168	703	27	+	0	0	7	2,3	80	○
597	2498	14	+	0	0	61	21,9	50	○
135	565	24	1	0	0	4	1,8	120	○
185	774	25	0	0	0	10	4,5	70	○
285	1192	23	+	0	0	21	6,0	50	○
190	795	30	1	0	0	8	2,8	40	○
430	1799	20	+	0	0	39	11,5	100	○
205	858	25	+	0	0	12	4,0	90	○
180	753	28	+	0	0	8	0,3	90	○
260	1038	21	+	0	0	20	6,0	90	○
215	900	23	+	0	0	14	4,2	120	○
320	1339	23	+	0	0	25	7,9	110	○
189	791	29	+	0	0	8	2,4	100	○
195	816	25	+	0	0	11	6,7	80	○
130	544	30	+	0	0	1	0,4	60	○
145	607	26	+	0	0	5	3,6	110	○
190	795	45	+	0	0	11	2,8	130	○
138	577	28	+	0	0	3	0,8	90	○
210	879	26	+	0	0	13	3,5	140	○
110	460	22	+	0	0	2	0,8	50	○
180	753	15	+	0	0	12	2,9	80	○
125	523	21	+	0	0	4	1,7	100	○
155	649	22	2	0	0	7	3,0	140	○
155	649	21	1	0	0	7	1,8	130	○
130	544	21	+	0	0	5	1,4	100	○
135	565	20	1	0	0	6	3,1	160	○
160	669	13	+	0	0	12	3,6	200	○
154	644	12	1	0	0	11	3,3	190	○
165	690	19	+	0	0	10	2,3	60	○
230	962	21	7	0	0	12	1,7	100	0,6
170	711	28	1	0	0	6	1,9	100	○
160	669	24	5	0	0	5	1,7	90	0,4
166	565	26	1	0	0	6	2,3	90	○
150	628	25	7	0	0	3	1,7	130	0,6
158	661	24	7	+	0	6	2,5	100	0,6
110	460	22	+	0	0	3	1,1	190	○

Fleisch und Fleischprodukte

Innereien – pro Portion (125 g Rohgewicht)   Fortsetzung
Magen, Huhn
Milz, Kalb
Niere, Kalb
Rindermark, 100 g
Zunge, Kalb
- Rind
- Schwein

Fleischzubereitungen und -gerichte – pro Portion
Bacon Würfel, Herta, 30 g
Breakfast Bacon, Herta, 24 g (3 Scheiben)
Burger und Sandwiches
- Chicken Nugget Burger, Burger King, 133 g (1 Stück)
- Chicken Teriyaki Wheat, 6-Inch-Sandwich, Subway, 245 g (1 Stück)
- Grilled Chicken Wrap, Burger King, 206 g (1 Stück)
- McChicken, McDonald's, 177 g (1 Stück)
- Turkey Wheat, 6-Inch-Sandwich, Subway, 224 g (1 Stück)
- Turkey Wheat, Mini-Sub, Subway, 147 g (1 Stück)

Cevapcici, 30 g (1 Stück)
Chicken-, Hähnchenzubereitungen; siehe auch unter Burger
- Chicken McNuggets ohne Sauce, McDonald's, 107 g (6 Stück)
- Chicken Nuggets, Iglo, 80 g (4 Stück)
- Country Chicken Original, TK, Iglo, 100 g (1 Stück)
- Crispy Chicken Parmesan, TK, Iglo, 100 g (1 Stück)
- King Nuggets, Burger King, 96 g (6 Stück)

Cordon bleu, Schwein, 150 g
- Cordon bleu, Kalb, 150 g

Corned Beef, deutsch, 30 g
- Corned Beef, amerikanisch, 30 g

Döner Kebap, Kalb/Rind, in Fladenbrot, 350 g
- Döner Kebab, Geflügel, in Fladenbrot, 350 g

Fleischbrühe, 125 ml
Fleischsalat, 75 g
- Fleischsalat, Weight Watchers, 50 g
- Du darfst Fleischsalat, 50 g

Frikadellen, 150 g
- „Unsere Beste" mit Senf, Herta, 100 g (1 Stück)

Geflügelsalat mit Ananas, 50 g
- Geflügelsalat mit Ananas, Weight Watchers, 50 g
- Du darfst Geflügelsalat mit Ananas, 50 g

Gänseleberpastete, 25 g (1 EL)
Gulasch, Rind (Konserve), 150 g

kcal	kJ	Ew g	KH g	Zu g	Ba g	Fett g	gFS g	Na mg	BE
95	397	23	0	0	0	1	1,5	100	○
120	502	23	+	0	0	3	0,9	120	○
160	669	21	1	0	0	8	2,7	230	○
837	3500	2	0	0	0	94	39,7	10	○
160	669	21	1	0	0	8	5,4	110	○
260	1088	20	+	0	0	20	6,4	100	○
250	1046	18	1	0	0	20	6,9	120	○
92	385	4	+	·	·	8	·	·	⊖
90	377	3	+	·	·	9	·	·	⊖
371	1552	13	37	7	2	19	3,2	630	⊖
321	1343	23	46	7	5	4	1,8	1200	⊖
312	1305	25	36	3	3	8	3,4	790	⊖
420	1757	23	41	6	6	18	2,0	860	⊖
290	1213	21	43	3	4	4	1,7	1300	⊖
192	803	14	28	2	3	3	1,1	800	⊖
90	377	5	1	·	·	5	·	·	○
250	1046	17	16	0	1	13	2,0	520	⊖
185	774	11	13	+	+	10	1,6	360	⊖
174	728	18	4	+	+	10	2,7	400	⊖
259	1084	16	16	+	1	15	3,0	330	⊖
264	1105	15	15	+	1	16	4,7	500	⊖
330	1381	33	14	2	+	16	8,1	530	1,2
280	1172	27	11	1	+	14	7,1	480	0,9
38	159	7	+	+	+	1	0,5	250	○
45	188	7	0	0	0	2	0,8	250	○
670	2805	42	85	3	6	17	5,3	1150	7,1
580	2427	45	78	3	5	9	2,1	1040	6,5
20	84	1	1	1	0	1	1,3	350	○
250	1046	3	3	2	0	25	4,8	430	0,3
72	301	3	4	3	+	5	0,8	400	⊖
110	460	2	4	3	+	9	2,0	350	⊖
280	1172	27	8	1	+	15	3,0	530	0,7
297	1243	15	12	·	·	21	·	·	⊖
105	439	5	3	2	0	9	3,8	130	0,3
67	280	4	5	4	+	4	0,5	310	⊖
70	293	4	5	4	+	4	0,3	140	⊖
80	335	5	1	0	0	3	1,6	180	○
190	795	23	3	1	+	10	3,9	800	○

Fleisch und Fleischprodukte

Fleischzubereitungen und -gerichte – pro Portion Fortsetzung

Hackfleisch, Rind/Schwein gemischt, 100 g
- Mett, gewürzt, 100 g
- Rinderhackfleisch, 100 g
- Schweinehackfleisch, 100 g
- Tatar, Rind, mager, 100 g

Hähnchenzubereitungen siehe unter Chicken

Hühnerfrikassee, 200 g
- Hühnerfrikassee, Du darfst, 200 g

Kasseler, gekocht, 125 g

Königsberger Klopse (Konserve), 100 g (2 Stück)
- Königsberger Klopse, Du darfst, 100 g

Leberknödel, 100 g (1 Stück)

Leberkäse, 90 g
- Delikatess Leberkäse, Weight Watchers, 90 g

Markklößchen (Konserve), 25 g (1 Stück)

Pfälzer Saumagen, 30 g

Ragout fin, 125 g

Rauchfleisch, 100 g

Rindfleischsülze, 100 g

Rindfleisch im Saft (Konserve), 150 g

Rinderbouillon mit Ei, 150 ml

Rindergulasch (Konserve), 150 g
- Rindergulasch, Du darfst, 150 g

Rinderroulade (Konserve), 150 g
- Rinderroulade, Du darfst, 150 g

Schaschlik, 250 g

Schinkenspeck, 30 g

Schweinefleisch im Saft (Konserve), 150 g

Schweineschnitzel, Dörffler, 160 g (1 Stück)

Speck, Rückenspeck, fett, 30 g

Sülzkotelett, 200 g

Steaklets, TK, Iglo, 75 g (1 Stück)

Tafelspitz mit Merrettichsauce, 300 g

Wurstsalat (Ölmarinade), 100 g

Wurstwaren – pro Portion/Stück

Bauernbratwurst, Polnische, 150 g

BiFi, Original, 25 g
- BiFi, Geflügel, 25 g

Bockwurst, 115 g
- Dörffler, Lange Kerls, 80 g

Bratwurst, 150 g
- Delikatess Bratwurst, Weight Watchers, 45 g

kcal	kJ	Ew g	KH g	Zu g	Ba g	Fett g	gFS g	Na mg	BE
260	1088	20	+	0	0	20	6,8	50	O
280	1172	19	+	0	0	23	7,0	500	O
215	900	23	+	0	0	14	5,9	60	O
250	1046	18	0	0	0	20	7,5	50	O
115	481	21	+	0	0	3	1,3	70	O
264	1105	17	4	1	+	20	7,4	450	0,3
190	795	12	26	+	4	4	1,4	660	⊖
265	1109	21	+	+	0	17	5,2	3070	O
127	531	9	3	0	+	9	3,9	740	0,3
105	439	4	14	1	2	4	1,5	500	⊖
110	460	5	10	1	1	5	0,9	200	0,8
248	1038	16	+	+	+	21	7,5	740	O
127	531	12	8	5	2	5	1,9	650	⊖
100	418	14	5	+	+	7	3,3	140	0,4
65	272	3	2	0	+	5	0,7	240	O
168	703	18	2	+	+	10	3,5	550	O
255	1067	37	0	1	0	9	2,8	2460	O
160	659	17	+	+	0	10	1,6	1030	O
230	952	30	1	+	+	12	5,0	660	O
110	460	11	1	1	0	7	2,3	320	O
192	803	23	3	+	+	10	3,9	810	0,3
135	565	12	17	8	+	2	+	580	⊖
180	753	21	3	+	+	10	3,9	230	0,3
113	473	8	14	6	3	4	1,2	800	⊖
450	1883	44	4	2	1	31	10,5	620	0,3
46	192	6	0	0	0	2	0,8	20	O
230	962	29	+	+	0	13	4,4	680	O
306	1280	29	22	·	·	12	·	·	⊖
230	962	1	+	0	0	24	8,5	+	O
260	1088	36	+	2	0	12	3,2	3610	O
156	653	11	3	1	3	11	4,0	470	⊖
471	1969	38	12	6	2	30	15,3	730	1,0
305	1275	·	+	1	+	28	8,9	640	O
455	1904	32	0	0	0	37	14,1	1740	O
130	544	6	+	+	+	11	5,0	400	⊖
120	502	8	+	+	+	10	4,0	410	⊖
245	1025	11	0	0	0	22	12,7	800	O
219	916	10	1	·	·	20	·	·	⊖
460	1925	17	0	0	0	43	15,1	1040	O
77	322	7	+	+	1	5	1,9	420	O

Fleisch und Fleischprodukte

Wurstwaren – pro Portion/Stück   Fortsetzung

Fleischkäse, 125 g

Fleischwurst am Stück, 125 g

    Fleischwurst, Herta, 40 g

    Geflügelfleischwurst, Herta, 40 g

Frankfurter Würstchen, 100 g (1 Paar)

Gaucho, Herta, 50 g

Geflügel-Bratwurst, Herta, 80 g

Grill-Riesen, Herta, 133 g

Kalbskäse, 125 g

Knackwurst, 100 g

    Knacki, Herta, 35 g

    Knacki Ball, Herta, 7 g

    Knacki Geflügel, Herta, 33 g

Krakauer, Herta, 80 g

Münchner Weißwurst, 125 g

Nürnberger Würstchen, 150 g

Regensburger Wurst, 70 g

Rostbratwurst, Herta, 80 g

    „Fränkische Art", Herta, 25 g

Wiener Würstchen, 70 g (1 Paar)

    Delikatess Wiener Würstchen, Weight Watchers, 45 g

Aufschnitt und Streichwurst – pro Portion (30 g)

Bierwurst

Blutwurst, Rotwurst

    Blutwurst, Rotwurst, Thüringer Art

Bündner Fleisch, Rinderschinken

Cervelatwurst

    Cervelatwurst, Du darfst, 11 g (1 Scheibe)

Fleischkäse, Kalbskäse

Fleischwurst

    Fleischwurst, Herta

    Geflügelfleischwurst, Herta

    Schinkenfleischwurst, Herta

Frühstücksfleisch, Luncheon Meat

Gelbwurst, Hirnwurst

Geflügelsalami siehe unter Salami auf Seite 134

Göttinger Wurst

Jagdwurst

Kasseler Wurst

Krakauer Wurst

Landjäger

kcal	kJ	Ew g	KH g	Zu g	Ba g	Fett g	gFS g	Na mg	BE
435	1320	17	0	0	0	38	12,8	890	○
365	1527	14	+	0	0	40	14,0	1040	○
118	493	5	+	+	+	11	3,8	300	○
82	343	5	+	+	+	7	1,7	400	○
270	1129	12	0	0	0	24	10,5	780	○
217	908	11	+	·	·	19	·	·	⊖
106	444	12	1	·	·	6	·	·	⊖
387	1619	17	1	·	·	31	·	·	⊖
400	1674	16	1	1	0	37	11,0	710	○
300	1255	12	0	0	0	28	9,6	820	○
108	452	4	+	·	·	10	·	·	⊖
21	88	1	+	·	·	2	·	·	⊖
88	368	5	+	·	·	7	·	·	⊖
178	745	13	1	·	·	14	·	·	⊖
360	1506	14	+	0	0	34	11,0	980	○
422	1764	27	2	0	+	35	14,9	930	○
210	879	9	0	0	0	19	8,1	550	○
254	1063	10	1	·	·	23	·	·	⊖
62	259	4	+	·	·	5	·	·	⊖
210	878	7	+	0	0	20	6,9	590	○
68	285	7	+	1	1	5	2,1	430	○
75	314	5	+	0	0	6	2,4	220	○
95	394	4	+	0	0	9	3,8	200	○
55	230	6	+	+	0	3	1,1	220	○
70	923	12	+	0	0	3	1,3	630	○
112	469	7	+	0	+	10	4,1	380	○
30	126	2	+	+	+	2	0,9	160	○
95	397	4	+	0	0	9	2,6	170	○
88	368	3	+	0	0	10	3,4	250	○
89	372	3	+	+	+	8	2,9	230	○
61	255	4	+	+	+	5	1,3	300	○
86	359	4	+	+	+	8	2,7	240	○
88	368	5	+	+	+	8	2,8	230	○
85	356	3	+	0	0	8	3,5	190	○
130	544	4	+	0	0	12	3,0	240	○
60	251	4	+	0	0	5	2,3	250	○
45	188	6	+	0	0	1	1,3	230	○
80	335	5	0	0	0	7	3,0	240	○
140	586	6	+	0	0	13	5,4	620	○

Fleisch und Fleischprodukte

Aufschnitt und Streichwurst – pro Portion (30 g) Fortsetzung
Leberkäse
Delikatess Leberkäse, Weight Watchers, 45 g
Leberpastete, Weight Watchers
Leberwurst, Hausmacher Art
Apfel-Zwiebel Leberwurst, Du darfst
Diät Kalbsleberwurst, becel
Kalbsleberwurst
Kalbsleberwurst, Du darfst
Delikatess Leberwurst, Herta
Delikatess Leberwurst, Weight Watchers
Pfälzer Kräuterleberwurst, Herta
Pfälzer Leberwurst, Du darfst
Grobe Leberwurst, Herta
Trüffelleberwurst
Lyoner
Mettwurst, Braunschweiger
Mettwurst, luftgetrocknet
Mortadella
Mortadella mit Pistazien, Finesse, Herta
Geflügelmortadella
Plockwurst
Presssack
Putenbrust mit Honig, Finesse, Herta, 20 g (4 Scheiben)
Putenbrust mild geräuchert, Finesse, Herta, 20 g (4 Scheiben)
Putenbrust natur, Saftiger Genuss, Herta, 20 g (1 Scheibe)
Putenbrust gegrillt, Finesse, Herta, 20 g (4 Scheiben)
Rohwurst, 30 g
Salami, 30 g
Baguettesalami, Du darfst, 24 g (6 Scheiben)
Edel-Salami, Herta, 20 g (5 Scheiben)
Knoblauchwurst, Herta, 30 g
Premium Salami, Weight Watchers, 20 g
Putensalami, Du darfst, 22 g (6 Scheiben)
Putensalami, Weight Watchers, 20 g
Salami mild, Finesse, Herta, 20 g
Schinken, gekocht, 30 g
Farmerschinken, Herta, 25 g (1 Scheibe)
Premium Kochschinken, Weight Watchers, 40 g (½ Packung)
Röstschinken, Herta, 20 g
Saftschinken, Herta, 25 g (1 Scheibe)
Schinken hauchzart, Finesse, Herta, 20 g (4 Scheiben)
Schinken, roh, geräuchert

kcal	kJ	Ew g	KH g	Zu g	Ba g	Fett g	gFS g	Na mg	BE
90	377	4	+	0	0	8	2,5	250	○
64	268	6	4	3	1	3	0,9	320	⊖
70	293	5	1	1	+	5	2,2	240	○
85	356	4	+	0	0	8	2,9	300	○
78	326	4	2	2	+	6	2,7	170	○
93	389	5	1	+	+	8	2,4	200	○
100	418	4	+	0	0	9	3,6	210	○
80	335	5	+	+	+	6	2,7	170	○
95	398	4	+	·	·	11	·	·	○
71	297	5	+	+	0	6	2,4	210	○
122	510	4	+	·	·	12	·	·	○
78	326	5	+	+	+	6	2,7	200	○
105	439	4	+	·	·	10	·	·	○
115	481	3	1	0	0	11	3,1	190	○
85	356	3	+	0	0	8	2,7	290	○
115	481	4	+	0	0	11	3,5	390	○
135	565	5	+	0	0	13	3,1	380	○
105	439	4	+	0	0	10	4,2	200	○
61	255	4	+	+	+	5	1,3	300	○
60	251	4	+	0	0	5	1,0	300	○
130	544	8	+	0	0	11	3,4	440	○
87	364	5	+	+	+	7	2,6	260	○
20	84	4	+	+	·	+	·	·	○
20	84	4	+	·	·	+	·	·	○
21	88	4	+	·	·	+	·	·	○
24	100	4	+	·	·	+	·	·	○
115	481	6	+	0	0	10	3,7	280	○
115	481	6	+	0	0	10	3,5	620	○
65	272	6	+	+	+	5	1,9	390	○
68	285	5	+	·	·	5	·	·	○
136	569	5	+	·	·	12	·	·	○
48	201	5	+	+	+	3	1,3	220	○
59	247	5	+	+	0	4	1,8	340	○
46	192	4	+	+	+	3	1,2	300	○
56	234	5	+	0	+	4	1,3	400	BE
40	167	7	+	0	0	1	0,4	290	○
28	117	5	+	+	·	1	·	·	○
40	167	8	1	1	+	1	0,2	300	○
22	92	4	+	+	+	1	+	200	⊖
28	117	5	0	·	·	1	·	·	○
20	84	4	+	+	+	1	+	180	○
110	460	5	+	0	0	10	0,8	20	○

Fleisch und Fleischprodukte

Aufschnitt und Streichwurst – pro Portion (30 g)   Fortsetzung

Schinkenwurst
- Delikatess Schinkenwurst, Weight Watchers, 45 g (9 Scheiben)
- Feine Schinkenwurst, Herta

Schlackwurst

Schwartenmagen, Presswurst, rot

Sülzwurst

Teewurst
- Teewurst, Diät, becel
- Teewurst, Du darfst

Zungenwurst

Zwiebelwurst

kcal	kJ	Ew g	KH g	Zu g	Ba g	Fett g	gFS g	Na mg	BE
80	335	4	1	0	0	7	3,0	490	O
58	243	7	2	+	+	2	1,0	360	O
64	268	4	+	+	+	5	1,4	240	O
120	502	5	+	0	0	11	4,0	340	0,4
90	377	4	+	0	0	8	3,1	220	O
90	377	7	0	0	0	7	0,9	210	O
125	523	5	0	0	0	11	4,8	330	O
96	402	6	+	+	+	8	2,3	290	O
93	389	5	+	+	+	8	3,6	270	O
85	356	5	0	0	0	7	3,1	330	O
120	502	5	+	+	0	11	4,0	150	O

Eier und Eierspeisen

Eier – pro Portion (1 Ei)
Entenei, 60 g
Hühnerei, 58–60 g, Gewichtsklasse M
Hühnerei, 48 g, Gewichtsklasse S
Hühnereigelb, 20 g
Hühnereiweiß, 30 g
Wachtelei, 9 g

Eipulver
Trockenvollei, 10 g (1 gestr. EL)
Trockeneigelb, 10 g (1 gestr. EL)
Trockeneiweiß, 10 g (1 gestr. EL)

Eierzubereitungen – pro Portion, fertig zubereitet
Crêpe Suzette, 125 g
Eggs & Bacon mit Toast, Burger King, 147 g
Eierpfannkuchen ohne Zucker, 200 g (2 Stück)
Eiersalat, verzehrfertig, 100 g
Eierstich (Suppeneinlage), 100 g (4 Portionen)
Käsesoufflé, 200 g
Kaiserschmarrn, 250 g
McMuffin, Bacon & Egg, McDonald's, 138 g
Mini Pancakes, Burger King, 77,6 g (6 Stück)
Omelett (3 Eier, 10 g Butter)
Pfannkuchen, 250 g
    Apfelpfannkuchen, 250 g
    Eierpfannkuchen, 200 g
    Speckpfannkuchen, 250 g
Rührei (2 Eier, 5 g Butter)
Rührei mit Muffin Brot, McDonald's, 229 g
Salzburger Nockerln, 200 g
Schaumomelett, 150 g
Schneeklößchen (süße Suppen- und Sauceneinlage), 100 g
Spiegelei (1 Ei mit 5 g Butter gebraten)
Tropfteig, Eiereinlauf (Suppeneinlage), 100 g (4 Portionen)
Verlorene Eier, Pochierte Eier (aus 2 Eiern)
Waffeln, Rührteig, 200 g

kcal	kJ	Ew g	KH g	Zu g	Ba g	Fett g	gFS g	Na mg	BE
110	460	8	+	+	0	8	0,2	60	○
80	335	7	+	+	0	6	1,8	90	○
65	272	6	+	+	0	5	1,5	70	○
65	272	3	+	+	0	6	1,8	10	○
15	63	4	+	+	0	+	+	50	○
14	59	1	+	+	0	1	0,3	10	○
55	230	5	+	+	0	4	1,2	50	○
65	272	3	+	+	0	6	1,8	+	○
35	146	8	1	1	0	+	0,0	140	○
235	933	5	31	16	+	10	5,1	60	2,6
302	1264	18	22	3	1	16	5,2	4720	⊖
440	1841	15	46	2	2	21	1,8	60	3,8
330	1381	6	4	1	0	32	10,0	465	0,5
115	481	6	3	1	0	7	2,7	220	0,3
570	2385	29	13	2	0	44	28,5	450	1,1
690	2887	18	61	23	·	40	12,5	270	⊖
315	1318	18	27	2	3	15	7,0	580	⊖
267	1117	3	41	22	1	10	4,6	150	⊖
320	1339	22	3	3	+	26	10,4	270	0,3
430	1799	16	57	7	3	16	5,8	120	⊖
360	1505	12	36	14	3	19	9,6	270	⊖
424	1774	16	24	4	2	20	9,8	280	⊖
565	2364	24	64	4	3	24	11,5	150	⊖
200	837	15	+	+	0	16	6,1	180	○
400	1674	27	28	2	1	20	6,0	530	⊖
420	1757	18	35	25	+	22	9,5	180	⊖
312	1305	17	14	14	+	21	8,3	420	1,2
178	745	7	37	37	0	+	+	100	3,1
120	502	8	+	+	0	10	4,3	90	○
119	498	7	14	+	+	4	1,2	170	1,2
160	669	14	1	1	0	12	3,6	180	○
570	2385	12	55	32	6	27	48,1	280	⊖

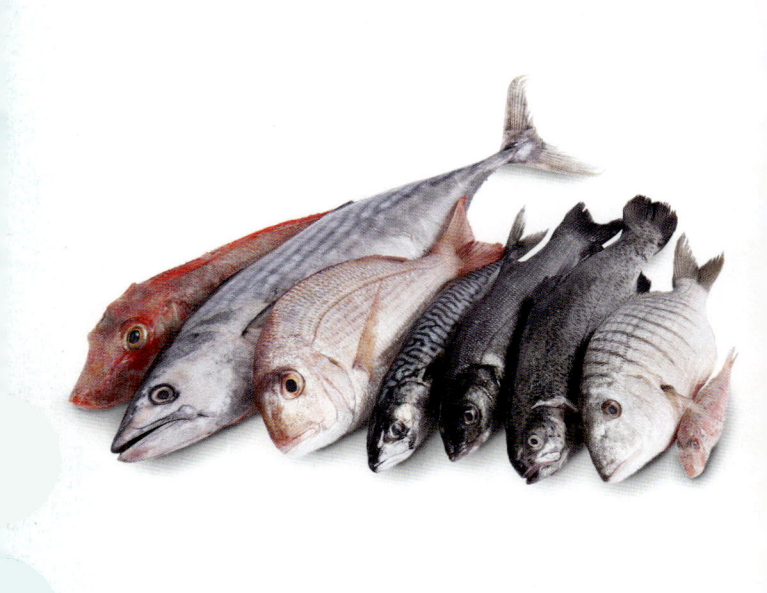

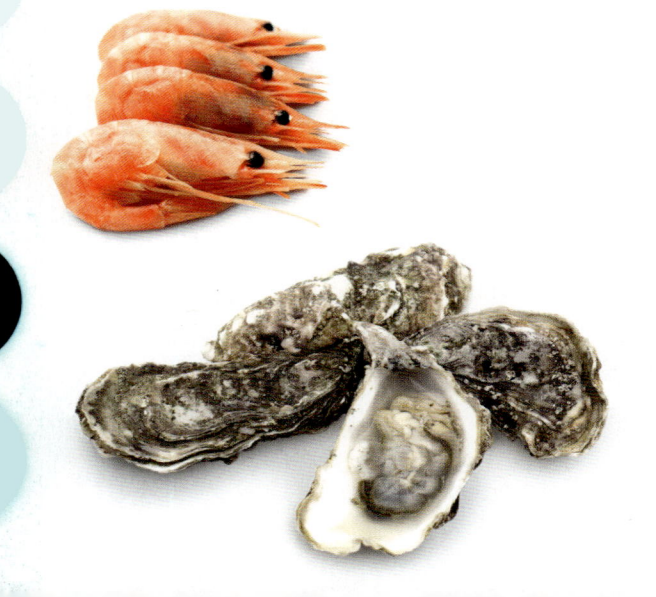

Fische, Meeresfrüchte und ihre Produkte

See- und Süßwasserfisch	142
Krusten-, Schalen- und Weichtiere	144
Fertiggerichte und Delikatessen	144

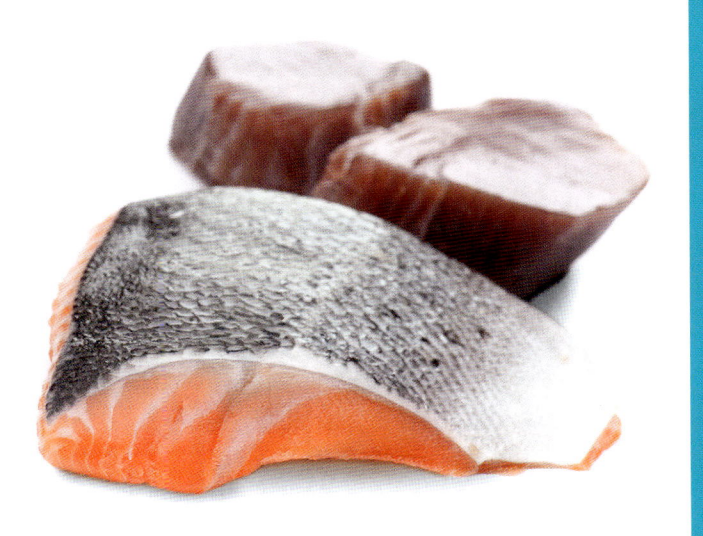

Fische und Meeresfrüchte

See- und Süßwasserfisch – pro Portion (150 g Rohgewicht)
Aal, Flussaal
Barsch
Brasse
Brosme, Lumb
Butterfisch
Dorade, Goldbrasse
Felchen, Renke
Flunder
Forelle
Goldbarsch, Rotbarsch
Hai
Hecht
Heilbutt, weiß
Hering, 100 g
Heringsrogen, 100 g
Kabeljau, Dorsch
Karpfen
Katfisch, Seewolf, Steinbeißer
Lachs
Lengfisch, Leng
Makrele
Meeräsche
Pangasius
Red Snapper
Rotzunge, Limande
Sardine
Schellfisch
Schleie
Scholle
Schwertfisch
Seehecht
Seelachs, Köhler
Alaska Pollack, Alaska Seelachs
Seeteufel, Anglerfisch
Seezunge
Sprotte, 100 g
Steinbutt
Stint
Stör
Thunfisch
Waller, Wels
Zander

kcal	kJ	Ew g	KH g	Zu g	Ba g	Fett g	gFS g	Na mg	BE
420	1757	23	0	0	0	37	10,2	90	○
120	502	28	0	0	0	1	0,3	70	○
175	732	25	0	0	0	8	2,4	40	○
110	460	25	0	0	0	1	0,9	170	○
219	916	26	0	0	0	12	5,1	140	○
209	874	29	0	0	0	11	3,0	·	○
150	628	27	0	0	0	5	1,2	70	○
110	460	25	0	0	0	1	1,0	140	○
155	649	29	0	0	0	4	1,3	90	○
160	669	27	0	0	0	5	1,1	130	○
200	837	32	0	0	0	8	1,4	120	○
120	502	28	0	0	0	1	0,8	100	○
145	607	30	0	0	0	3	0,3	120	○
235	983	18	0	0	0	18	3,1	110	○
130	544	26	0	0	0	3	0,6	90	○
115	481	26	0	0	0	1	0,2	110	○
175	732	27	0	0	0	7	1,5	50	○
130	544	26	0	0	0	3	0,8	150	○
305	1276	30	0	0	0	20	2,6	80	○
125	523	29	0	0	0	1	0,2	170	○
275	1150	28	0	0	0	18	4,9	130	○
180	753	31	0	0	0	6	1,4	100	○
122	510	23	0	0	0	3	0,9	80	○
150	628	32	0	0	0	1	0,5	100	○
110	460	23	0	0	0	2	0,2	140	○
180	753	29	0	0	0	8	2,3	150	○
115	481	27	0	0	0	1	0,2	160	○
115	481	27	0	0	0	1	0,2	50	○
130	544	26	0	0	0	3	0,5	150	○
175	732	29	0	0	0	7	1,3	150	○
140	586	26	0	0	0	4	0,9	140	○
120	502	27	0	0	0	2	0,2	130	○
110	460	26	0	0	0	2	0,4	120	○
110	460	22	0	0	0	1	0,4	160	○
125	523	26	0	0	0	2	0,3	150	○
206	862	17	0	0	0	16	4,7	100	○
130	544	27	0	0	0	3	0,4	170	○
130	544	26	0	0	0	3	0,6	90	○
135	565	27	0	0	0	3	1,0	50	○
340	1423	32	0	0	0	23	3,9	60	○
245	1025	23	0	0	0	17	1,9	30	○
125	523	29	0	0	0	1	0,2	80	○

Fische und Meeresfrüchte

Krusten-, Schalen- und Weichtiere – pro Portion

Austern, ausgelöst, 100 g

Flusskrebs, ausgelöst, 100 g

Hummer, ausgelöst, 100 g

Jakobsmuschel, ausgelöst, 100 g

Krabben, Garnelen, ausgelöst, 100 g

Miesmuscheln, ausgelöst, 100 g

Schnecken, ausgelöst, 100 g

Tintenfisch, 100 g

Fertiggerichte und Delikatessen – pro Stück/Portion

Aal, geräuchert, 50 g

Appetitsild, Lysell, 40 g

Bismarckhering, 125 g

Brathering, 125 g

Bratheringsfilets, Appel, 150 g

Bückling, geräuchert, 125 g (½ Fisch)

Filegro, in Kräutersauce, TK, Iglo, 125 g

    Müllerin Art

    Rosmarin-Zitrone

Fischfrikadellen, TK, Iglo, 150 g (2 Stück)

Fischstäbchen, TK, Iglo, 30 g (1 Stück)

    Fischstäbchen, 150 g (5 Stück)

    Lachsfilet-Stäbchen, 140 g (5 Stück)

Fischsuppe, Konserve, 150 g

Flunder, geräuchert, 50 g

Garnelensuppe, Konserve, 150 g

Goldknusper-Filets Goldback, TK, Iglo, 150 g (1 Stück)

    Käse-Kräuter

    Spinat

Heilbutt, geräuchert, 50 g

Hering in Gelee, Homann, 100 g

Heringsfilets in Dill-Kräuter-Creme, Appel, 100 g

    Heringsfilets in Joghurtsauce, Weight Watchers, 100 g

    Heringsfilets in Pfeffer-Creme, Appel, 100 g

    Heringsfilets in Senf-Creme, Norda, 100 g

    Heringsfilets in Tomaten-Creme, Appel, 100 g

    Heringsfilets Wellness Balance, Appel, 100 g

    Heringsfilets Wellness Harmonie, Appel, 100 g

    MSC Heringsfilets in Bio-Tomaten-Creme, Appel, 100 g

    Tomatenröllchen aus Heringsfilets in Tomaten-Sauce, Appel, 100 g

Heringssalat, 100 g

    Roter Heringssalat, Weight Watchers, 50 g

kcal	kJ	Ew g	KH g	Zu g	Ba g	Fett g	gFS g	Na mg	BE
65	272	9	5	·	0	1	0,4	160	0,4
64	268	15	0	0	0	1	0,1	250	O
80	335	16	0	0	0	2	0,1	310	O
63	264	16	0	0	0	+	+	205	O
80	335	19	0	0	0	1	0,2	150	O
70	293	10	2	0	0	2	0,3	290	O
63	264	13	2	0	0	+	+	210	O
72	301	16	0	0	0	1	0,2	390	O
165	690	9	0	0	0	14	3,6	250	O
73	305	6	2	·	·	5	·	·	O
260	1088	21	0	3	0	20	3,0	560	O
255	1067	21	0	3	0	19	2,7	530	O
268	1121	15	5	1	1	20	3,8	1200	⊖
280	1172	26	0	0	0	19	4,1	150	O
140	536	15	4	2	+	7	2,0	300	⊖
166	695	18	8	+	+	7	2,5	400	⊖
165	690	18	8	+	+	7	2,4	500	⊖
234	979	18	34	2	3	3	0,4	1000	⊖
57	239	4	5	+	+	2	0,3	90	⊖
285	1192	19	26	+	1	12	1,5	450	⊖
316	1322	18	29	+	1	14	1,3	420	⊖
98	410	13	2	2	+	4	0,9	3430	O
55	230	12	0	0	0	2	0,4	50	O
132	552	26	1	0	0	2	0,3	5000	O
284	1188	17	29	11	1	12	1,8	1200	⊖
390	1631	20	24	3	1	24	4,7	600	⊖
344	1439	18	24	2	1	20	2,7	750	⊖
110	460	9	0	0	0	8	0,1	40	O
120	502	11	0	·	·	9	·	·	O
259	1084	13	4	4	1	21	4,0	620	⊖
135	564	7	8	6	2	9	1,5	880	⊖
233	975	11	5	4	1	18	3,3	450	⊖
227	950	12	3	3	1	18	3,1	570	⊖
238	996	13	7	2	1	18	3,4	380	⊖
216	904	14	8	8	+	14	2,6	420	⊖
209	874	13	7	7	1	14	3,2	410	⊖
291	1218	12	8	5	1	24	5,3	360	⊖
193	808	12	6	2	1	13	2,7	250	⊖
245	1025	5	3	2	0	24	2,5	350	0,3
66	276	3	5	4	+	3	0,5	400	⊖

Fische und Meeresfrüchte

Fertiggerichte und Delikatessen – pro Stück/Portion   Fortsetzung

Heringsstipp, 100 g
Katfisch, Steinbeißer, geräuchert, 50 g
Kaviar, Dorsch (Kaviarersatz), 5 g (1 TL)
Kaviar, echt (russischer Kaviar), 5 g (1 TL)
Klippfisch, 50 g
Krabben in Cocktailsauce, 50 g
    Krabbensalat mit frischen Gurken, Weight Watchers, 50 g
Lachs, Konserve, 50 g
    Lachs, geräuchert, 50 g
    Lachs, in Öl, 50 g
    Schlemmerlachs mit Shrimps in Kräuter-Sauce, Appel, 125 g
    Wildlachs in Butter-Blätterteig, Frosta, 150 g
Makrele, geräuchert, 50 g
    Makrelenfilets in Tomaten-Creme, Appel, 100 g
    Geräucherte Pfeffer-Makrelenfilets in Öl, Appel, 100 g
Matjesfilet, 80 g (1 Filet)
Pangasius Thai-Curry-Sauce, Appel, 125 g
    Pangasiusfilet in Currysauce, Weight Watchers, 175 g
Rollmops, 125 g
Rotbarsch, Goldbarsch, geräuchert, 50 g
Sardellen, Anchovis, 5 g (1 Stück)
Sardine, Ölsardine, abgetropft, 25 g
    Sardine Cicero, mit Haut, ohne Gräten, in Olivenöl, Appel, 125 g
    Sardinenfilets, ohne Haut und Gräten, in Olivenöl, Appel, 105 g
Schellfisch, geräuchert, 50 g
Schillerlocke, 100 g
Schlemmer-Filet à la Bordelaise, TK, Iglo, 190 g (½ Packung)
    Blattspinat, 190 g (½ Packung)
    Broccoli, 190 g (½ Packung)
    Champignon, 190 g (½ Packung)
    Italiano, 190 g (½ Packung)
Schwedenhappen, Lysell, 75 g
Seeaal, geräuchert, 50 g
Seelachs, geräuchert, 50 g
Seelachs, in Öl, Lachsersatz, 50 g
Seemanns-Schmaus, TK, Iglo, 150 g (2 Stück)
Sprotte, geräuchert, Kieler Sprotte, 50 g
Stockfisch, Kabeljau, Schellfisch, getrocknet, 50 g
Thunfisch, in Öl, 50 g
    Thunfisch, in Öl, abgetropft, 50 g
    Thunfisch, in Wasser, abgetropft, 50 g

kcal	kJ	Ew g	KH g	Zu g	Ba g	Fett g	gFS g	Na mg	BE
285	1192	9	2	2	0	27	6,4	210	○
60	251	11	0	0	0	2	0,2	60	○
6	25	1	+	0	0	+	+	260	○
10	42	1	+	0	0	1	0,2	90	○
90	377	22	0	0	0	+	0,1	4040	○
105	439	5	4	2	0	20	2,7	240	0,3
49	205	4	3	2	+	2	0,3	300	⊖
80	335	11	0	0	0	4	0,9	430	○
145	607	14	+	0	0	10	0,9	30	○
135	565	8	0	0	0	11	0,9	406	○
187	782	20	5	2	+	10	2,0	800	⊖
368	1536	13	29	·	0	22	·	·	⊖
110	460	10	0	0	0	8	1,7	50	○
270	1130	13	5	4	1	21	4,6	320	⊖
332	1389	19	0	0	+	29	4,3	700	⊖
230	962	13	0	+	0	18	3,3	1890	○
176	736	17	12	9	1	6	1,1	810	⊖
110	460	12	8	3	2	4	1,6	1580	⊖
260	1088	21	1	1	0	20	2,3	2910	○
75	314	12	0	0	0	3	0,4	50	○
5	21	1	0	0	0	+	+	+	○
55	230	6	0	0	0	3	0,4	210	○
481	2013	24	+	+	+	43	10,3	250	○
374	1565	19	1	+	+	33	5,4	310	○
45	188	11	0	0	0	+	+	60	○
300	1255	21	0	0	0	24	1,5	20	○
302	1264	25	12	1	+	17	3,8	1000	⊖
256	1071	25	7	3	+	14	3,6	500	⊖
238	996	23	7	3	1	13	3,8	400	⊖
418	1749	19	18	3	1	30	6,3	600	⊖
230	962	23	4	3	1	14	3,2	900	⊖
170	710	11	9	·	·	10	·	·	⊖
85	355	13	0	0	0	3	0,8	10	○
50	209	11	0	0	0	+	+	50	○
75	314	10	0	0	0	4	1,5	1450	○
374	1565	18	26	1	1	22	4,8	1000	⊖
120	502	10	0	0	0	9	3,3	390	○
170	711	40	0	0	0	1	0,3	160	○
140	586	12	0	0	0	10	2,9	400	○
95	398	13	0	0	0	4	1,5	420	○
65	272	12	0	0	0	1	·	·	○

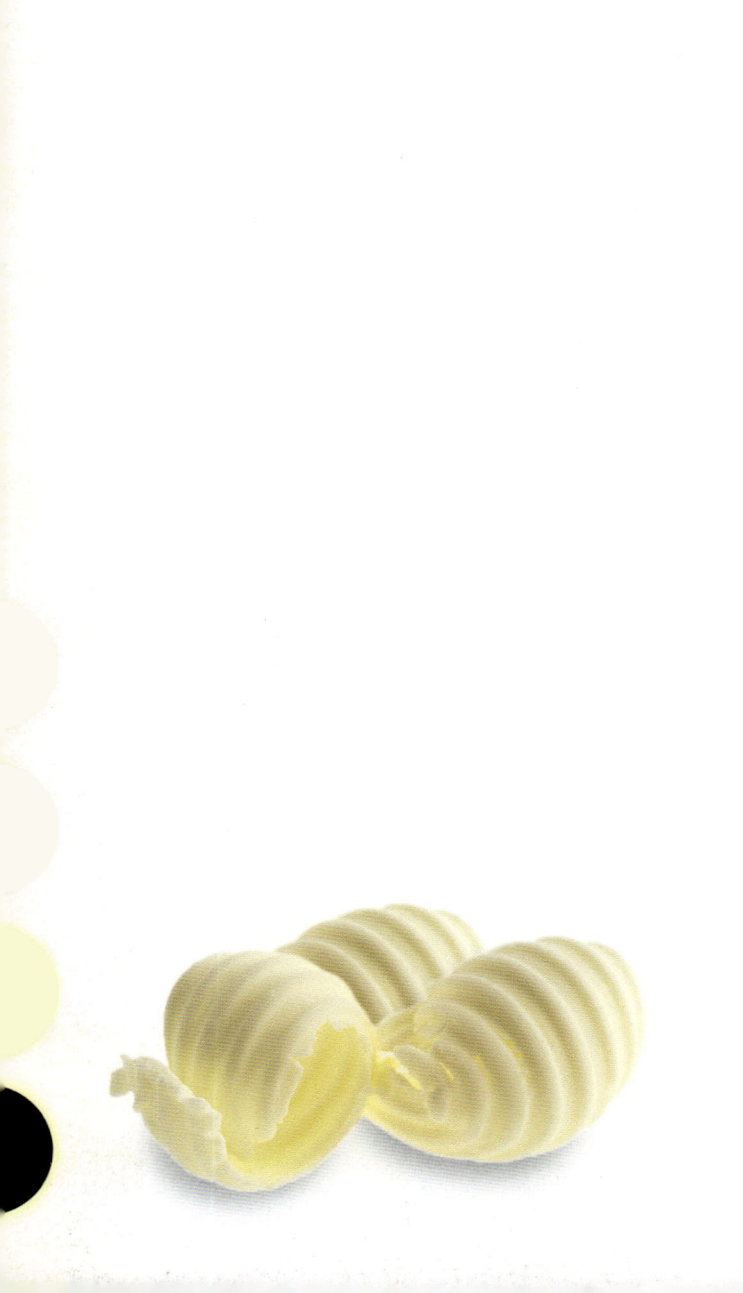

Fette und Öle

Streichfette	150
Pflanzliche Öle und Fette	150
sonstige Fette	150

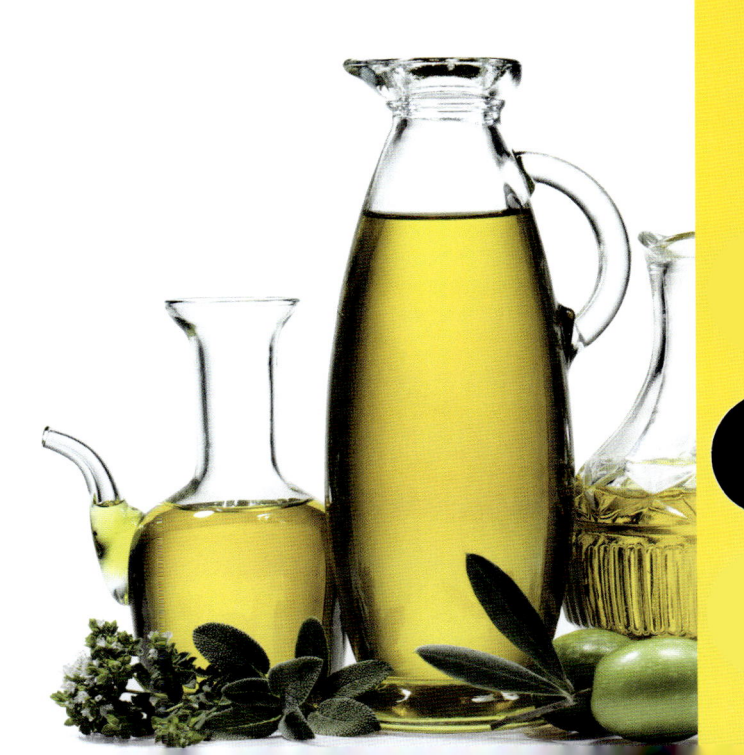

Fette und Öle

Streichfette – pro Portion

Butter, 100 g
- Butter, 20 g
- Butter, fest oder flüssig, 12–15 g (1 gestr. EL)
- Butter, 5 g (1 gestr. TL)
- Halbfett-Butter, 40 % Fett, 12–15 g (1 gestr. EL)
- Halbfett-Butter, 40 % Fett, 5 g (1 gestr. TL)
- Kräuterbutter, 73 % F. i. Tr., 12–15 g (1 gestr. EL)

Margarine, 100 g
- Margarine, 20 g
- Margarine, 12–15 g (1 gestr. EL)
- Margarine, 5 g (1 gestr. TL)
- Diätmargarine, 20 g
- Becel Original fettreduzierte Diätmargarine, 5 g (1 gestr. TL)
- Du darfst, Die Leichte, 5 g (1 gestr. TL)
- Halbfettmargarine, 40 % Fett, 12–15 g (1 gestr. EL)
- Halbfettmargarine, 40 % Fett, 5 g (1 gestr. TL)
- Lätta Halbfettmargarine, 5 g (1 gestr. TL)

Pflanzliche Öle und Fette – pro Portion

Distel-, Saflor-, Lein-, Sonnenblumenöl, 12 g (1 EL)
Erdnuss-, Weizenkeimöl, 12 g (1 EL)
Kürbiskern-, Olivenöl, 12 g (1 EL)
Maiskeim-, Sesamöl, 12 g (1 EL)
Palmöl, 12 g (1 EL)
Raps-, Traubenkern-, Walnussöl, 12 g (1 EL)
- Raps & Sonne, Gold, Thomy, 12 g (1 EL)

Reines Sonnenblumenöl, Thomy, 12 g (1 EL)
- Sonne und Olive, Thomy, 12 g (1 EL)

sonstige Fette – pro Portion

Becel Diät Pflanzencreme, 10 g
Butterschmalz, 10–12 g (1 gestr. EL)
Frittierfett, 100 g
Gänseschmalz, 10–12 g (1 gestr. EL)
Hammeltalg, 15 g (1 gestr. EL)
Hühnerfett, 10 g
Kakaobutter, 25 g
Kokosfett, Palmkernfett, 25 g (1 Würfel)
Rindertalg, 15 g (1 gestr. EL)
Schweineflomen, Bauchfett, 10 g
Schweineschmalz, 15 g (1 gestr. EL)

kcal	kJ	Ew g	KH g	Zu g	Ba g	Fett g	gFS g	Na mg	BE
750	3135	1	1	1	0	83	50,0	+	○
150	627	+	+	0	0	17	10,0	+	○
100	418	+	+	0	0	11	6,3	+	○
40	167	+	+	0	0	4	2,5	+	○
50	209	+	+	0	0	5	3,0	+	○
20	84	+	+	0	0	2	1,2	+	○
85	355	+	+	0	0	9	5,0	40	○
720	3010	+	+	0	0	80	21,5	100	○
145	606	+	+	0	0	16	4,3	20	○
100	418	+	+	0	0	11	2,7	10	○
35	146	+	+	0	0	4	1,1	+	○
140	585	+	+	0	0	16	3,6	10	○
27	113	0	0	0	0	3	1,0	0	○
12	50	+	+	+	0	1	+	100	○
50	209	+	+	0	0	6	1,3	50	○
20	84	+	+	0	0	2	0,5	20	○
19	79	+	+	+	0	2	1,0	110	○
110	460	0	0	0	0	12	1,0	0	○
110	460	0	0	0	0	12	2,1	0	○
110	460	0	0	0	0	12	1,8	0	○
110	460	0	0	0	0	12	1,5	0	○
110	460	0	0	0	0	12	5,7	0	○
110	460	0	0	0	0	12	1,0	0	○
110	460	0	0	0	0	12	1,0	0	○
110	460	0	0	0	0	12	1,2	0	○
110	460	0	0	0	0	12	1,4	0	○
67	280	0	0	0	0	7	1,0	+	○
100	418	+	0	0	0	11	7,0	+	○
900	3762	0	0	0	0	100	44,0	0	○
90	376	0	0	0	0	10	2,6	+	○
110	460	1	0	0	0	12	5,9	+	○
90	376	0	0	0	0	10	2,5	+	○
230	961	0	0	0	0	25	14,8	0	○
225	941	+	+	0	0	25	21,5	+	○
135	964	+	0	0	0	15	4,6	+	○
85	355	+	+	0	0	9	3,2	+	○
135	564	0	0	0	0	15	3,9	+	○

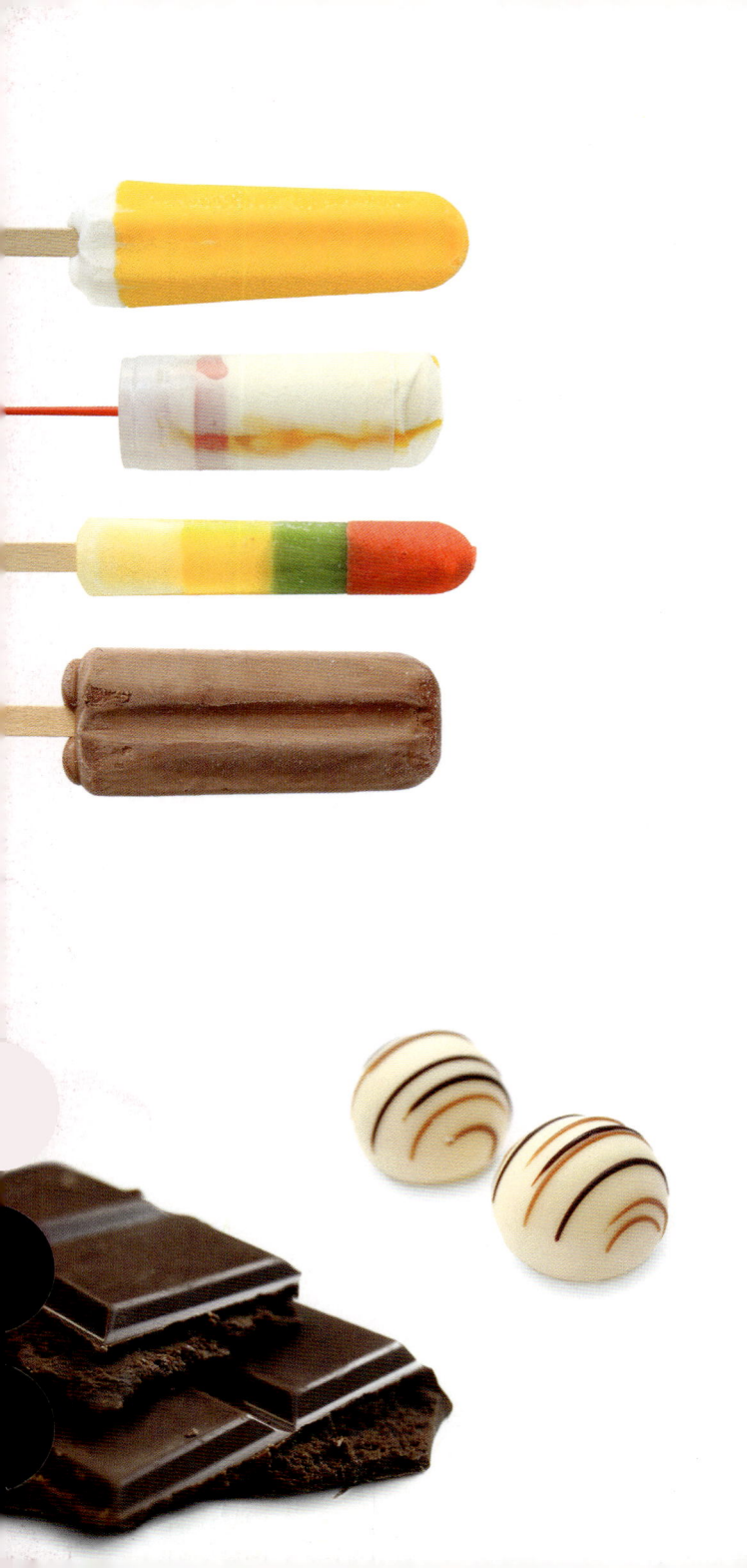

Desserts, Eis, Schokolade und Süßwaren

Süße Gerichte, Desserts und Zutaten

Süße Gerichte	154
Desserts	154
Dessertsaucen	158
Bindemittel, Dickungsmittel	158
Zucker und Sirup	158
Süßungsmittel	160

Eis

Stieleis, Tüten, Portionsbecher	160
Speiseeis in Großpackungen	164

Süßwaren

Schokolade	166
Pralinen, Schokoladenprodukte	172
Süßwaren und Bonbons	176

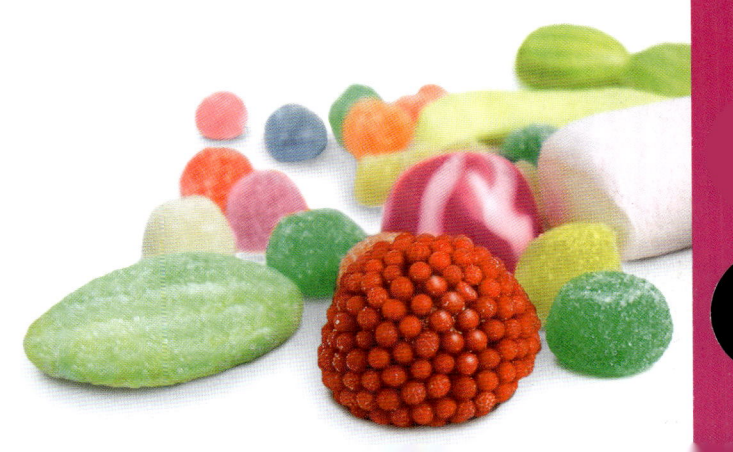

Süße Gerichte, Desserts und Zutaten

Süße Gerichte – pro Portion, fertig zubereitet

Apfel-Püfferchen, Dr. Oetker, 120 g (⅓ Packung)

Brotsuppe, 250 ml (1 Teller)

Buttermilchkaltschale, 250 ml (1 Teller)

Dampfnudeln, Rohrnudeln, 100 g (2 Stück)

Fruchtkaltschale, 250 ml (1 Teller)

Germknödel, 200 g

    Riesen-Germknödel, TK, Iglo, 167 g (1 Stück)

Grießbrei, 300 g

    klassische Art, Dr. Oetker, 197 g (⅓ Packung)

Kaiserschmarrn, Dr. Oetker, 135 g (⅓ Packung)

Kirschenmichel, 300 g

Milchreis, 300 g

    klassische Art, Dr. Oetker, 208 g (⅓ Packung)

    Original, Müller, 200 g

    Original, Müller Diät, 200 g

    Apfel, Müller, 200 g

    Kirsch, Müller, 200 g

    Kirsch, Müller Diät, 200 g

    Schoko, Müller, 200 g

    Schoko, 0,1% Fett, Müller, 200 g

    Zimt, Müller, 200 g

    Zimt, 0,1% Fett, Müller, 200 g

    Zimt, Müller, Diät, 200 g

    Zucker & Zimt, Müller, 207 g

Milchsuppe, 250 ml (1 Teller)

Obstsuppe, 250 ml (1 Teller)

Quarkauflauf, 250 g

Quarkauflauf mit Äpfeln, 300 g

Salzburger Nockerln, 200 g

Zwetschgenknödel mit Zimt und Zucker, 150 g

Desserts – pro Portion

Apfelmus, Apfelkompott, gezuckert, 125 g

Apfelscheiben in Rumteig, 150 g

Bananen im Teigmantel, 150 g

Bayerische Creme, 125 g

Birne Hélène, 125 g

Crêpe Suzette, 125 g

Erdbeerpudding & Vanillasoße, Müller, 125 g

Fruchtgelee mit Schlagsahne, 125 g

Götterspeise Himbeer-Geschmack, Natreen, 135 g

    Himbeer-Geschmack, Dr. Oetker, 125 g

    Himbeer-Geschmack mit Bourbon-Vanillesoße, Dr. Oetker, 160 g

kcal	kJ	Ew g	KH g	Zu g	Ba g	Fett g	gFS g	Na mg	BE
246	1028	7	40	17	2	6	1,8	180	⊖
250	1045	7	45	1	·	4	2,1	702,5	⊖
140	585	8	23	22	2	1	0,8	150	⊖
335	1400	8	52	8	1	10	6,5	50	⊖
100	418	1	22	22	3	+	+	120	⊖
646	2700	14	64	24	4	38	13,2	100	⊖
461	1927	12	87	12	3	7	0,8	330	⊖
320	1338	12	36	13	2	14	8,4	210	⊖
189	790	7	34	19	1	3	1,6	40	⊖
269	1124	8	45	19	2	6	1,9	250	⊖
595	2487	13	96	48	5	16	8,7	270	⊖
380	1588	12	64	18	1	9	5,1	120	⊖
227	949	8	43	17	+	3	1,5	40	⊖
206	851	7	33	19	+	5	3,2	200	2,8
168	702	7	23	8	+	5	3,4	200	1,9
224	936	6	40	27	1	4	2,8	200	3,3
222	928	6	40	27	1	4	2,8	200	3,3
164	686	6	25	11	1	5	3,0	200	2,1
222	928	7	38	24	1	5	3,2	200	3,2
152	635	7	28	14	1	2	1,0	200	2,3
220	920	6	38	25	+	5	3,0	400	3,2
158	660	7	28	15	+	2	1,2	400	2,3
170	711	7	25	12	+	5	3,0	400	2,1
226	945	7	38	24	+	5	3,2	200	3,2
230	961	8	27	20	+	9	2,0	120	⊖
100	418	1	22	22	3	+	+	120	⊖
445	1860	18	62	40	1	14	1,3	218	⊖
540	2257	22	74	46	1	17	3,2	160	⊖
422	1764	18	35	25	1	23	9,5	170	⊖
225	941	5	42	18	2	3	1,3	+	⊖
95	397	+	22	21	2	+	+	+	⊖
175	732	4	31	17	3	3	0,9	70	⊖
237	991	7	38	25	3	5	2,2	150	⊖
255	1066	5	14	10	+	20	11,3	50	⊖
225	941	4	25	19	1	12	6,9	40	⊖
235	982	5	31	16	+	10	5,1	60	2,6
111	464	3	22	18	+	2	1,1	120	1,8
122	510	3	15	15	3	5	3,0	+	⊖
21	88	0	6	·	·	0	·	·	0,5
96	401	2	22	22	0	0	0,0	0	⊖
138	577	3	28	26	0	2	1,1	50	⊖

Süße Gerichte, Desserts und Zutaten

Desserts – pro Portion   Fortsetzung
Grießflammeri mit Saft, 125 g
Grießpudding mit Kirsch Sauce, Müller, 225 g
Himbeerpudding & Vanillasoße, Müller, 125 g
Mokkacreme, 125 g
Mousse au Chocolat, Müller, 60 g
Mousse au Chocolat, Natreen, 71 g
Mousse Chocolat, Dr. Oetker, 100 g
Mousse au Chocolat, Dr. Oetker, 85 g (¼ Packung)
Mousse Rotwein, Weißwein, Dr. Oetker, 100 g
Obstsalat, 125 g
Omelett (3 Eier, 10 g Butter)
Panna cotta, 125 g
Pfirsich Melba, 150
Rote Grütze, 125 g
herrlich fruchtig, Dr. Oetker, 125 g (¼ Becher)
mit Bourbon-Vanillesoße, Dr. Oetker, 160 g
mit Bourbon-Vanillesoße, Diät, Dr. Oetker, 160 g
Rotwein Creme, Dr. Oetker, 100 g (¼ Packung)
Schokoladenflammeri, 200 g
Schokoladenpudding, 150 g
& Vanillasoße, Müller, 125 g
Pudding Schokolade, Natreen, 135 g
Original Pudding Schokolade, Dr. Oetker, 149 g (¼ Packung)
Diät-Pudding Schoko, Dr. Oetker, 150 g
Tiramisu, 150 g
Vanillapudding & Himbeersoße, Müller, 125 g
Pudding Vanille-Geschmack, Natreen, 130 g
Original Pudding Vanille-Geschmack, 144 g (¼ Packung)
Diät-Pudding Vanille-Geschmack, Dr. Oetker, 150 g
Wackelpudding, Himbeergeschmack, Müller, 125 g
Waldmeistergeschmack, Müller, 125 g
Waldmeisterpudding & Vanillasoße, Müller, 125 g
Weincreme, 125 g
Wölkchen, klassische Schokolade, Dr. Oetker, 125 g
Schokolade-Haselnuss, Dr. Oetker, 125 g
Vanille-Geschmack, Dr. Oetker, 125 g
Diät-Wölkchen Schokolade, Dr. Oetker, 125 g
Diät-Wölkchen Vanille-Geschmack, Dr. Oetker, 125 g
Zitronencreme, 125 g

kcal	kJ	Ew g	KH g	Zu g	Ba g	Fett g	gFS g	Na mg	BE
107	447	3	19	14	+	2	1,2	30	⊖
272	1137	6	50	·	·	5	·	·	4,2
113	472	3	22	18	+	2	1,1	120	1,8
180	752	7	15	14	+	11	5,9	120	⊖
106	443	3	12	·	·	5	·	·	1
65	272	5	5	·	·	3	·	·	0,4
186	777	5	21	20	2	10	7,7	80	⊖
121	506	5	18	15	2	4	2,7	10	⊖
182	761	2	23	21	+	7	7,0	30	⊖
108	451	1	24	23	2	+	+	+	⊖
320	1338	22	3	3	+	26	10,4	270	0,3
234	978	5	23	23	+	14	8,1	40	⊖
270	1129	2	44	29	1	9	5,4	30	⊖
150	627	+	38	25	2	+	0,0	+	⊖
121	506	1	28	26	3	+	0,0	10	⊖
160	669	2	33	30	2	2	1,1	50	⊖
99	414	2	17	13	2	2	1,1	50	⊖
208	869	2	20	19	0	10	5,6	30	⊖
142	594	5	20	13	2	4	2,4	50	⊖
300	1254	12	47	31	1	24	12,0	190	⊖
128	535	4	20	16	+	4	2,4	120	1,7
91	380	5	13	·	·	2	·	·	1,1
146	610	5	27	19	1	2	1,3	50	⊖
126	527	6	16	9	1	5	3,6	80	⊖
464	1940	9	33	18	2	33	19,5	140	⊖
120	502	3	23	19	+	2	1,3	120	1,9
88	368	4	13	·	·	2	·	·	1,1
131	548	4	24	16	0	2	1,2	70	⊖
117	489	5	14	8	+	3	2,2	90	⊖
91	380	1	22	22	0	0	0,0	120	1,8
80	334	1	19	19	0	0	0,0	120	1,6
113	472	3	22	18	+	2	1,1	120	1,8
144	602	6	21	19	+	4	1,1	90	⊖
171	715	4	21	16	1	8	5,9	80	⊖
178	744	4	22	17	1	8	5,8	50	⊖
164	685	4	20	15	+	8	5,8	80	⊖
139	581	5	12	7	1	8	6,0	60	⊖
135	564	4	12	6	+	8	5,8	80	⊖
160	669	5	18	18	+	8	3,9	30	⊖

Süße Gerichte, Desserts und Zutaten

Dessertsaucen – pro Portion

Fruchtsauce, 60 ml
Karamellsauce, 60 ml
Mokka-, Schokosauce, 60 ml
Schokoladen-Soße ohne Kochen, Dr. Oetker, 38 g (⅛ Packung)
Vanillesauce, 60 ml
    Bourbon-Vanille-Soße, Dr. Oetker, 15 ml (1 EL)
    Bourbon-Vanille-Soße, 0,1% Fett, Dr. Oetker, 15 ml (1 EL)
    Dessert-Soße Vanille ohne Kochen, Dr. Oetker, 36 g (⅛ Packung)
    Dessert Soße Vanille zum Kochen, Dr. Oetker, 135 g (¼ Packung)
Weinschaumsauce, 60 ml

Bindemittel, Dickungsmittel – pro Portion

Agar-Agar, 10 g
Bindobin, Tartex, Johannisbrotkernmehl, 1 g (1 Messlöffel)
Einmachhilfe, Gelier- und Dickungsmittel, 2,5 g (1 Packung)
Gelatine, 12 g (6 Blatt)
    Aspikpulver, 10 g
Gelierzucker, Dr. Oetker, 100 g
    Extra 2:1, Dr. Oetker, 100 g
    Super 3:1, Dr. Oetker, 100 g
    Diät-Gelier-Fruchtzucker, 100 g
Guarkernmehl, Traganth, 10 g
Kartoffelstärke, 20 g
Nestargel, 1 g (1 Messlöffel)
Puddingpulver, 43 g (1 Packung)
Sahnefestiger, gezuckert, 10 g

Zucker und Sirup – pro Portion

Ahornsirup, 20 g (2 TL)
Fruchtzucker, 20 g (1 geh. EL)
    Fruchtzucker, 6 g (1 geh. TL)
Fruchtsirup, Grenadine, 20 g (2 TL)
Ingwersirup, 20 g (2 EL)
Kandiszucker, 2 g (1 kleiner Würfel)
Milchzucker, 20 g (1 geh. EL)
    Milchzucker, 8 g (1 geh. TL)
Puderzucker, 4 g (1 TL)
Sanddornsirup, ungesüßt, 20 g (1 EL)
    Sanddornsirup, gesüßt, 20 g (1 EL)
Sanddornvollfruchtkonzentrat, 25 g
Sirup, Rübensirup, 25 g (1 EL)
Traubenzucker, 20 g (1 geh. EL)
    Traubenzucker, 6 g (1 geh. TL)
    Traubenzucker-Täfelchen, 5 g (1 Stück)

kcal	kJ	Ew g	KH g	Zu g	Ba g	Fett g	gFS g	Na mg	BE
29	121	+	6	6	1	+	+	20	⊖
62	259	1	10	9	+	2	0,9	50	⊖
47	196	1	8	3	+	1	0,7	10	⊖
39	163	1	7	5	+	1	0,4	20	⊖
57	238	2	7	6	+	2	1,1	30	⊖
16	67	+	3	2	0	1	0,3	10	⊖
8	33	1	1	1	0	0	0,0	10	⊖
34	142	1	6	5	0	1	0,4	60	⊖
115	481	4	20	16	0	2	1,1	50	⊖
78	326	1	7	6	+	3	1,2	20	⊖
34	142	4	4	4	+	+	+	40	○
+	1	+	0	0	1	+	0,0	·	○
18	75	0	0	0	0	0	+	+	○
40	167	10	0	0	0	+	0,0	+	○
35	146	8	0	0		+	0,0	+	○
392	1639	0	97	97	1	0	0,0	70	⊖
396	1655	0	99	98	0	0	0,0	90	⊖
395	1651	0	98	97	1	0	0,0	150	⊖
394	1647	0	98	97	1	0	0,0	200	⊖
3	13	1	0	0	·	+	+	+	○
65	272	+	17	0	+	+	0,0	+	1,4
+	1	+	+	+	1	+	+	+	○
165	690	1	7	5	0	1	+	30	⊖
40	167	0	9	·	·	0	·	+	⊖
55	230	+	13	13	0	0	0,0	10	⊖
80	334	0	20	20	0	0	0,0	0	1,7
25	105	0	6	6	0	0	0,0	0	0,5
58	242	+	14	14	+	+	+	+	⊖
55	230	+	14	·	·	0	·	·	⊖
8	33	0	2	2	0	0	0,0	0	⊖
80	334	0	20	20	0	0	0,0	0	⊖
30	125	0	8	8	0	0	0,0	0	⊖
15	63	0	4	·	0	0	·	·	⊖
10	42	+	1	·	·	+	·	·	○
65	272	0	15	·	·	+	·	·	⊖
60	251	+	15	5	0	+	0,4	+	⊖
75	314	+	20	20	0	0	0,0	70	⊖
80	334	0	20	20	0	0	0,0	0	⊖
25	105	0	6	6	0	0	0,0	0	⊖
20	84	0	5	5	0	0	0,0	0	⊖

Süße Gerichte, Desserts und Zutaten

Zucker und Sirup – pro Portion   Fortsetzung

Vanillezucker, Vanillinzucker, 8 g (1 Päckchen)

Würfelzucker, 3 g (1 kleiner Würfel)

Zucker, braun, 20 g (1 geh. EL)

    braun, 8 g (1 geh. TL)

    weiß, 20 g (1 geh. EL)

    weiß, 8 g (1 geh. TL)

    weiß, 5 g (1 TL)

Süßungsmittel – pro Portion

Acesulfam

Aspartam, Thaumatin, 0,5 g

Feine Süsse, zum Streuen, 1 Päckchen

    flüssig, 8 Tropfen

    Tablette, 1 Stück

Saccharin, Süßstoff

Isomalt*, Lactit*, Maltit*, Mannit*, Sorbit*, Xylit*, 6 g

Eis

Stieleis, Tüten, Portionsbecher – pro Stück

10 for two, Schöller, 35 g (5 Stück)

Beach Cola, Schöller, 110 g

Big Sandwich, Schöller, 67 g

Bounty Ice Cream, 25 ml (1 Stück)

Bum Bum, Schöller, 55 g

Calippo, Cola, Langnese, 105 g

    Erdbeere, Langnese, 80 g

Capri, Langnese, 58 g

Carretta Orange, Schöller, 60 g

Cornetto, Bottermelk-Zitrone, Langnese, 86 g

    Erdbeer, Langnese, 75 g

    Haselnuss, Langnese, 75 g

    King, Langnese, 145 g

    Royal Amarena, Langnese, 90 g

    Royal Cappuccino, Langnese, 85 g

Cortina, Schöller, 55 g

Crème Pfirsich Johannisbeere, Mövenpick, 75 g

Crisp, Cioccolata Stracciatella, Mövenpick, 83 g

    Erdbeer Sahne, Mövenpick, 82 g

    Williams Birne, Mövenpick, 85 g

CujaMara Split, Langnese, 65 g

* Zuckeralkohole als Kohlenhydrate berechnet, nach Nährwertkennzeichnungsrichtlinie i. d. g. F., Kohlenhydrate jedoch nicht blutzuckerwirksam

kcal	kJ	Ew g	KH g	Zu g	Ba g	Fett g	gFS g	Na mg	BE
33	138	0	8	8	0	0	0,0	0	⊖
12	50	0	3	3	0	0	0,0	0	⊖
75	314	0	19	19	0	0	0,0	+	⊖
30	125	0	8	8	0	0	0,0	+	⊖
80	334	0	20	20	0	0	0,0	0	⊖
30	125	0	8	8	0	0	0,0	0	⊖
20	84	0	5	5	0	0	0,0	0	⊖
0	0	0	0	0	0	0	0,0	0	○
2	8	+	0	0	0	0	0,0	0	○
2	8	0	+	·	·	0	0,0	·	○
0	0	0	+	·	·	0	0,0	·	○
+	+	0	+	·	·	0	0,0	·	○
0	0	0	0	0	0	0	0,0	·	○
15	63	0	6	·	0	+	·	·	○
115	431	1	9	8	0	9	6,5	0	⊖
110	460	0	28	25	+	0	0,0	0	⊖
129	539	2	19	13	1	5	4,3	0	⊖
72	301	1	6	5	+	5	3,3	+	⊖
165	690	+	19	18	+	10	6,9	0	⊖
95	397	+	23	21	+	0	0,0	+	⊖
95	397	+	22	18	+	+	0,0	+	⊖
50	209	+	12	12	+	+	+	+	⊖
52	217	+	13	12	+	0	0,0	0	⊖
210	878	3	27	21	1	9	7,0	20	⊖
200	836	2	29	23	1	8	7,0	70	⊖
230	961	3	25	18	2	14	11,0	70	⊖
350	1463	5	46	36	1	17	15,0	100	⊖
230	961	3	33	23	1	9	8,0	50	⊖
230	961	4	31	20	2	10	9,0	60	⊖
177	740	2	14	13	1	12	9,4	0	⊖
121	505	1	20	19	+	4	3,3	0	⊖
243	1015	3	33	24	1	11	7,0	0	⊖
233	974	3	34	25	1	10	6,9	+	⊖
213	890	3	32	23	1	8	5,3	0	⊖
100	418	1	16	16	+	3	2,5	10	⊖

Eis

Stieleis, Tüten, Portionsbecher – pro Stück   Fortsetzung
Domino, Langnese, 50 g
Ed von Schleck, Langnese, 55 g
Eiscreme, i. D., 75 g
Eiskaffee, 200 ml
Flutschfinger, Langnese, 73 g
Frubetto Joghurt Waldfrucht, Schöller, 62 g
Vivana Joghurt Pfirsich, Schöller, 62 g
Fruchteis, i. D., 75 g
Hello Kitty, Schöller, 59 g
Himbi, Schöller, 52 g
Kaktus, Schöller, 50 g
King Sundae, Burger King, 130 g
Caramel, Burger King, 145 g
Chocolate, Burger King, 145 g
KitKat Tüte, Schöller, 76 g
Macao, Mandel, Mövenpick, 81 g
Schoko & Brownies, Mövenpick, 73 g
Vanilla, Mövenpick, 78 g
White Dream, Mövenpick, 73 g
Magnum Classic, Langnese, 86 g
Caramel Nuts, Langnese, 52 g
Ecuador Dark, Langnese, 86 g
Mandel, Langnese, 86 g
Temptation, Langnese, 68 g
Weiss, Langnese, 86 g
Yogurt fresh, Langnese, 86 g
Maxibon Sandwich, Schöller, 100 g
McFlurry, Mc Donald's, 166 g
mit Karamellsauce, Mc Donald's, 206 g
mit KitKat, Mc Donald's, 196 g
mit Schokosauce, Mc Donald's, 204 g
mit Smarties, Mc Donald's, 202 g
McSundae Eis ohne Waffeltüte, Mc Donald's, 80 g
mit Karamellsauce, Mc Donald's, 148 g
mit Schokosauce, Mc Donald's, 148 g
Milchspeiseeis, i. D., 75 g
Milk Flip, Schöller, 20 g
Nesquik, Schöller, 55 g
Nimm 2 Eis, Storck, 70 g
Nogger Original, Langnese, 67 g
Choc, Langnese, 66 g
Riegel, Langnese, 66

kcal	kJ	Ew g	KH g	Zu g	Ba g	Fett g	gFS g	Na mg	BE
130	543	2	12	10	+	8	7,0	40	⊖
95	397	2	12	12	2	4	3,5	30	⊖
120	502	2	23	23	0	2	1,2	30	⊖
458	1914	5	13	12	+	44	26,2	60	⊖
60	251	+	15	13	+	+	+	+	⊖
91	380	1	17	16	+	2	2,0	0	⊖
74	309	1	12	·	1	3	2,4	0	1,0
56	234	2	22	22	0	2	0,5	20	⊖
95	397	1	13	10	+	4	3,7	0	⊖
85	355	1	13	11	+	3	2,9	0	⊖
56	234	+	10	8	+	1	1,0	0	⊖
189	790	4	28	28	+	7	4,7	100	⊖
245	1024	4	38	37	+	8	5,5	120	⊖
231	956	4	38	36	1	7	4,8	100	⊖
232	970	3	30	22	2	12	8,8	100	⊖
292	1221	4	25	24	1	19	13,0	100	⊖
240	1003	3	21	15	2	16	8,8	+	⊖
258	1078	3	24	·	·	17	·	·	⊖
242	1012	2	23	15	+	16	12,0	+	⊖
260	1087	4	25	23	2	16	12,0	50	⊖
180	752	3	19	17	+	10	7,0	50	⊖
270	1129	4	22	22	2	17	13,0	30	⊖
280	1170	5	26	25	1	18	11,0	50	⊖
240	1003	4	23	22	2	16	10,0	10	⊖
260	1087	4	26	25	+	16	12,0	60	⊖
250	1045	3	26	24	2	15	11,0	30	⊖
326	1363	4	35	25	2	20	14,1	100	⊖
255	1065	7	38	23	0	8	7,0	+	⊖
383	1601	8	65	28	1	10	8,0	70	⊖
401	1675	9	58	37	1	14	11,0	40	⊖
381	1593	9	56	39	1	13	11,0	100	⊖
412	1722	8	63	45	4	14	11,0	20	⊖
120	502	3	18	15	0	4	3,0	+	⊖
290	1212	5	52	37	0	7	5,0	140	⊖
280	1170	5	45	37	1	9	7,0	160	⊖
56	234	3	17	17	0	3	1,7	50	⊖
26	109	1	4	4	+	1	0,1	0	⊖
111	464	2	13	12	1	6	4,0	0	⊖
84	351	+	21	18	+	+	+	+	⊖
210	878	3	18	15	1	14	11,0	70	⊖
230	961	3	20	18	1	18	15,0	20	⊖
210	878	3	26	20	1	11	7,0	20	⊖

Eis

Stieleis, Tüten, Portionsbecher – pro Stück Fortsetzung
Nucki Erdbeer, Schöller, 80 g
    Nuss, Schöller, 71 g
Piccolo Chocolate Chips, Mövenpick, 110 g
    Maple Walnuts, Mövenpick, 110 g
Pops, Schöller, 31 g
Riesen Happen, Langnese, 54 g
Schwarzwälder Kirsch, Mövenpick, 95 g
Smarties Pop up, Schöller, 55 g
Snickers Ice Cream, 48 g
    Ice Cream Stick, 80 g
Softeis, i. D., 50 g
Solero Berry Berry, Langnese, 75 g
    Exotic, Langnese, 75 g
Twix Ice Cream, 42,6 ml (1 Stück)
X-Cream Sundae, Choko Cookies, Burger King, 150 g
    Erdbeer Crunch, Burger King, 170 g
    Mango Passionfruit, Burger King, 170 g

Speiseeis in Großpackungen – pro Portion
Amarena, Langnese Cremissimo, 100 ml (58 g)
    Amarena Kirsch, Mövenpick, 100 ml
Andalusische Träume, Langnese Cremissimo, 100 ml (58 g)
Bourbon Vanille, Langnese Cremissimo, 100 ml (52 g)
    Bourbon Vanille conchiert, Mövenpick, 100 ml
Cappuccino, Langnese Viennetta, 100 ml (50 g)
Chocolate, Brownies, Langnese Cremissimo, 100 ml (56 g)
    Dunkle Verführung, Langnese Cremissimo, 100 ml (59 g)
    Zarte Milchschokolade, Langnese Cremissimo, 100 ml (59 g)
Chocolate Chips, Mövenpick, 100 ml
Citronen Sorbet, Mövenpick, 100 ml
Eierlikör Vanille, Langnese Cremissimo, 100 ml (58 g)
Erdbeer, Langnese Viennetta, 100 ml (50 g)
Erdbeer Sahne, Mövenpick, 100 ml
Joghurt Waldfrucht, Mövenpick, 100 ml
KitKat Cup, Schöller, 100 ml
Leichter Genuss, Vanille, Langnese Cremissimo, 100 ml (50 g)
    Aprikose Mango, Langnese Cremissimo, 100 ml (56 g)
    Erdbeer, Langnese Cremissimo, 100 ml (63 g)
Milka Kuhflecken, Langnese Cremissimo, 100 ml (53 g)
Mirabelle Mascarpone, Mövenpick, 100 ml
Nocciolato, Langnese Cremissimo, 100 ml (57 g)
Safari Afrika, Langnese Cremissimo, 100 ml (50 g)

kcal	kJ	Ew g	KH g	Zu g	Ba g	Fett g	gFS g	Na mg	BE
183	765	2	24	18	1	8	5,9	100	⊖
251	1049	3	26	16	1	16	8,9	100	⊖
238	995	5	33	30	4	10	7,1	100	⊖
283	1183	4	30	28	1	17	9,6	100	⊖
109	456	1	9	8	0	8	6,2	0	⊖
110	460	3	17	10	1	5	4,0	0,1	⊖
255	1066	3	34	26	1	11	9,2	+	⊖
122	510	2	18	16	+	5	3,1	0	⊖
184	769	4	17	13	+	11	5,9	100	⊖
285	1191	5	25	20	1	18	10,1	80	⊖
65	272	1	12	12	0	1	1,3	30	⊖
100	418	1	20	17	1	1	1,0	10	⊖
99	414	2	17	17	+	3	2,5	30	⊖
145	606	2	15	11	+	8	5,3	40	⊖
278	1162	5	42	35	2	10	6,2	210	⊖
325	1359	5	52	41	1	10	6,5	170	⊖
248	1037	4	42	41	1	7	4,7	100	⊖
120	502	1	18	16	+	5	4,0	20	⊖
112	458	1	22	20	+	2	1,7	0	⊖
120	502	2	19	17	+	5	4,0	20	⊖
110	460	2	14	12	+	6	5,0	40	⊖
101	422	2	14	13	+	4	3,0	0	⊖
130	543	2	12	10	+	9	8,0	20	⊖
150	627	3	18	15	2	7	6,0	50	⊖
130	543	3	14	12	3	6	5,0	50	⊖
140	585	3	15	15	2	6	5,0	50	⊖
122	510	2	17	16	2	5	3,6	0	⊖
94	393	+	22	21	+	0	0,0	0	⊖
120	502	2	16	14	+	5	4,5	30	⊖
130	543	2	12	11	1	9	8,0	30	⊖
107	447	1	18	16	1	3	2,5	0	⊖
98	410	1	17	15	+	3	2,2	0	⊖
116	485	2	14	13	1	6	4,7	0	⊖
70	293	2	11	11	2	3	2,0	20	⊖
100	413	1	18	16	+	3	2,5	10	⊖
100	413	1	20	18	+	2	2,0	10	⊖
110	460	2	14	13	+	5	4,0	30	⊖
106	443	1	18	17	+	3	2,3	0	⊖
130	543	2	15	13	1	6	4,0	30	⊖
110	460	2	15	13	1	5	4,0	20	⊖

Eis

Speiseeis in Großpackungen – pro Portion   Fortsetzung

Schokolade, Langnese Cremissimo, 100 ml (57 g)
    Schokolade, Langnese Viennetta, 100 ml (48 g)
Schwarzwälder Kirsch, Langnese Cremissimo, 100 ml (45 g)
    Schwarzwälder Kirsch, Mövenpick, 100 ml
Stracciatella, Langnese Cremissimo, 100 ml (57 g)
Tiramisu, Langnese Cremissimo, 100 ml (53 g)
Walnuss, Langnese Cremissimo, 100 ml (55 g)
Vanille Schokolade, Langnese Cremissimo, 90 ml (51 g)
    Vanille, Langnese Viennetta, 100 ml (50 g)

Süßwaren

Schokolade – pro Tafel und Portion

Alpenmilch, Milka, 100 g
    Alpenmilch, Milka, 25 g
    Alpenmilch, Milka, Diät, 25 g
Alpen-Milchcrème, 100 g
    Alpen-Milchcrème, 25 g
Alpenvollmilch, extra fein, Lindt, 17 g (5 Stück)
Bitterschokolade, 100 g
    Bitterschokolade, 25 g
Blockschokolade, 100 g (½ Tafel)
Caramel, Milka, 100 g
    Caramel, Milka, 25 g
Crispy Cereal, Milka M-Joy, 25 g
Die Weisse, Nestlé, 22 g
    Crisp, Nestlé, 22 g
Edel-Vollmilch, 42 % Kakao, Naturata, 25 g
Edelbitter, 70 % Kakao, Naturata, 25 g
    75 % Kakao, Naturata, 25 g
    80 % Kakao, Naturata, 25 g
Erdbeer-Joghurt, Milka, 100 g
    Erdbeer-Joghurt, Milka, 25 g
Excellence, 70 % Cacao, Lindt, 20 g (2 Stück)
    80 % Cacao, Lindt, 20 g (2 Stück)
Fioretto, Nougat, Lindt, 23 g (1 Stück)
    Nougat Mini, 11,5 g (1 Stück)
Fruchtcremeschokolade, 100 g
Ganze Haselnuss, Milka, 100 g
    Ganze Haselnuss, Milka, 25 g
Haselnuss, Milka, 100 g
    Haselnuss, Milka, 25 g
    Haselnuss, Milka, Diät, 25 g

kcal	kJ	Ew g	KH g	Zu g	Ba g	Fett g	gFS g	Na mg	BE
130	543	3	16	14	2	6	5,0	30	⊖
120	502	2	12	10	1	8	7,0	20	⊖
110	460	2	16	14	1	5	4,0	20	⊖
119	497	2	20	18	1	3	2,6	0	⊖
140	585	2	17	15	1	6	5,0	20	⊖
110	460	2	15	13	+	4	3,5	20	⊖
130	543	2	15	13	+	7	4,5	20	⊖
110	460	2	14	12	1	5	4,5	20	⊖
130	543	2	13	11	+	8	7,0	20	⊖

530	2215	7	59	58	2	30	17,5	170	⊖
132	552	2	15	15	1	7	4,3	40	⊖
125	523	2	11	11	4	8	4,5	40	⊖
575	2402	5	53	52	1	39	21,5	170	⊖
144	602	1	13	13	+	10	5,4	40	⊖
93	389	1	10	9	+	6	3,4	10	⊖
480	2006	5	47	45	9	30	10,7	9	⊖
120	502	1	12	11	2	8	2,7	2	⊖
550	2299	2	62	·	0	32	·	·	⊖
545	2278	5	56	55	1	33	18,0	180	⊖
136	558	1	14	14	+	8	4,5	50	⊖
128	535	2	16	14	+	7	3,9	70	⊖
123	514	2	13	13	0	7	3,4	0,0	⊖
120	502	2	13	12	0	7	2,9	0	⊖
142	594	2	12	10	1	10	6,0	30	⊖
140	535	2	12	7	4	10	6,5	0	⊖
145	606	2	11	6	3	12	7,0	·	⊖
149	623	2	10	5	3	12	7,5	·	⊖
560	2341	5	55	53	1	36	19,5	190	⊖
140	585	1	14	13	+	9	4,9	50	⊖
106	443	2	7	6	1	8	4,8	10	⊖
107	447	2	4	3	1	9	5,6	10	⊖
129	539	2	12	11	+	8	3,9	20	1
64	268	1	6	5	+	4	2,0	10	0,5
430	1797	2	82	71	·	9	3,6	2	⊖
555	2320	8	49	47	2	36	15,0	140	⊖
139	581	2	13	12	+	9	3,7	30	⊖
550	2299	8	51	49	2	35	15,5	150	⊖
137	573	2	13	13	+	9	3,8	40	⊖
129	539	2	10	10	4	9	4,1	30	⊖

Süßwaren

Schokolade – pro Tafel und Portion Fortsetzung

Joghurtschokolade, 100 g
    Joghurtschokolade, 25 g
Joghurt, Milka, 100 g
    Joghurt, Milka, 25 g
Kinder Riegel, Ferrero, 21 g (1 Stück)
    Schokolade, Ferrero, 12,5 g (1 Riegel)
    Schokolade Mini, Ferrero, 6 g (1 Stück)
    Schoko Bons, Ferrero, 5,8 g (1 Stück)
    Überraschung, Ferrero, 20 g (1 Stück)
Kuhflecken, Milka, 100 g
    Kuhflecken, Milka, 25 g
Luflée, Milka, 100 g
    Luflée, Milka, 25 g
Marzipanschokolade, 100 g
    Marzipanschokolade, 25 g
Marzipan-Crème, Milka, 100 g
    Marzipan-Crème, Milka, 25 g
Merci Crocant, Storck, 8 g (1 Stück)
Merci, Extra dunkle Vielfalt, Storck, 12,5 g (1 Riegel)
    Große Vielfalt, Storck, 12,5 g (1 Riegel)
    Helle Vielfalt, Storck, 12,5 g (1 Riegel)
    Herbe Vielfalt, Storck, 12,5 g (1 Riegel)
Merci Petits, Cacao intense, Storck, 6 g (1 Stück)
    Chocolate Collection, Storck, 6 g (1 Stück)
    Edel-Marzipan, Storck, 6 g (1 Stück)
    Helle Sahne, Storck, 6 g (1 Stück)
    Herbe Sahne, Storck, 6 g (1 Stück)
    Kaffee Sahne, Storck, 6 g (1 Stück)
    Mandel Sahne, Storck, 6 g (1 Stück)
    Nougat Sahne, Storck 6 g (1 Stück)
Milka & Daim, 100 g
    Milka & Daim, 25 g
Mokka-Sahne, 100 g
    Mokka-Sahne, 25 g
Mousse au Chocolat, Milka Amavel, 20 g
    Herb, Lindt, 28 g (3 Stück)
    Milch, Lindt, 28 g (3 Stück)
    Nuss, Lindt, 28 g (3 Stück)
    Weiß, Lindt, 28 g (3 Stück)
    Chocolat-Kirsche, Milka Amavel, 20 g
Mousse à la Crème Caramel, Milka Amavel, 20 g

kcal	kJ	Ew g	KH g	Zu g	Ba g	Fett g	gFS g	Na mg	BE
352	1471	2	70	70	2	7	4,1	10	⊖
88	368	+	18	18	+	2	1,0	+	⊖
565	2365	5	55	53	1	36	20,0	200	⊖
140	585	1	14	13	+	9	5,0	50	⊖
118	493	2	11	·	·	7	·	·	⊖
70	293	1	7	·	·	4	·	·	⊖
34	142	1	3	·	·	2	·	·	⊖
33	138	1	3	·	·	2	·	·	⊖
113	472	2	11	·	·	7	·	·	⊖
530	2215	6	60	59	2	30	17,5	170	⊖
133	556	2	15	15	+	7	4,4	40	⊖
535	2236	7	58	57	2	31	17,5	170	⊖
134	560	2	15	14	+	8	4,4	40	⊖
505	2111	10	43	43	9	32	5,7	+	⊖
126	527	3	11	11	2	8	1,4	+	⊖
510	2132	6	50	48	4	32	17,0	60	⊖
128	535	2	13	12	1	8	4,2	20	⊖
44	184	1	5	4	+	3	1,6	10	⊖
69	288	1	4	4	1	5	3,2	+	⊖
69	238	1	6	4	+	5	2,5	+	⊖
71	297	1	6	6	+	5	2,6	+	⊖
67	230	1	6	6	1	4	2,4	+	⊖
33	138	1	2	2	1	3	1,6	+	⊖
34	142	+	3	3	+	2	1,3	+	⊖
30	125	+	3	3	+	2	0,7	+	⊖
35	146	+	3	3	+	2	1,5	+	⊖
34	142	1	3	3	+	2	1,5	+	⊖
33	138	1	3	3	+	2	1,3	+	⊖
35	146	1	3	2	+	3	1,2	+	⊖
33	138	1	3	3	+	2	1,0	+	⊖
530	2215	6	59	59	2	30	17,0	210	⊖
133	556	1	15	15	+	8	4,3	50	⊖
570	2383	4	56	56	4	34	20,2	30	⊖
142	594	1	14	14	1	9	5,1	+	⊖
90	376	1	8	8	+	6	3,3	20	⊖
154	644	2	13	13	2	10	5,9	10	1,1
161	673	2	14	14	1	11	5,9	20	1,2
162	677	2	15	14	1	11	5,3	20	1,3
164	685	2	14	14	+	11	6,2	30	1,2
90	375	1	7	7	1	6	3,6	20	⊖
89	372	1	8	8	+	6	3,2	20	⊖

Süßwaren

Schokolade – pro Tafel und Portion   Fortsetzung
Noisette, 100 g
Noisette, 25 g
Noisette, Milka, 100 g
Noisette, Milka, 25 g
Noisette, Milka Diät, 25 g
Nuss-Nougat, 100 g
Nuss-Nougat, 25 g
Peanuts & Flakes, 25 g
Sahne-Crème, Milka, 100 g
Sahne-Crème, Milka, 25 g
Schokolade milchfrei, mind. 40 % Kakao, 100 g
Schokolade milchfrei, mind. 40 % Kakao, 25 g
Schoko & Keks, Milka, 100 g (⅓ Tafel)
Schoko & Keks, Milka, 25 g
Schokostick, Himbeer-Traum, Naturata, 22 g (1 Riegel)
Nougat-Creme, Naturata, 22 g (1 Riegel)
Espresso-Crisp, Naturata, 22 g (1 Riegel)
Toblerone, Vollmilch, 100 g
Vollmilch, 8 g (1 Ecke)
Dunkel, 8 g (1 Ecke)
Weiß, 8 g (1 Ecke)
Mini, 12,5 g (1 Stück)
Miniatures, 6 g (1 Stück)
Trauben-Nuss, 100 g
Trauben-Nuss, 25 g
Trauben-Nuss, Milka, 100 g
Trauben-Nuss, Milka, 25 g
Trüffel, Schokolade mit Trüffel, 100 g
Trüffel, Schokolade mit Trüffel, 25 g
Vollmilchschokolade, 100 g
Vollmilchschokolade, 25 g
Weiße Schokolade, Milka, 100 g
Weiße Schokolade, Milka, 25 g
Yogurette, Ferrero, 12,5 g (1 Riegel)
Zartbitter, 100 g
Zartbitter, 25 g
70 % Kakao, Côte d'Or, 25 g
86 % Kakao, Côte d'Or, 25 g
Zartherb, Milka, 100 g
Zartherb, Milka, 25 g
Zartherb, Milka, Diät, 25 g

kcal	kJ	Ew g	KH g	Zu g	Ba g	Fett g	gFS g	Na mg	BE
548	2291	4	57	57	3	34	19,6	30	⊖
137	573	1	14	14	1	7	3,9	+	⊖
545	2278	8	53	51	2	34	16,0	150	⊖
136	568	2	13	13	+	8	4,0	40	⊖
128	535	2	10	10	4	8	4,2	30	⊖
535	2236	10	46	45	6	34	18,4	80	⊖
134	560	3	12	11	2	9	3,7	20	⊖
134	560	3	13	12	1	8	3,8	70	⊖
605	2529	5	46	45	2	45	25,5	120	⊖
152	635	1	12	11	+	11	6,4	30	⊖
478	1998	5	47	47	2	30	6,5	20	⊖
120	502	1	12	12	4	8	1,6	+	⊖
555	2320	6	55	46	2	35	19,0	180	⊖
139	581	1	14	12	+	9	4,8	40	⊖
146	610	1	9	·	·	12	·	·	⊖
134	560	1	10	·	·	10	·	·	⊖
131	548	1	10	·	·	10	·	·	⊖
525	2195	5	60	59	2	29	17,5	60	⊖
42	176	+	5	5	+	2	1,4	+	⊖
40	167	+	4	4	1	2	1,4	+	⊖
43	180	+	5	5	+	2	1,4	+	⊖
66	276	1	8	7	+	4	2,2	+	⊖
42	176	+	3	3	+	2	1,1	+	⊖
439	1835	3	77	76	3	13	4,1	+	⊖
110	460	1	19	19	1	3	1,0	+	⊖
490	2048	6	58	56	3	26	13,5	+	⊖
123	514	2	15	14	1	7	3,4	+	⊖
520	2174	4	54	53	7	32	19,0	+	⊖
133	556	1	14	13	2	8	4,8	+	⊖
530	2215	10	48	47	4	36	20,3	80	⊖
133	556	3	12	12	1	9	5,1	20	⊖
540	2257	5	63	63	+	30	18,0	180	⊖
135	564	1	16	16	+	7	4,4	40	⊖
71	297	1	7	·	·	5	·	·	⊖
495	2069	7	45	43	11	32	19,3	+	⊖
124	125	2	11	11	3	8	4,8	+	⊖
148	619	2	8	7	3	12	7,5	+	⊖
151	631	2	5	3	3	14	8,4	+	⊖
545	2278	8	47	44	6	36	21,5	110	⊖
136	568	2	12	11	2	9	5,4	30	⊖
129	539	2	9	8	4	9	5,4	30	⊖

Süßwaren

Pralinen, Schokoladenprodukte – pro Stück oder Portion
After Eight, Nestlé, 25 g (3 Stück)
Fine Sticks, Nestlé, 4 g (1 Stück)
My Favourite, Nestlé, 8 g (1 Stück)
Amicelli, 25 g
Balisto, Joghurt-Beeren-Mix, 18,5 g (1 Riegel)
Korn-Mix, 18,5 g (1 Riegel)
Muesli-Mix, 18,5 g (1 Riegel)
Bounty, 28,5 g (1 Riegel)
Chocolate Chips, Brown, Nestlé, 20 g
White, Nestlé, 20 g
Sticks, Nestlé, 23 g
Choco Crossies, Nestlé, 20 g (4 Crossies)
feinherb, Nestlé, 20 g (4 Crossies)
Pop Choc, Nestlé, 20 g
Dickmann's, Super, Storck, 28 g (1 Stück)
Mini, Schoko Strolche, Storck, 8,3 g (1 Stück)
CocoCabana, Storck, 8,3 g (1 Stück)
Duplo, Ferrero, 18 g (1 Riegel)
Erfrischungsstäbchen, 100 g
Ferrero Garden, Haselnuss, 8,4 g (1 Stück)
Himbeere-Erdbeere, 8,4 g (1 Stück)
Kokos, 8,7 g (1 Stück)
Mandel, 8,4 g (1 Stück)
Pistazie, 8,9 g (1 Stück)
Ferrero Küsschen, 8,9 g (1 Stück)
Ferrero Rondnoir, 10 g (1 Stück)
Giotto, Ferrero, 4 g (1 Stück)
Hanuta, Ferrero, 22 g (1 Stück)
Mini, Ferrero, 11 g (1 Stück)
I love Milka, Pralinés, Alpenmilch, 6 g (1 Stück)
Crème à la Vanille, 6 g (1 Stück)
Erdbeer-Rahm, 6 g (1 Stück)
Nuss-Nougat-Crème, 6 g (1 Stück)
Katzenzunge, 5 g (1 Stück)
Kinder bueno, Ferrero, 21,5 g (1 Stück)
bueno mini, Ferrero, 5,4 g (1 Stück)
Chocofresh, Ferrero, 21 g (1 Stück)
Country, Ferrero, 23,5 g (1 Stück)
Country Mini, Ferrero, 5,4 g (1 Stück)
Happy Hippo Cacao, Ferrero, 20,7 g (1 Stück)
Maxi King, Ferrero, 35 g (1 Stück)
pinguí, Ferrero, 30 g (1 Stück)

kcal	kJ	Ew g	KH g	Zu g	Ba g	Fett g	gFS g	Na mg	BE
104	435	+	19	16	1	3	1,8	20	⊖
23	96	+	3	2	+	1	0,9	0	⊖
41	171	1	4	4	+	3	1,4	0	⊖
128	535	2	16	13	1	7	4,2	+	⊖
94	393	1	11	8	1	5	3,2	50	⊖
92	385	1	11	8	1	5	2,7	50	⊖
94	393	1	11	8	1	5	3,2	40	⊖
134	560	1	18	14	1	7	6,1	30	⊖
100	418	1	12	8	1	5	2,4	0	⊖
105	439	1	12	8	+	6	2,9	0	⊖
113	474	2	14	12	1	5	3,3	100	⊖
101	422	1	12	8	1	6	2,9	100	⊖
97	405	1	11	7	2	6	3,2	100	⊖
101	422	1	12	8	1	6	2,9	100	⊖
104	435	1	19	15	+	3	1,8	20	⊖
35	146	+	5	4	+	1	0,8	+	⊖
41	171	+	4	4	+	3	2,2	+	⊖
100	418	1	10	·	·	6	·	·	⊖
415	1735	2	71	68	·	12	6,1	30	⊖
50	209	1	4	·	·	4	·	·	⊖
49	205	1	4	·	·	3	·	·	⊖
53	222	1	4	·	·	4	·	·	⊖
50	209	1	4	·	·	4	·	·	⊖
54	226	1	4	·	·	4	·	·	⊖
54	226	1	4	·	·	4	·	·	⊖
54	226	1	5	·	·	3	·	·	⊖
26	109	1	2	·	·	2	·	·	⊖
117	489	2	12	·	·	7	·	·	⊖
57	238	1	6	·	·	3	·	·	⊖
33	138	+	3	3	+	2	1,1	+	⊖
35	146	+	3	3	+	2	1,4	+	⊖
34	142	+	3	3	+	2	1,3	+	⊖
33	138	+	3	3	+	2	1,1	+	⊖
25	105	+	3	·	·	2	·	·	⊖
123	514	2	11	·	·	8	·	·	⊖
31	130	1	3	·	·	2	·	·	⊖
120	502	2	8	·	·	9	·	·	⊖
130	543	2	13	·	·	8	·	·	⊖
30	125	1	3	·	·	2	·	·	⊖
119	497	1	11	·	·	8	·	·	⊖
178	744	2	13	·	·	13	·	·	⊖
134	560	2	12	·	·	9	·	·	⊖

Süßwaren

Pralinen, Schokoladenprodukte – pro Stück oder Portion Fortsetzung

KitKat, Nestlé, 45 g (1 Riegel)
- Mini, Nestlé, 17 g (1 Riegel)
- Chunky, Nestlé, 51 g (1 Riegel)
- Chunky Mini, Nestlé, 16 g (1 Riegel)
- Chunky Hazelnut Cream, Nestlé, 50 g (1 Riegel)
- Chunky White, Nestlé, 50 g (1 Riegel)
- Fine Dark, Nestlé, 45 g (1 Riegel)
- Pop Choc, Nestlé, 20 g (10 Stück)
- Senses, Nestlé, 31 g (1 Riegel)

Knoppers, Storck, 25 g (1 Stück)
- minis, Storck, 9,5 g (1 Stück)

Leo Go!, Milka, 33 g (1 Stück)
Lion, Nestlé, 42 g (1 Riegel)
- Kingsize, Nestlé, 69 g (1 Riegel)
- Pop Choc, Nestlé, 20 g
- White, Nestlé, 45 g (1 Riegel)

Mars, 51 g (1 Riegel)
- 6Pack, 45 g (1 Riegel)
- 9Pack, 35 g (1 Riegel)
- Minis, 18 g (1 Stück)
- Miniature, 50 g (⅓ Packung)

Milch-Schnitte, Ferrero, 28 g (1 Stück)
Milky-Way, 21,9 g (1 Riegel)
- Minis, 15,5 g (1 Riegel)
- Crispy Rolls, 12,5 g (1 Riegel)

M&M's, Choco, Peanut, 25 g
Mon chéri, Ferrero, 10,5 g (1 Stück)
Nougat, 50 g
- Nougat, 11 g (1 Stück)

Nussini, Haselnuss, Milka, 37 g
- Cocos, Milka, 37 g

nutella&GO!, 13 g Brotsticks und 39 g nutella
Nuts, Nestlé, 42 g (1 Riegel)
- Kingsize, Nestlé, 65 g (1 Riegel)

Pocket Coffee, Ferrero, 12,5 g (1 Stück)
Raffaello, Ferrero, 10 g (1 Stück)
Rocher, Ferrero, 12,5 g (1 Stück)
Rolo, Nestlé, 27 g (½ Rolle)
- Kingsize Nestlé, 9 g (1 Stück)

Rumkugel, 20 g
Praline mit Trüffel, 10 g
Schokokuss, 20 g

kcal	kJ	Ew g	KH g	Zu g	Ba g	Fett g	gFS g	Na mg	BE
230	961	3	25	19	3	13	8,3	20	⊖
85	355	1	10	8	+	4	2,5	0	⊖
259	1083	4	31	24	1	14	8,7	70	⊖
82	343	1	10	8	+	4	2,4	0	⊖
270	1129	3	30	27	1	16	8,6	30	⊖
264	1104	4	30	24	+	15	9,8	100	⊖
236	986	3	25	18	3	13	8,0	20	⊖
103	431	1	12	9	+	6	3,2	10	⊖
165	690	2	18	16	+	10	4,5	0	⊖
132	552	2	13	8	1	8	4,5	30	⊖
50	209	1	5	3	+	3	1,7	10	⊖
176	736	2	20	15	1	10	6,8	50	⊖
205	857	2	27	24	+	10	6,5	50	⊖
337	1409	4	44	39	1	16	10,7	80	⊖
103	431	1	12	9	+	6	3,2	0	⊖
195	815	3	25	19	+	9	7,5	20	⊖
228	953	2	35	32	1	9	5,2	50	⊖
203	849	2	31	29	+	8	4,6	70	⊖
157	656	1	24	22	+	6	3,6	60	⊖
81	339	1	13	12	+	3	1,7	30	⊖
224	936	2	34	31	+	9	5,1	90	⊖
118	493	2	10	·	·	8	·	·	⊖
98	410	1	16	·	·	4	·	·	⊖
70	293	1	11	·	·	3	·	·	⊖
64	268	1	8	·	·	3	·	·	⊖
129	539	3	15	13	1	7	2,7	20	⊖
47	196	+	6	·	·	2	·	·	⊖
250	1045	3	33	32	0	12	0,9	1	⊖
56	234	1	7	7	0	3	0,2	+	⊖
205	857	3	19	14	1	13	5,6	60	⊖
201	840	2	22	14	+	12	2,7	60	⊖
261	1091	4	31	·	·	13	·	·	⊖
204	853	2	26	19	1	10	2,6	10	⊖
316	1321	3	40	29	1	16	4,0	10	⊖
53	222	1	7	·	·	2	·	·	⊖
62	259	1	4	·	·	5	·	·	⊖
73	305	1	5	·	·	5	·	·	⊖
125	523	1	18	18	+	5	3,3	100	⊖
42	176	+	6	6	+	2	1,1	0	⊖
75	314	+	14	14	+	2	1,0	20	⊖
52	217	+	5	5	1	3	1,9	+	⊖
90	376	1	14	13	·	3	2,0	+	⊖

Süßwaren

Pralinen, Schokoladenprodukte – pro Stück oder Portion Fortsetzung

Schokolinsen, 100 g (1 Beutel)
  Schokolinsen, 1,5 g (1 Stück)
Schoko Drops, Milka, 25 g
Smarties, Nestlé, 20 g (20 Stück)
  Mini Mini, Nestlé, 15 g (1 Schachtel)
Snack, Cocos, Nestlé, 37 g (1 Riegel)
  Dark, Nestlé, 38 g (1 Riegel)
  Peanut, Nestlé, 40 g (1 Riegel)
Snickers, 57 g (1 Riegel)
  2Pack, 40 g (1 Riegel)
  Mini, 18 g (1 Stück)
  Miniature, 50 g (⅕ Packung)
  Cruncher, 40 g (1 Riegel)
Tender Milch, Milka, 37 g (1 Stück)
  Nuss, Milka, 37 g (1 Stück)
  à la Schwarzwälder Kirsch, Milka, 37 g (1 Stück)
  Tiramisu, Milka, 37 g (1 Stück)
Toffifee, Storck, 8,3 g (1 Stück)
Twix, 58 g (1 Packung = 2 Riegel)
  Twix, 29 g (1 Riegel)
  Minis, 20 g (1 Riegel)
Weinbrand-Bohne, 8 g
Weinbrand-Kirsche, 11 g
Werther's Original, Caramelts, Storck, 5,9 g (1 Stück)
  Eclaire, Storck, 6,5 g (1 Stück)
  Feine Helle, Storck, 5,9 g (1 Stück)
  Feine Herbe, Storck, 5,9 g (1 Stück)
  Feine Herbe Karamell, Storck, 6,3 g (1 Stück)
Werther's Original Karamell, Storck, 6,3 g (1 Stück)
  Karamell Mousse, 5,5 g (1 Stück)

Süßwaren und Bonbons – pro Portion oder Stück

Atemgold, Storck, 4,5 g (1 Stück)
  zuckerfrei, 3,2 g (1 Stück)
Campino, Erdbeer, 3 Früchte Mix, Storck, 4,1 g (1 Stück)
  3 Früchte Mix ohne Zuckerzusatz, Storck, 4,1 g (1 Stück)
Color-Rado, Haribo, 25 g (¼ Beutel)
Fred Ferkel, Katjes, 20 g
Fruchtbonbon, 5 g (1 Stück)
Fruchtgummi, 10 g
Geleefrüchte, 50 g
Goldbären, Gummibärchen, Haribo, 25 g (10–12 Stück)
Hartkaramell, 5 g (1 Stück)

kcal	kJ	Ew g	KH g	Zu g	Ba g	Fett g	gFS g	Na mg	BE
490	2048	5	68	71	+	22	10,3	60	⊖
7	29	+	1	1	+	+	0,2	1	⊖
125	523	2	16	14	+	6	3,5	30	⊖
93	389	1	14	13	1	4	2,0	10	⊖
67	280	1	10	9	+	3	1,5	10	⊖
206	861	3	20	12	+	13	4,5	40	⊖
206	861	2	22	14	+	12	5,9	30	⊖
205	857	4	23	15	1	11	6,3	100	⊖
288	1204	5	32	27	1	16	6,2	100	⊖
203	849	4	22	19	+	11	4,3	100	⊖
91	380	2	10	9	+	5	1,9	40	⊖
254	1062	5	28	25	1	14	5,8	100	⊖
206	861	4	22	16	1	11	4,5	100	⊖
157	656	2	21	15	+	7	4,5	100	⊖
157	555	2	21	15	+	7	4,6	100	⊖
148	619	2	20	14	+	6	3,5	70	⊖
157	656	2	21	15	+	7	4,1	110	⊖
44	184	+	5	4	+	3	1,0	+	⊖
285	1191	3	38	28	1	14	8,0	100	⊖
143	598	1	19	14	+	7	4,0	50	⊖
98	410	1	13	10	+	5	2,8	30	⊖
30	125	+	5	5	+	+	0,2	+	⊖
37	155	+	7	7	+	1	0,4	+	⊖
36	150	+	3	3	+	3	1,7	+	⊖
30	125	+	4	3	+	1	0,7	+	⊖
35	146	+	3	3	+	3	1,5	+	⊖
35	146	+	3	2	+	3	1,6	+	⊖
31	130	+	4	3	+	2	1,2	+	⊖
30	125	+	4	4	+	2	1,0	+	⊖
31	130	+	3	3	+	2	1,2	+	⊖
17	71	+	4	3	+	+	+	+	⊖
8	33	+	3	+	+	+	+	+	⊖
16	67	+	4	3	+	+	+	+	⊖
9	38	+	3	+	+	+	+	+	⊖
89	372	1	20	14	+	+	0,3	40	⊖
67	280	1	16	.	.	+	.	.	⊖
10	42	+	2	2	0	0	0,0	+	⊖
35	145	1	8	4	0	0	0,0	+	⊖
175	732	1	39	39	6	+	+	40	⊖
86	359	2	19	11	+	+	+	+	⊖
20	84	+	5	5	0	+	+	+	⊖

Süßwaren

Süßwaren und Bonbons – pro Portion oder Stück   Fortsetzung
Yogurt-Gums, Katjes, 20 g
YoguBerries, Katjes, 20 g
Kandierte Ananas, Feigen, Ingwer, Kirsche, 25 g
Katzenpfötchen, Katjes, 20 g
Kaugummi mit Zucker, 3,3 g (1 Stück)
Mamba, Storck, 4,2 g (1 Stück)
Nimm 2 Bonbons, Storck, 6,1 g (1 Stück)
Nimm 2 Lachgummis, Storck, 20 g (6–8 Stück)
Minis, Storck, 10,5 g (1 Packung)
Minis zuckerfrei, Storck, 3,1 g (1 Stück)
Frucht & Joghurt, Storck, 20 g (6–8 Stück)
Joghurt, Storck, 20 g (6–8 Stück)
Joghurt minis, Storck, 9,6 g (1 Packung)
Soft, Storck, 4,7 g (1 Stück)
Nimm 2 Lolly, Storck, 10 g (1 Stück)
Lakritze, 25 g
Schnecken, Haribo, 25 g (ca. 2 Stück)
Marshmallow, Zuckerwatte, 7 g (1 Stück)
Marzipan, 50 g
Marzipan-Riegel, 75 g (1 Stück)
Marzipankartoffel, 5 g (1 Stück)
Müsliriegel, 25 g (1 Riegel)
Mokkabohne, 1,5 g (1 Bohne)
Phantasia, Haribo, 25 g
Popcorn, ungesüßt und ungesalzen, 40 g
Rachengold, Kräuter, Salbei, Zitrone, Storck, 4,5 g (1 Stück)
Riesen, Storck, 9,1 g (1 Stück)
Karamell, Storck, 4,9 g (1 Stück)
Sahnekaramelle, 5 g (1 Stück)
Salmiakpastillen, 10 g
Salzige Heringe, Katjes, 20 g
Schaumzuckerwaren, 50 g
Tappsy, Katjes, 20 g
tic tac, Ferrero, 0,5 g (1 Dragee)
Tropifrutti, Haribo, 25 g
Tropenfrüchte, Katjes, 20 g
Weichkaramelle, 5 g
Werther's Original, Sahnebonbons, Storck, 5,2 g (1 Stück)
Minis zuckerfrei, Storck, 3,2 g (1 Stück)

kcal	kJ	Ew g	KH g	Zu g	Ba g	Fett g	gFS g	Na mg	BE
62	259	+	15	·	·	+	·	·	⊖
63	263	1	14	·	·	+	·	·	⊖
66	276	+	16	16	+	+	+	20	⊖
68	284	1	16	·	·	+	·	·	⊖
13	54	+	3	3	0	0	0,0	0	⊖
16	67	+	4	2	+	+	+	+	⊖
22	92	+	6	4	+	+	+	+	⊖
66	276	2	15	10	+	+	+	+	⊖
35	146	1	8	6	+	+	+	+	⊖
7	29	+	3	+	+	+	+	+	⊖
66	276	1	15	11	+	+	+	+	⊖
67	280	1	15	11	+	+	+	+	⊖
32	134	1	7	5	+	+	+	+	⊖
18	75	+	4	3	+	+	+	+	⊖
38	159	+	9	8	+	+	+	+	⊖
94	393	1	22	14	+	+	+	+	⊖
78	326	1	19	12	+	+	+	120	⊖
25	105	+	6	6	0	0	0,0	+	⊖
245	1024	4	29	29	+	12	1,1	30	⊖
345	1442	6	48	43	1	14	1,7	40	⊖
25	105	+	3	·	+	1	·	·	⊖
100	418	2	12	9	1	5	0,4	+	⊖
10	42	+	1	·	·	1	·	·	⊖
86	359	1	19	12	+	+	+	+	⊖
145	606	5	27	0,5	+	2	0,2	+	⊖
17	71	+	4	3	+	+	+	+	⊖
40	167	+	6	4	+	2	1,1	+	⊖
20	84	+	4	2	+	1	0,3	+	⊖
18	75	+	4	4	0	+	+	+	⊖
30	125	+	6	·	·	+	·	·	⊖
69	288	1	16	·	·	+	·	·	⊖
175	732	1	42	40	0	0	0,0	20	⊖
67	280	1	16	·	·	+	·	·	⊖
2	8	0	1	·	·	0	·	·	⊖
87	364	1	20	16	+	+	+	40	⊖
66	276	1	15	·	·	+	·	·	⊖
22	92	+	4	4	0	1	0,5	20	⊖
22	92	+	5	4	+	+	0,3	+	⊖
9	38	+	3	+	+	+	0,2	+	⊖

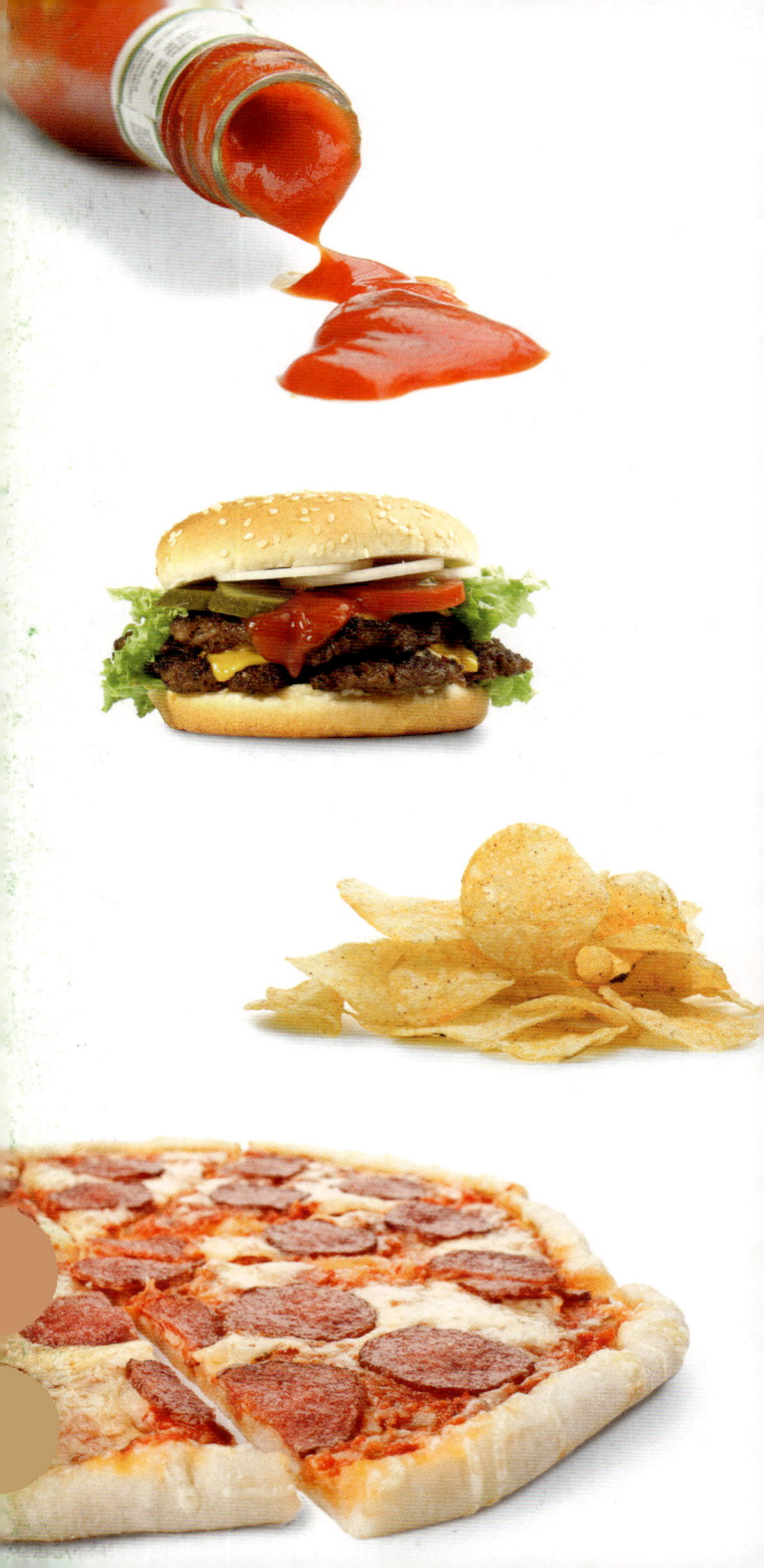

Saucen, Fertiggerichte und Fixprodukte

Saucen

Pastasaucen und Pesto	182
Tafelfertige Saucen	182
Saucen, Trockenprodukte	184
Mayonnaise, Remoulade, Grill-, Feinkostsaucen	186
Vinaigrettes, Salatsaucen	188

Fertiggerichte

Belegte Brote, Sandwiches, Burger	190
Pizzas, Baguettes	192
Brühen, Bouillons und klare Suppen	196
Suppen und Eintöpfe, Trockenprodukte	196
Tafelfertige Suppen und Eintöpfe	198
Nudelgerichte	200
Fleisch- und Fischgerichte	204
Gemüse-, Kartoffel- und Reisgerichte	204

Fixprodukte

— für Fleisch	206
— für Fisch	208
— für Geflügel	208
— für Gemüse	208
— für Pasta	210

Partysnacks 210

Saucen

Pastasaucen und Pesto – pro Portion

Arrabiata, Bertolli classico, 125 ml
Basilico, Bertolli classico, 125 ml
Basis Sauce für Bolognese, Buitoni, 100 ml
Bolognese, Tomate al Gusto, Knorr, 100 ml
Carbonara al Gusto, Knorr, 100 ml
La Pasta Sauce Quattro Formaggi, Maggi, 100 ml
    Schinken-Sahne Sauce, Maggi, 100 ml
    Tomaten-Basilikum Sauce, Maggi, 100 ml
    Vegetarische Sauce Bolognese „fettarm", Maggi, 100 ml
Pastasauce, Basilico, Buitoni, 100 ml
    Classica, Buitoni, 100 ml
    Toscana, Buitoni, 100 ml
    all'Arrabbiata, Oro di Parma, 100 ml
    classico, Oro di Parma, 100 ml
    mit Gartengemüse, Oro di Parma, 100 ml
    mit mediterranen Kräutern, Oro di Parma, 100 ml
Pecorino, Bertolli classico, 125 ml
Pesto Basilico, Buitoni, 45 g
    rosso, Bertolli, 50 g (2 EL)
    rosso, Buitoni, 45 g
    all'arrabbiata, Buitoni, 45 g
    verde, Bertolli, 50 g (2 EL)
Sauce Carbonara, Buitoni, 100 ml
    al Funghi Porcini, Buitoni, 100 ml
    al Gorgonzola, Buitoni, 100 ml
    al Quattro Formaggi, Buitoni, 100 ml
    Tomaten-Sauce Mozzarella, Buitoni, 100 ml

Tafelfertige Saucen – pro 100 ml (6–7 EL)

Les Sauces, Béarnaise, Thomy
    Béarnaise légère, Thomy
    Béchamel, Thomy
    Béchamel légère, Thomy
    Dill Sahne-Sauce, Thomy
    Hollandaise, Thomy
    Hollandaise légère, Thomy
    Hollandaise für Blumenkohl légère, Thomy
    Käse Sahne-Sauce, Thomy
    Sahne-Sauce für Lachs, Thomy
    Sauce à l'Orange, Thomy
    Schnitzel Sahne-Sauce, Thomy
    Wildrahm, Thomy
    Zitronen-Hollandaise, Thomy

kcal	kJ	Ew g	KH g	Zu g	Ba g	Fett g	gFS g	Na mg	BE
110	460	3	9	9	2	8	1,0	560	⊖
95	397	2	8	6	2	6	0,8	590	⊖
73	305	2	8	6	2	4	0,5	500	0,7
76	318	4	8	6	1	3	0,9	580	⊖
109	456	2	4	1	+	9	3,0	500	⊖
172	719	3	6	2	+	15	9,3	400	0,5
211	882	7	8	3	+	17	9,2	600	0,7
43	180	1	9	4	1	+	+	500	⊖
60	251	4	10	4	2	1	+	600	0,8
60	251	1	6	6	2	3	0,5	400	0,5
71	297	1	7	5	2	4	0,6	500	0,6
100	418	1	7	6	2	7	0,9	600	0,6
64	268	2	7	3	·	3	·	·	⊖
44	184	1	5	5	·	2	·	·	⊖
60	251	2	7	2	·	2	·	·	⊖
61	255	2	7	2	·	2	·	·	⊖
80	334	4	8	6	3	3	1,0	720	⊖
209	874	3	5	3	1	20	6,8	600	⊖
200	835	4	4	4	1	19	3,0	430	⊖
205	857	2	6	5	1	19	6,4	600	⊖
161	673	2	5	4	1	15	2,3	400	0,4
230	961	3	2	1	2	23	3,0	550	⊖
80	334	3	4	+	1	6	3,3	500	0,3
144	602	1	4	·	·	14	·	·	0,3
149	623	2	5	·	·	14	·	·	0,4
181	757	4	4	1	+	17	3,8	400	0,3
103	431	2	6	3	2	9	2,8	400	0,5
206	861	1	4	2	+	21	2,9	400	0,3
94	393	+	6	2	+	8	1,1	400	0,5
185	773	1	5	1	+	18	2,3	300	0,4
97	405	2	6	2	+	8	1,1	300	0,5
77	322	1	5	2	+	6	3,7	500	0,4
234	978	1	4	2	+	24	3,3	500	0,3
94	393	1	6	2	+	8	1,0	400	0,5
97	405	1	6	2	+	8	1,1	400	0,5
83	347	3	4	1	+	6	3,9	400	0,3
182	761	1	4	1	+	18	3,9	400	0,3
43	180	1	7	3	+	1	0,2	400	0,6
252	1053	1	3	1	1	26	6,2	450	0,3
134	560	1	5	1	+	12	3,5	500	0,4
164	686	1	5	2	+	15	2,2	500	0,4

Saucen

Tafelfertige Saucen – pro 100 ml (6–7 EL) Fortsetzung

Sauce Hollandaise, Knorr
    light, Knorr

Saucen, Trockenprodukte – pro Portion, fertig zubereitet

Béchamel Soße, Knorr Basis, 100 ml (6–7 EL)
Bratenfond classic, Maggi, 60 ml (4 EL)
Bratensaft, Maggi, 100 ml (6–7 EL)
Bratensauce extra fein, Knorr Feinschmecker, 100 ml (6–7 EL)
Champignon-Sauce „fettarm", Maggi Meisterklasse, 60 ml (4 EL)
Currysoße, Maggi, 100 ml (6–7 EL)
Edelpilz-Sauce „fettarm", Maggi Meisterklasse, 60 ml (4 EL)
Feine Helle Soße Holländische Art, Maggi Delikatess, 100 ml (6–7 EL)
Frühlingskräuter-Sauce „fettarm", Maggi Meisterklasse, 100 ml (6–7 EL)
Jägersoße, Maggi Delikatess, 100 ml (6–7 EL)
Kräuter-Butter Sauce, Maggi Meisterklasse, 100 ml (6–7 EL)
Kräuter-Frischkäse Sauce, Maggi Meisterklasse, 100 ml (6–7 EL)
Kräuter-Sauce mit feiner Dill-Note, Maggi Meisterklasse, 100 ml (6–7 EL)
Kräutersoße, Maggi Delikatess, 100 ml (6–7 EL)
Pfeffer-Rahmsauce, Maggi Meisterklasse, 60 ml (4 EL)
Pfeffersoße, Maggi Delikatess, 100 ml (6–7 EL)
Pfifferlingsauce, Knorr Feinschmecker, 100 ml (6–7 EL)
Rahmsoße zu Braten, Maggi Delikatess, 100 ml (6–7 EL)
Sauce Hollandaise, Knorr Feinschmecker, 125 ml (8–9 EL)
    Sauce Hollandaise, Maggi Meisterklasse, 100 ml (6–7 EL)
    Sauce Hollandaise „fettarm", Maggi Meisterklasse, 100 ml (6–7 EL)
Schnitzel-Soße, Maggi Delikatess, 100 ml (6–7 EL)
Soße zu Braten, Maggi Delikatess, 100 ml (6–7 EL)
    zu Geflügel, Maggi Delikatess, 100 ml (6–7 EL)
    zu Gulasch, Maggi Delikatess, 100 ml (6–7 EL)
    zu Hackbraten, Maggi Delikatess, 100 ml (6–7 EL)
    zu Rinderbraten, Maggi Delikatess, 100 ml (6–7 EL)
    zu Rouladen, Maggi Delikatess, 100 ml (6–7 EL)
    zu Schweinebraten, Maggi Delikatess, 100 ml (6–7 EL)
Sauce zu Braten, Maggi Meisterklasse, 100 ml (6–7 EL)
Steaksoße, Maggi Delikatess, 100 ml (6–7 EL)
Tomatensoße, Maggi Delikatess, 100 ml (6–7 EL)
Wildrahm-Sauce, Maggi Meisterklasse, 100 ml (6–7 EL)
Zwiebelsoße, Maggi Delikatess, 100 ml (6–7 EL)
Zwiebel-Sauce „fettarm", Maggi Meisterklasse, 60 ml (4 EL)

kcal	kJ	Ew g	KH g	Zu g	Ba g	Fett g	gFS g	Na mg	BE
465	1944	2	2	2	+	50	17,0	350	⊖
175	732	2	7	3	+	15	5,0	420	⊖
50	209	1	6	·	·	3	·	·	⊖
8	33	+	+	+	+	+	0,3	200	○
42	176	1	4	1	+	3	1,7	500	0,3
35	146	1	5	1	+	1	0,8	490	⊖
29	121	1	4	·	·	1	·	·	0,3
49	205	1	6	·	·	2	·	·	0,5
30	125	2	5	·	·	1	·	·	0,4
51	213	2	7	·	·	5	·	·	0,6
43	180	1	6	2	+	1	0,8	500	0,5
48	201	1	5	1	+	3	0,2	600	⊖
204	853	2	5	2	+	20	13,7	600	0,4
103	431	2	5	2	+	8	5,0	500	0,4
130	543	1	6	2	+	11	6,3	500	0,5
51	213	1	6	·	·	3	·	·	0,5
67	280	1	4	·	·	5	·	·	0,3
47	196	2	5	1	1	2	0,1	500	0,4
77	322	1	7	2	+	5	3,0	610	⊖
77	322	1	5	·	·	6	·	·	0,4
547	2286	2	9	2	+	57	34,0	560	⊖
433	1810	2	5	2	+	45	27,8	400	⊖
45	188	2	7	1	+	1	0,4	500	⊖
65	272	2	7	·	·	4	·	·	0,6
37	155	1	5	·	·	2	·	·	0,4
36	150	1	6	·	·	1	·	·	⊖
44	184	1	6	·	·	2	·	·	0,5
40	167	1	6	·	·	2	·	·	0,5
51	213	1	6	·	·	3	·	·	0,5
33	138	1	5	·	·	1	·	·	0,4
41	171	1	4	+	+	2	0,5	600	⊖
29	121	1	4	·	·	1	·	·	⊖
69	288	2	7	·	·	4	·	·	0,6
63	263	1	8	·	·	3	·	·	0,7
112	468	1	7	2	+	9	5,5	600	0,6
41	171	1	5	·	·	2	·	·	0,4
22	92	1	4	·	·	+	·	·	⊖

Saucen

Mayonnaise, Remoulade, Grill- und Feinkostsaucen – pro Portion
African-Spirit, Naturata, 15 ml (1 EL)
Asiago Caesar Soße, Subway, 21 g (für 6-Inch-Sandwich)
Barbecuesauce, 15 ml (1 EL)
Barbecue Sauce, Mc Donald's, 30 g
Chakalaka Curry-Sauce, Maggi, 15 ml (1 EL)
Chili Sauce, Knorr, 15 ml (1 EL)
Chili Sauce, Mc Donald's, 31 g
Cocktailsauce, Kraft, 15 ml (1 EL)
Cumberlandsauce, 15 ml (1 EL)
Curry-Grillsauce, 15 ml (1 EL)
Curry Sauce, Knorr, 15 ml (1 EL)
Curry Sauce, Mc Donald's, 29 g
Curry-Sauce, Naturata, 15 ml (1 EL)
Curryketchup, 15 ml (1 EL)
Fondor, Maggi, 1 g (3 Msp.)
Ketchup, Thomy, 15 ml (1 EL)
Ketchup, Burger King, 20 g
Ketchup, Mc Donald's, 23 g
Knoblauchsauce, 15 ml (1 EL)
Knoblauch Sauce, Knorr, 15 ml (1 EL)
Knoblauchsauce, Kraft, 15 ml (1 EL)
Kokos-Sauce, Naturata, 15 ml (1 EL)
Magic Asia, Maggi, 15 ml (1 EL)
Mayonnaise, 80 % Fett, 15 ml (1 EL)
Delikatess-Mayonnaise, 80 % Fett, Glas, Thomy, 15 ml (1 EL)
Delikatess-Mayonnaise, 82 % Fett, Tube, Thomy, 15 ml (1 EL)
légère leichter als Mayonnaise, Thomy, 15 ml (1 EL)
80 % Fett, Mc Donald's, 19 g
Meerrettich, frisch gerieben, 5 g (1 TL)
Meerrettich, Thomy, 10 g (1 geh. TL)
Gourmet Sahne-Meerrettich, mild, Thomy, 10 g (1 geh. TL)
Meerrettichsauce, 15 ml (1 EL)
Mexikanische Grillsauce, 15 ml (1 EL)
Mornaysauce, 15 ml (1 EL)
Paprikamark, Hengstenberg, 10 ml (1 geh. TL)
Pommes Sauce, Knorr, 15 ml (1 EL)
Pommes Frites Sauce, Burger King, 20 g
Remoulade, 50 % Fett, 15 ml (1 EL)
Gourmet-Remoulade, 57 % Fett, Tube, Thomy, 15 ml (1 EL)
Remoulade, 77 % Fett, Thomy, Glas, 15 ml (1 EL)
Remoulade, 80 % Fett, Tube, Thomy, 15 g (1 EL)
Rot Weiß (Ketchup + Mayonnaise), Thomy, 15 ml (1 EL)

kcal	kJ	Ew g	KH g	Zu g	Ba g	Fett g	gFS g	Na mg	BE
21	88	+	5	4	+	+	+	60	⊖
101	422	1	2	1	0	9	0,7	200	⊖
11	46	+	2	2	+	+	+	120	⊖
40	157	0	10	9	0	0	0,0	200	⊖
19	79	+	3	3	+	1	+	150	⊖
10	42	+	3	2	+	1	+	130	⊖
70	293	0	17	12	0	0	0,0	270	⊖
41	171	+	2	2	+	4	0,6	100	⊖
14	59	+	2	+	+	+	0,2	50	⊖
20	84	+	4	4	+	+	+	210	⊖
40	167	+	2	2	+	3	+	100	⊖
45	188	0	11	10	0	0	0,0	130	⊖
16	67	+	2	1	+	+	+	140	⊖
27	113	+	7	4	+	+	0,0	350	⊖
2	8	+	+	+	0	+	+	+	O
17	71	+	4	3	+	+	0,0	200	⊖
20	84	+	5	5	+	0	0,0	240	⊖
25	105	0	6	5	0	0	0,0	260	⊖
18	75	+	4	4	+	+	+	180	⊖
55	230	+	2	2	+	6	+	90	⊖
27	113	+	2	1	+	2	0,3	100	⊖
9	38	+	1	·	·	+	·	·	⊖
19	79	+	4	4	+	+	0,0	100	⊖
112	468	+	1	1	1	8	1,1	0	O
109	456	+	+	+	+	12	1,4	40	O
105	439	+	1	+	+	11	1,2	60	O
16	67	+	2	1	0	1	0,1	140	⊖
140	585	0	0	0	0	15	3,0	80	⊖
3	13	+	1	+	+	+	+	+	O
19	79	+	1	1	+	2	+	10	⊖
33	138	+	1	1	+	3	1,0	30	⊖
17	71	+	1	+	+	1	0,7	30	⊖
10	42	+	1	1	+	+	+	190	⊖
22	92	1	1	+	+	2	0,8	30	⊖
10	42	+	1	1	·	+	·	·	⊖
55	230	+	2	1	+	5	0,5	90	⊖
57	238	+	3	1	+	5	0,4	150	⊖
70	293	+	1	+	+	8	3,0	60	⊖
84	351	+	1	1	+	9	1,0	100	⊖
92	385	+	3	·	+	9	1,4	100	⊖
108	451	+	+	+	+	12	1,4	100	O
81	339	+	7	2	+	6	0,7	100	⊖

Saucen

Mayonnaise, Remoulade, Grill-, Feinkostsaucen – pro Portion Fortsetzung

Salat-Mayonnaise, 50% Fett, Thomy, 15 ml (1 EL)
Sauce Tatare, 15 ml (1 EL)
Schaschliksauce, 15 ml (1 EL)
Senf, Delikatess, Thomy, 10 ml (1 geh. TL)
    Senf, Delikatess, Tartex, 10 ml (1 geh. TL)
    Ganzkornsenf, Bio, mittelscharf, Tartex, 8 ml (1 geh. TL)
    Senf, scharf, Thomy, 10 ml (1 geh. TL)
    Senf, süß, Thomy, 10 ml (1 geh. TL)
    Feigensenf, Thomy, 10 ml (1 geh. TL)
    Grill & Party Senf, Chili, Thomy, 10 ml (1 geh. TL)
    Grill & Party Senf, Curry, Thomy, 10 ml (1 geh. TL)
    Weißwurstsenf, Hengstenberg, 10 ml (1 geh. TL)
Snack Creme Sandwich, Thomy, 15 ml (1 EL)
Sojasauce, 10 ml (1 TL)
Sweet Onion Soße, Subway, 21 g (für 6-Inch-Sandwich)
Steaksauce, Kraft, 15 ml (1 EL)
Tabascosauce, 1 g (1 Spritzer)
Texicana Salsa, Maggi, 15 ml (1 EL)
    extra hot, 15 ml (1 EL)
Tomatenmark, 3-fach konzentriert, Oro di Parma, 10 ml (1 geh. TL)
    Tomadoro, Bio-Tomatenmark, 15 g (1 EL)
Worcestershiresauce, 5 ml (10 Tropfen)
Zigeunersauce, 15 g (1 EL)

Vinaigrettes, Salatsaucen – pro Portion

Balsamico, Knorr Salatkrönung, 30 ml (2 EL)
    Balsamico Vinaigrette, Burger King, 50 g
    Balsamico Dressing, Weight Watchers, 75 ml
    Balsamico Dressing fettreduziert, Mc Donald's, 33 g
Caesar Dressing, Mc Donald's, 62 g
Cocktail Dressing, Weight Watchers, 75 ml
Dressing mit saurer Sahne, 60 ml
Essigmarinade, 60 ml
French Dressing, Weight Watchers, 75 ml
    French Dressing, Kraft, 30 ml (2 EL)
Honig & Senf, Knorr Salatkrönung, 30 ml (2 EL)
Joghurtdressing, 60 ml
    Joghurt Dressing mit buntem Pfeffer, Weight Watchers, 75 ml
    Joghurt Dressing, Burger King, 50 g
    Joghurt Paprika, Kraft Dressing, 30 ml (2 EL)
Kräuter würzig, Kraft Dressing, 30 ml (2 EL)
Thousand Island Dressing, Knorr Salatkrönung, 30 ml (2 EL)

kcal	kJ	Ew g	KH g	Zu g	Ba g	Fett g	gFS g	Na mg	BE
78	326	+	1	1	+	8	0,9	100	⊖
99	414	+	+	+	+	11	1,4	50	⊖
11	46	+	2	1	+	+	+	+	⊖
12	50	+	1	+	+	1	+	100	○
8	33	+	+	·	·	1	·	+	○
11	46	1	+	·	·	1	·	+	○
17	71	1	+	+	1	1	+	300	○
16	67	1	2	2	+	1	0,0	100	⊖
22	92	1	3	3	1	1	0,1	100	⊖
18	75	1	2	2	1	1	+	100	⊖
23	96	1	3	3	1	1	0,1	100	⊖
18	75	1	3	3	·	+	·	·	⊖
101	422	+	3	+	+	10	1,1	100	⊖
7	29	1	1	0	0	+	+	600	⊖
39	163	3	+	0	0	3	2,1	200	⊖
27	113	+	6	6	+	+	+	200	⊖
1	4	+	+	+	+	+	+	80	⊖
14	59	+	3	3	+	+	+	200	⊖
13	54	+	3	2	+	+	+	100	⊖
11	45	+	2	2	·	+	·	·	○
14	59	1	2	2	1	+	+	0	○
+	4	+	+	1	0	+	+	100	○
9	38	+	2	1	+	+	+	140	○
25	105	+	4	3	+	1	+	200	⊖
49	205	+	6	5	+	3	0,2	510	⊖
46	192	+	11	9	1	+	+	770	⊖
25	105	0	4	4	0	1	0,0	460	⊖
45	188	2	5	3	0	2	1,0	370	⊖
41	171	2	7	5	2	+	+	630	⊖
80	334	2	8	8	+	4	2,5	120	⊖
180	752	+	1	1	+	2	2,2	180	⊖
39	163	2	7	5	2	+	+	670	⊖
51	213	+	3	2	+	4	0,6	200	⊖
55	230	+	5	4	+	4	+	200	⊖
81	339	2	7	4	+	6	1,6	120	⊖
37	155	3	6	4	2	+	+	520	⊖
76	318	1	7	4	+	5	2,7	360	⊖
72	301	+	3	3	+	6	1,0	100	⊖
11	46	0	3	3	+	0	0,0	200	⊖
70	293	·	·	3	·	6	0,9	220	⊖

Fertiggerichte

Belegte Brote, Sandwiches, Burger – pro Stück
BBQ Rib Wheat, 6-Inch-Sandwich, Subway, 251 g
Beef Wheat, 6-Inch-Sandwich, Subway, 224 g
Beef Wheat, Mini-Sub, Subway, 147 g
BiFi Roll, 50 g
BiFi Roll Korn, 50 g
BiFi Roll XXL, 75 g
Big King, Burger King, 198 g
Big Mac, Mc Donald's, 221 g
BK Toastie, Burger King, 139 g
Breakfast Burger, Burger King, 299 g
Carazza, 40 g
Cheeseburger, Burger King, 122 g
Double Cheeseburger, Burger King, 171 g
Bacon Cheeseburger, Burger King, 130 g
Cheeseburger, Mc Donald's, 120 g
Doppel Cheeseburger, Mc Donald's, 173 g
Chicken Breast Wheat, 6-Inch-Sandwich, Subway, 224 g
Chickenburger mit Chili Sauce, Mc Donald's, 127 g
Chicken Teriyaki Wheat, 6-Inch-Sandwich, Subway, 245 g
Country Burger, Burger King, 232 g
Crispy Chicken, Burger King, 183 g
Filet-o-fish, Mc Donald's, 150 g
Grilled Chicken Wrap, Burger King, 206 g
Ham & Cheese Bagel, Burger King, 205 g
Hamburger, Burger King, 110 g
Hamburger, Mc Donald's, 106 g
Doppel Hamburger, Mc Donald's, 144 g
Hamburger Royal, Mc Donald's, 205 g
Hamburger Royal TS, Mc Donald's, 237 g
Käsebrot, Weißbrot, Butter, Gouda (40 % F. i. Tr.), 75 g
Graubrot, Butter, Gouda (40 % F. i. Tr.), 80 g
Roggenvollkornbrot, Butter, Gouda (40 % F. i. Tr.), 85 g
Weißbrot, Butter, Camembert (60 % F. i. Tr.), 75 g
Graubrot, Butter, Camembert (60 % F. i. Tr.), 80 g
Roggenvollkornbrot, Butter, Camembert (60 % F. i. Tr.), 85 g
McCroissant, Mc Donald's, 94 g
McMuffin, Bacon & Egg, Mc Donald's, 138 g
McRib, Mc Donald's, 211 g
McToast, Bacon-Käse, 71 g
McWrap Grilled Chicken, Mc Donald's, 233 g
Pausenbrot, Country Bagel, Herta, 165 g
mit Frikadelle, Herta, 125 g

kcal	kJ	Ew g	KH g	Zu g	Ba g	Fett g	gFS g	Na mg	BE
436	1822	25	44	3	4	20	·	·	⊖
306	1279	25	43	3	4	4	1,9	1000	⊖
203	849	17	28	2	3	3	1,2	700	⊖
230	961	8	14	2	1	16	7,0	470	⊖
220	920	8	13	1	2	16	6,0	440	⊖
340	1421	11	20	3	1	23	11,0	700	⊖
543	2270	29	30	7	2	34	12,5	960	⊖
495	2059	27	40	8	3	25	10,0	430	⊖
358	1496	21	39	6	2	13	5,2	1070	⊖
783	3273	42	43	7	3	49	14,5	3140	⊖
140	585	4	13	5	1	8	3,0	300	⊖
316	1321	17	29	6	2	14	6,1	650	⊖
463	1935	29	29	7	2	25	11,9	840	⊖
348	1455	20	29	6	2	17	7,0	810	⊖
300	1254	16	30	7	2	13	6,0	610	⊖
440	1839	27	31	7	2	23	11,0	640	⊖
301	1258	23	42	3	4	4	1,7	800	⊖
315	1317	12	42	10	2	11	2,0	540	⊖
321	1342	23	46	7	5	4	1,8	1200	⊖
519	2169	14	58	10	5	25	4,0	1300	⊖
495	2069	19	36	5	3	30	5,1	890	⊖
345	1442	15	37	5	2	15	3,0	500	⊖
312	1304	25	36	3	3	7	3,4	790	⊖
483	2019	23	48	2	4	21	7,4	1200	⊖
274	1145	15	28	6	2	11	4,0	490	⊖
255	1066	13	30	7	2	9	3,0	470	⊖
350	1463	22	30	7	2	16	6,0	440	⊖
505	2111	32	34	9	3	27	13,0	560	⊖
515	2153	29	34	8	3	29	11,0	330	⊖
224	936	10	20	+	1	11	6,4	320	1,7
227	949	9	23	1	3	11	6,4	380	1,9
226	945	11	21	+	5	12	6,5	410	1,8
250	1045	8	20	+	1	14	9,0	380	1,7
253	1058	8	23	1	3	14	9,0	440	1,9
252	1053	9	21	+	5	15	9,1	470	1,8
285	1191	12	25	3	1	15	8,0	710	⊖
315	1317	18	27	2	3	15	7,0	420	⊖
495	2069	25	47	14	1	23	9,0	510	⊖
225	941	10	26	1	2	9	4,0	580	⊖
410	1714	29	44	10	3	13	6,0	390	⊖
444	1856	16	46	·	·	21	·	·	⊖
401	1676	12	29	·	·	20	·	·	⊖

Fertiggerichte

Belegte Brote, Sandwiches, Burger – pro Stück   Fortsetzung

Pausenbrot, Country Bagel, Herta, 165 g
    mit Hähnchenbrust, Herta, 100 g
    mit Kochschinken, Herta, 125 g
Toast, Butter, Emmentaler (45 % F. i. Tr.), überbacken, 65 g
    Toast, Butter, Schinken, Emmentaler (45 % F. i. Tr.), überbacken, 95 g
    Toast Hawaii, überbacken, 150 g
Tuna Wheat, 6-Inch-Sandwich, Subway, 250 g
    Tuna Wheat, Mini-Sub, Subway, 156 g
Turkey Wheat, 6-Inch-Sandwich, Subway, 224 g
    Turkey Wheat, Mini-Sub, Subway, 147 g
Veggie Delite Wheat, 6-Inch-Sandwich, Subway, 167 g
Veggieburger, Mc Donald's, 146 g
Whopper, Burger King, 274 g
    Double Whopper, Burger King, 355 g
    Whopper Jr., Burger King, 148 g

Pizzas, Baguettes – pro Portion

Big Americans, California, TK, Dr. Oetker, 490 g (1 Pizza)
    Supreme, 450 g (1 Pizza)
    Texas, 435 g (1 Pizza)
Big Pizza, BBQ-Chicken, TK, Wagner, 420 g (1 Pizza)
    Salami Paprika, 400 g (1 Pizza)
    Supreme, 410 g (1 Pizza)
    Texas, 400 g (1 Pizza)
    Western, 420 g (1 Pizza)
Bistro Baguette, Bolognaise, TK, Dr. Oetker, 125 g (1 Stück)
    Champignon, 125 g (1 Stück)
    Hawaii, 125 g (1 Stück)
    Jambon, 125 g (1 Stück)
    Salami, 125 g (1 Stück)
    Thon, 125 g (1 Stück)
    Tomate Fromage, 125 g (1 Stück)
    Spéciale, 125 g (1 Stück)
Die Backfrische, Salami, TK, Wagner, 320 g (1 Pizza)
    Spinat-Ziegenkäsecreme, 360 g (1 Pizza)
    Thunfisch, 340 g (1 Pizza)
Die Ofenfrische, Bolognese, TK, Dr. Oetker, 400 g (1 Pizza)
    Diavolo, 390 g (1 Pizza)
    Salami, 380 g (1 Pizza)
    Schinken-Ananas, 380 g (1 Pizza)
    Thunfisch, 420 g (1 Pizza)
Flammkuchen Original, TK, Wagner, 300 Gramm (1 Flammkuchen)
    Käse & Lauch, 320 g (1 Flammkuchen)

kcal	kJ	Ew g	KH g	Zu g	Ba g	Fett g	gFS g	Na mg	BE
444	1856	16	46	·	·	21	·	·	⊖
272	1137	11	21	·	·	16	·	·	⊖
336	1404	14	26	·	·	20	·	·	⊖
235	982	11	14	1	1	14	8,7	220	1,2
227	942	18	15	1	1	15	9,1	510	1,3
297	1241	18	30	16	2	15	9,1	510	2,5
426	1781	23	44	3	4	17	4,3	1100	⊖
271	1133	14	29	2	3	11	3,4	700	⊖
290	1212	21	43	3	4	4	1,7	1300	⊖
192	803	14	28	2	3	3	1,1	800	⊖
237	991	10	42	3	4	3	1,3	600	⊖
360	1505	10	42	8	3	17	4,0	1950	⊖
610	2550	29	45	10	3	35	7,3	930	⊖
833	3482	47	45	10	3	51	13,0	1010	⊖
340	1421	15	29	6	2	18	4,5	510	⊖
1176	4916	47	128	10	10	53	22,5	2500	⊖
1094	4573	41	126	8	10	47	22,1	2610	⊖
1209	5054	45	128	8	9	57	27,0	3310	⊖
878	3670	36	111	11	10	30	8,0	2190	9,2
900	3762	35	100	7	9	38	11,2	2320	8,3
865	3616	37	97	5	8	35	11,1	2240	8,1
892	3729	36	102	5	8	44	12,4	2550	8,5
920	3846	36	108	8	10	37	10,1	2550	9,0
264	1104	9	36	2	2	10	2,8	850	⊖
280	1170	7	35	2	2	13	4,5	640	⊖
266	1112	9	38	5	2	9	2,6	680	⊖
253	1058	9	35	2	2	9	2,5	800	⊖
293	1225	9	35	2	2	13	4,3	890	⊖
308	1287	10	36	2	2	14	3,3	790	⊖
289	1208	8	35	2	2	13	3,6	780	⊖
277	1158	10	37	2	3	10	3,2	840	⊖
704	2943	31	80	6	7	27	11,5	2400	6,7
666	2784	32	82	7	8	22	10,8	2080	6,8
707	2955	34	80	7	7	27	9,5	2330	6,7
742	3102	33	110	10	9	19	10,7	2460	⊖
792	3311	32	107	10	8	26	14,4	2850	⊖
863	3607	35	108	8	8	32	16,7	2850	⊖
779	3256	29	111	18	8	24	14,8	2320	⊖
777	3248	38	108	11	8	21	12,2	2480	⊖
747	3122	22	66	7	4	43	17,1	1500	5,5
835	3490	31	69	7	5	47	24,6	1290	5,8

Fertiggerichte

Pizzas, Baguettes – pro Portion   Fortsetzung

Intermezzo Schinken auf Sauerrahm, Dr. Oetker, 220 g (2 Stück)
- Speciale auf Käse-Rahm, 215 g (2 Stück)

Piccolinis, Drei-Käse, TK, Wagner, 90 g (3 Stück)
- Hawai, 90 g (3 Stück)
- Salami, 90 g (3 Stück)
- Schinken, 90 g (3 Stück)
- Thunfisch, 90 g (3 Stück)
- Tomate-Mozzarella, 90 g (3 Stück)

Piccolissima Salame, TK, Dr. Oetker, 27 g (1 Stück)
- Mozzarella, 29 g (1 Stück)

Pizza Margherita, 250 g

Pizza Salami, 250 g

Ristorante, Calzone speciale, TK, Dr. Oetker, 290 g (1 Pizza)
- Mozzarella, 335 g (1 Pizza)
- Mozzarella leggera, 350 g (1 Pizza)
- Prosciutto, 330 g (1 Pizza)
- Salame, 320 g (1 Pizza)
- Speciale, 330 g (1 Pizza)
- Speciale leggera, 330 g (1 Pizza)
- Tonno, 355 g (1 Pizza)
- Vegetale, 385 g (1 Pizza)

Ristorante Piccola, Mozzarella, TK, Dr. Oetker, 155 g (1 Pizza)
- Salame, 140 g (1 Pizza)

Quiche Lorraine, 200 g

Steinofen Pizza, Capricciosa, TK, Wagner, 350 g (1 Pizza)
- Grillgemüse, Balance, laktosefrei, 340 g (1 Pizza)
- Hähnchen Wokgemüse, Balance, laktosefrei, 340 g (1 Pizza)
- Hawai, 380 g (1 Pizza)
- Käse-Quartett, 350 g (1 Pizza)
- Margherita, 270 g (1 Pizza)
- Mozzarella, 350 g (1 Pizza)
- Peperoni, 320 g (1 Pizza)
- Salami, 320 g (1 Pizza)
- Schinken, 350 g (1 Pizza)
- Speciale, 350 g (1 Pizza)
- Thunfisch, 360 g (1 Pizza)
- Vegetaria, 370 g (1 Pizza)

Steinofen Pizzies, Elsässer Art, TK, Wagner, 125 g (1 Pizza)
- Hawai, 150 g (1 Pizza)
- Salami, 150 g (1 Pizza)
- Speciale, 150 g (1 Pizza)
- Thunfisch, 150 g (1 Pizza)

Zwiebelkuchen, Hefeteig, 150 g

kcal	kJ	Ew g	KH g	Zu g	Ba g	Fett g	gFS g	Na mg	BE
579	2420	15	62	6	4	30	15,4	1080	⊖
587	2454	17	61	5	5	30	16,0	1080	⊖
264	1104	10	23	1	1	14	7,3	350	1,9
185	773	8	24	5	1	6	2,4	410	2,0
234	978	9	26	3	2	10	4,1	530	2,2
209	874	10	26	3	2	8	3,1	530	2,2
217	907	10	23	3	2	9	2,9	520	1,9
191	798	8	23	3	2	7	2,9	350	1,9
77	322	3	7	+	+	4	1,9	190	⊖
69	288	2	7	1	1	3	1,4	140	⊖
650	2717	21	112	1	7	13	3,9	480	9,3
670	2801	21	67	3	5	35	10,0	850	5,6
748	3127	33	64	3	5	40	26,7	2260	⊖
878	3670	35	81	7	6	46	15,7	1610	⊖
634	2650	31	81	8	10	20	8,8	1790	⊖
752	3143	33	80	7	6	33	10,6	1850	⊖
874	3653	33	84	7	6	45	15,4	1980	⊖
842	3520	33	78	6	6	44	16,2	2150	⊖
624	2608	34	79	6	10	19	6,3	2240	⊖
930	3887	33	84	8	6	51	12,4	1850	⊖
762	3185	26	86	10	8	35	12,3	1810	⊖
381	1593	16	35	3	3	20	6,5	700	⊖
368	1538	14	36	3	3	19	6,7	920	⊖
366	1530	12	16	2	+	28	13,0	1100	⊖
718	3001	33	78	11	8	29	10,2	2150	6,5
530	2215	25	77	10	9	12	5,1	1400	6,4
547	2286	31	78	13	9	11	4,8	1540	6,5
817	3415	33	106	23	7	28	11,8	1850	8,9
889	3716	42	89	11	6	40	18,6	1660	7,4
680	2842	27	83	9	6	25	8,7	1300	7,0
833	3482	34	88	11	6	37	14,7	1670	7,3
819	3423	32	86	11	6	37	13,8	2000	7,1
803	3357	33	82	11	6	37	14,7	2100	6,9
805	3365	35	91	11	7	32	10,5	1920	7,6
826	3453	35	85	11	7	37	14,7	2150	7,1
857	3582	37	85	10	6	40	12,2	1930	7,1
740	3093	28	84	12	8	31	10,4	1660	7,0
314	1313	9	29	3	2	18	6,8	660	2,4
315	1317	15	36	6	2	12	5,4	740	3,0
353	1476	16	34	4	3	16	7,2	880	2,8
326	1363	16	33	4	3	14	6,3	820	2,8
351	1467	16	34	4	2	17	5,4	780	2,8
348	1455	8	18	5	2	27	12,2	460	⊖

Fertiggerichte

Brühen, Bouillons und klare Suppen – pro 250 ml, fertig zubereitet

Bouillon Pur Huhn, Knorr
    Pur Rind
    Pur Gemüse
Delikatessbrühe, Maggi
Fette Brühe, Maggi
Gekörnte Brühe, Brühwürfel, Maggi
Gemüse-Brühe, klar, Tartex
    Gemüsebrühe classic, Naturata
    Natur pur, Bio Gemüsebrühe, Maggi
Herzhafte Rinderbrühe, Maggi
Hühnerbrühe, Bio, Natur Pur, Maggi
Hühnerkraftbouillon, Knorr
Klare Brühe, Maggi
Klare Fleischsuppe, Maggi
Klare Gemüsebrühe, Maggi
Klare Hühner-Bouillon, Maggi
Klare Hühner-Suppe, Maggi
Klare Rinds-Bouillon, Maggi
Klare Suppe mit Suppengrün, Maggi
Rindsbouillon, Knorr
Würzl klare Suppe, Bruno Fischer

Suppen und Eintöpfe, Trockenprodukte – pro Portion, fertig zubereitet

Bauernhofsuppe, Maggi Guten Appetit, 250 ml (1 Teller)
Blumenkohl-Broccoli Suppe, Maggi Meisterklasse, 250 ml (1 Teller)
Broccoli-Cremesuppe, Maggi Meisterklasse, 250 ml (1 Teller)
Buchstabensuppe, Maggi Guten Appetit, 250 ml (1 Teller)
Champignon Cremesuppe, Maggi Guten Appetit, 250 ml (1 Teller)
    Champignon-Cremesuppe, Maggi Meisterklasse, 250 ml (1 Teller)
Chinese Chicken Soup, Maggi Magic Asia, 345 g (1 Becher)
Erbsensuppe mit Speck, Maggi Guten Appetit, 250 ml (1 Teller)
    Deftige Erbsensuppe, Maggi Meisterklasse, 250 ml (1 Teller)
    Deftiger Erbseneintopf, Knorr, 300 ml (1 Teller)
Festtagssuppe mit Klößchen, Maggi Meisterklasse, 250 ml (1 Teller)
Flädlesuppe, Maggi Meisterklasse, 250 ml (1 Teller)
Fleischklößchen Suppe, Maggi Guten Appetit, 250 ml (1 Teller)
Frühlings Suppe, Maggi Guten Appetit, 250 ml (1 Teller)
Grießklößchen Suppe, Maggi Guten Appetit, 250 ml (1 Teller)
    Grießklößchensuppe, Maggi Meisterklasse, 250 ml (1 Teller)
Grüne Thai Suppe, Maggi Magic Asia, 315 g (1 Becher)
Gulaschsuppe mit Nudeln, Weight Watchers, 260 ml (1 Teller)
Hochzeitssuppe, Knorr Suppenliebe, 250 ml (1 Teller)
    Hochzeitssuppe, Maggi Guten Appetit, 250 ml (1 Teller)

kcal	kJ	Ew g	KH g	Zu g	Ba g	Fett g	gFS g	Na mg	BE
17	71	+	+	+	+	1	+	1180	O
17	71	+	+	+	+	1	+	1200	O
17	71	+	+	+	+	1	0,8	1120	O
11	46	+	1	+	0	1	0,4	1200	O
16	67	+	1	+	+	1	0,9	1000	O
7	29	+	+	.	.	+	.	.	O
10	42	1	1	.	.	+	.	.	O
10	42	1	2	+	+	+	.	.	O
4	17	+	+	+	+	+	0,0	1100	O
12	50	+	2	.	.	+	.	.	O
10	42	+	2	+	+	+	0,2	1100	O
15	63	1	2	2	+	+	+	1320	O
7	29	+	1	.	.	+	.	.	O
13	54	+	1	.	.	1	.	.	O
15	63	1	1	+	+	1	0,4	1100	O
25	105	1	3	.	.	1	.	.	0,3
35	146	1	1	.	.	3	.	.	O
14	59	1	1	+	+	1	0,6	1100	O
10	42	+	1	.	.	+	.	.	O
8	33	1	1	+	+	+	+	1420	O
10	42	+	2	.	.	+	+	.	O
57	238	2	12	+	1	+	+	600	1,0
155	648	4	12	2	1	10	6,1	1000	1,0
94	393	3	12	5	1	4	2,4	800	1,0
93	389	3	18	+	2	1	0,6	1200	1,5
64	268	2	9	+	+	2	1,4	1100	0,8
133	556	2	13	2	+	8	4,6	900	1,1
180	752	7	35	.	.	2	.	.	2,9
64	268	4	8	+	1	2	0,5	1000	0,7
143	598	9	23	.	.	2	.	.	1,9
180	752	12	26	2	9	3	0,8	1250	⊖
53	222	2	8	2	2	1	0,6	900	0,7
46	192	3	8	1	+	1	0,2	1000	0,7
50	209	3	7	+	+	1	0,4	1100	0,6
53	222	3	8	+	1	1	0,7	1000	0,7
52	217	2	6	1	1	2	1,2	1100	0,5
52	217	2	6	1	1	2	1,2	1100	0,5
165	690	7	31	4	3	1	0,6	1500	2,6
151	631	7	27	5	3	2	0,8	1220	⊖
45	188	2	4	+	1	2	0,6	880	⊖
51	213	2	8	+	1	1	0,6	1200	0,7

Fertiggerichte

Suppen und Eintöpfe, Trockenprodukte – pro Portion, fertig zubereitet
Fortsetzung

Hühnersuppe mit Nudeln, Knorr activ, 150 ml (1 Becher)
    Hühnersuppe mit Nudeln, Knorr Suppenliebe, 250 ml (1 Teller)
    Hühner Suppe, Maggi Guten Appetit, 250 ml (1 Teller)
    Hühnersuppe mit Nudeln, Maggi Meisterklasse, 250 ml (1 Teller)
Kartoffelcremesuppe, Knorr activ, 150 ml (1 Becher)
    Kartoffel-Cremesuppe, Maggi Meisterklasse, 250 ml (1 Teller)
    Kartoffel-Lauch Cremesuppe, Maggi Meisterklasse, 250 ml (1 Teller)
Kartoffeleintopf, Maggi Meisterklasse, 250 ml (1 Teller)
Lauch-Cremesuppe, Maggi Meisterklasse, 250 ml (1 Teller)
    Lauch Cremesuppe, Weight Watchers, 150 ml (1 Becher)
Linseneintopf, Deftiger, Knorr, 300 ml (1 Teller)
Linsensuppe mit Chili, Maggi Meisterklasse Premium, 250 ml (1 Teller)
    Deftige Linsensuppe, Maggi Meisterklasse, 250 ml (1 Teller)
Minestrone „Italien", Maggi Meisterklasse, 250 ml (1 Teller)
Ochsenschwanz Suppe, Maggi Guten Appetit, 250 ml (1 Teller)
Pfifferling-Cremesuppe, Maggi Meisterklasse Premium, 250 ml (1 Teller)
Rindfleischsuppe mit Nudeln, Knorr Supenliebe, 250 ml (1 Teller)
    Rindfleisch Suppe, Maggi Guten Appetit, 250 ml (1 Teller)
    Rindfleischsuppe, Maggi Meisterklasse, 250 ml (1 Teller)
    Rindssuppe mit Spätzle, Maggi Meisterklasse, 250 ml (1 Teller)
Rote Thai Suppe, Maggi Magic Asia, 315 g (1 Becher)
Skandinavische Krabbensuppe, Maggi Meisterklasse, 250 ml (1 Teller)
Spargelcremesuppe, Knorr Feinschmecker, 250 ml (1 Teller)
    Spargel Cremesuppe, Maggi Guten Appetit, 250 ml (1 Teller)
    Spargel-Cremesuppe, Maggi Meisterklasse, 250 ml (1 Teller)
    fettarm, Maggi Meisterklasse, 250 ml (1 Teller)
Tomatencremesuppe, Knorr activ, 150 ml (1 Becher)
    Tomaten Creme-Suppe, Maggi Guten Appetit, 250 ml (1 Teller)
    „fettarm", Maggi Meisterklasse, 250 ml (1 Teller)
Tomatensuppe „Toskana grande", Maggi Meisterklasse, 250 ml (1 Teller)
    Tomatensuppe mit Reis, Maggi Meisterklasse, 250 ml (1 Teller)
Vietnamese Duck Soup, Maggi Magic Asia, 330 g (1 Becher)
Waldpilz-Cremesuppe, Maggi Meisterklasse, 250 ml (1 Teller)
    „fettarm", Maggi Meisterklasse, 250 ml (1 Teller)
Zwiebelsuppe, Knorr Feinschmecker, 250 ml (1 Teller)
Zwiebelsuppe Feinschmecker Art, Maggi Meisterklasse, 250 ml (1 Teller)

Tafelfertige Suppen und Eintöpfe – pro Portion

Chili Con Carne, Maggi, 325 g (1 kleine Dose)
Erbsentopf mit Speck, Maggi, 340 g (1 kleine Dose)
    Erbseneintopf, vegan, Bruno Fischer, 560 g (1 Dose)
    Erbsensuppe, traditionell, Weight Watchers, 400 ml (½ Dose)

kcal	kJ	Ew g	KH g	Zu g	Ba g	Fett g	gFS g	Na mg	BE
35	146	1	7	+	+	+	+	630	⊖
75	314	3	13	+	1	1	+	930	⊖
49	205	2	9	+	1	+	+	1100	0,8
42	176	2	7	1	1	1	0,2	1100	0,6
85	355	2	13	2	1	3	1,0	540	⊖
139	531	2	14	2	1	8	4,8	800	1,2
130	543	3	12	2	1	3	1,9	900	1,0
132	552	3	20	·	·	4	·	·	1,7
110	460	2	9	1	+	7	4,1	900	0,8
53	222	2	10	6	+	1	0,3	600	⊖
220	920	14	28	4	7	4	1,0	1220	⊖
141	589	6	18	4	3	5	2,3	1200	1,5
148	619	8	23	·	·	2	·	·	1,9
95	397	4	17	3	3	1	0,3	800	1,4
84	351	3	9	1	+	4	2,6	1300	0,8
102	426	2	12	3	1	8	4,6	1200	1,0
80	334	3	14	+	1	1	0,5	970	⊖
65	272	3	12	+	1	1	0,4	1000	1,0
67	280	3	12	+	1	+	+	900	1,0
55	230	3	9	2	2	1	0,5	1100	0,8
173	723	7	32	3	3	2	1,1	1430	2,7
117	489	3	11	1	+	7	3,5	1000	0,9
130	543	3	13	3	1	8	5,0	920	⊖
73	305	2	10	1	+	3	1,6	900	0,8
83	347	4	13	3	1	2	0,9	900	1,1
71	297	3	11	3	1	2	0,9	900	0,9
95	397	2	16	8	1	3	0,8	740	⊖
74	309	2	13	6	2	1	0,6	1100	⊖
79	330	3	15	8	2	1	0,2	1000	1,3
114	477	2	17	7	2	4	2,2	1000	1,4
89	372	2	19	6	1	+	+	1100	1,6
139	581	5	25	2	3	2	0,8	1560	2,1
140	585	3	13	2	2	8	4,7	1100	1,1
88	368	4	14	3	1	2	1,0	900	1,2
70	293	2	10	4	2	3	1,5	940	⊖
49	205	2	8	2	2	1	0,7	1300	0,7
276	1154	8	27	·	·	15	·	·	⊖
313	1308	16	27	·	·	15	·	·	2,3
325	1359	20	45	5	15	4	1,1	2800	⊖
156	652	11	24	8	11	1	0,4	1400	⊖

Fertiggerichte

Tafelfertige Suppen und Eintöpfe – pro Portion   Fortsetzung

Flädlesuppe, 250 ml (1 Teller)
Gaisburger Marsch, 250 ml (1 Teller)
Gemüsesuppe, italienisch, Weight Watchers, 400 ml (1 Dose)
    asiatisch, Weight Watchers, 400 ml (1 Dose)
Grüner Bohnentopf mit Rindfleisch, Maggi, 325 g (1 kleine Dose)
    Grüner Bohneneintopf, vegan, Bruno Fischer, 560 g (1 Dose)
Grünkernsuppe, 250 ml (1 Teller)
    Fränkische Grünkerncremesuppe, Knorr, 250 ml (1 Teller)
Grünkohleintopf, Weight Watchers, 350 g
Gulaschsuppe, ungarisch, Weight Watchers, 400 ml (1 Dose)
Gulaschtopf mit Kartoffeln, Maggi, 315 ml (1 kleine Dose)
Hühnersuppe mit Nudeln, Weight Watchers, 400 ml (1 Dose)
Hummersuppe, 250 ml (1 Teller)
Kartoffel Cremesuppe, Weight Watchers, 400 ml (1 Dose)
Linsensuppe, feinwürzig, Weight Watchers, 400 ml (½ Dose)
    Linsentopf mit Speck, Maggi, 330 g (1 kleine Dose)
    Linseneintopf, Weight Watchers, 350 g
    Linseneintopf, vegan, Bruno Fischer, 560 g (1 Dose)
Nudeltopf mit Fleischklößchen, Maggi, 325 ml (1 kleine Dose)
Nudeltopf mit Huhn, Maggi, 325 ml (1 kleine Dose)
Pichelsteiner Eintopf, 250 ml (1 Teller)
Reistopf mit Huhn, Maggi, 325 ml (1 kleine Dose)
Tomatensuppe, mediterran, Weight Watchers, 400 ml (1 Dose)
Zwiebelsuppe, 250 ml (1 Teller)

Nudelgerichte – pro Portion, fertig zubereitet

Cannelloni Ricotta-Blattspinat, Frosta, 187 g (½ Packung)
    Cannelloni Putenfleisch-Spinatfüllung, Weight Watchers, 350 g
Emmentaler Makkaroni, Knorr Hüttenschmaus (½ Packung)
Fettucine Shrimps, TK, Frosta 250 g
Gebratene Nudeln mit Schinken & Ei, Maggi Wirtshaus, 172 g (½ Packung)
    Bologneser Art, Maggi, 158 g (½ Packung)
Gebratene Nudeln Bami Goreng, Knorr (½ Packung)
    Gebratene Nudeln, Maggi Magic Asia, 138 g (½ Packung)
    Huhn hot & spicy, Knorr (½ Packung)
    Huhn, Maggi Magic Asia, 145 g (½ Packung)
    in Sojasauce mit Frühlingszwiebeln, Knorr (½ Packung)
    Rindfleisch, Knorr (½ Packung)
    Teriyaki, Maggi Magic Asia, 158 g (½ Packung)
    Thai Curry, Maggi Magic Asia, 135 g (½ Packung)
Gebratene Nudelpfanne „Bauernart", Maggi Wirtshaus, 163 g (½ Packung)
Instant Nudelsnack Curry, Ente, Maggi Magic Asia, 360 g
    Huhn, 360 g
    süß-sauer „fettarm", 260 g

kcal	kJ	Ew g	KH g	Zu g	Ba g	Fett g	gFS g	Na mg	BE
128	535	5	15	3	+	5	3,0	280	1,3
288	1204	16	34	1	3	10	4,4	410	2,8
100	418	4	18	9	5	1	0,4	1600	⊖
104	435	7	13	4	5	2	0,8	2560	⊖
107	447	7	15	·	·	2	·	·	1,3
168	702	6	20	2	8	6	+	2800	⊖
80	334	3	13	3	2	3	0,5	1250	1,1
150	627	4	14	3	2	9	5,0	950	⊖
186	777	14	19	10	6	6	2,8	1510	⊖
144	602	7	22	7	4	3	0,8	1680	⊖
252	1053	9	20	·	·	15	·	·	1,7
84	351	7	9	2	5	2	0,4	2280	⊖
180	752	5	5	+	1	15	5,5	630	0,4
132	552	3	25	4	4	2	1,2	1520	⊖
156	652	12	25	9	8	1	+	1640	⊖
251	1049	13	28	·	·	10	·	·	2,3
200	836	18	26	4	3	3	1,1	1600	⊖
308	1287	20	36	12	22	5	1,7	2240	⊖
163	681	8	18	·	·	7	·	·	1,5
299	1250	12	22	·	·	18	·	·	1,8
155	648	9	19	4	5	5	2,3	530	1,6
237	991	7	23	·	·	13	·	·	1,9
124	518	2	27	16	4	+	+	1840	⊖
98	410	3	10	+	1	8	3,3	300	0,8
266	1112	10	24	·	·	14	·	·	⊖
273	1141	17	33	19	5	8	2,8	1040	⊖
300	1254	10	47	3	3	6	3,5	910	⊖
285	1191	14	38	·	·	9	·	·	3,2
293	1225	10	40	2	4	10	2,8	700	3,3
316	1321	11	52	4	5	7	0,6	900	⊖
290	1212	8	42	4	2	9	1,5	780	⊖
274	1145	9	43	·	·	7	·	·	⊖
290	1212	9	41	4	2	9	1,5	780	⊖
254	1062	8	40	2	5	7	1,0	800	3,3
290	1212	9	42	4	2	9	1,5	770	⊖
290	1212	9	41	4	3	9	1,5	850	⊖
270	1129	8	45	5	4	7	1,0	1000	⊖
281	1175	8	43	5	5	9	1,7	1000	⊖
285	1191	10	47	7	6	7	0,9	800	3,9
308	1287	6	42	2	2	13	6,0	1600	3,5
305	1275	6	40	1	2	13	6,1	1800	3,3
295	1233	8	48	7	2	2	0,3	800	⊖

Fertiggerichte

Nudelgerichte – pro Portion, fertig zubereitet Fortsetzung
Käse-Spätzle, Knorr Hüttenschmaus (½ Packung)
Lasagne Bolognese, TK, Frosta, 187 g (½ Packung)
Lasagne Bolognese, Weight Watchers, 350 g
Linguine Funghi, Weight Watchers, 400 g
Maggi 5-Minuten-Terrine, Broccoli Nudeltopf, 245 g (1 Becher)
Feurige Texas Nudeln, 250 g (1 Becher)
Nudeln in Rahmsauce, 230 g (1 Becher)
Nudeln in Tomaten Mozzarella-Sauce, 250 g (1 Becher)
Spaghetti Bolognese, 250 g (1 Becher)
Spaghetti Käse-Sahne, Maggi, 230 g (1 Becher)
Spaghetti Pfifferling-Rahmsauce, 250 g (1 Becher)
Spaghetti Schinkensauce, 245 g (1 Becher)
Spaghetti Tomatensauce, 245 g (1 Becher)
Mah Mee, Weight Watchers, 350 g
Mirácoli, Spaghetti mit Tomatensauce, 325 g
Vollkornspaghetti mit Tomatensauce, 350 g
Maccaroni mit Tomatensauce, 310 g
Spaghetti Arrabbiata, 325 g
Linguine Tomate Mozzarella, 390 g
Spaghetti Bolognese, 320 g
Nudeln mit Blattspinat, Knorr activ (½ Packung)
mit Champignons, Knorr activ (½ Packung)
Nudelpfanne „Försterin", Maggi Wirtshaus, 210 g (½ Packung)
Nudelsalat, mit Gemüsefrikadellen, Weight Watchers, 250 g
italienisch, mit Hähnchenbrust, Weight Watchers, 250 g
asiatisch, mit Gemüse, Weight Watchers, 250 g
Pasta mit Blattspinat „fettarm", Maggi, 270 g (½ Packung)
Penne Arrabiata, Weight Watchers, 400 g
Penne Creme Spinaci, TK, Iglo, 250 g (½ Packung)
Penne Gorgonzola, TK, Iglo, 250 g (½ Packung)
Penne Tomate-Mozzarella, Maggi, 405 g (½ Dose)
Penne in Rucola-Käsesauce, Knorr activ (½ Packung)
Ravioli, „Bolognese", Maggi, 340 ml (1 kleine Dose)
Ravioli mit Gemüse, rein pflanzlich, Tartex, 400 g (1 Dose)
Ravioli mit Pilzen, rein pflanzlich, Tartex, 400 g (1 Dose)
Ravioli „Diavoli", Maggi, 300 g (1 Dose)
Gemüse Ravioli, Maggi, 300 g (1 Dose)
Ricottafüllung, Tomatensauce, Bruno Fischer, 400 g (1 Dose)
Ravioli in Tomatensauce, Maggi, 300 g (1 Dose)
Schinken Hörnli, Knorr Hüttenschmaus (½ Packung)
Schinken-Nudeln, Maggi Wirtshaus, 245 g (½ Packung)
Schwäbische Käse-Spätzle, Maggi Wirtshaus, 240 g (½ Packung)

kcal	kJ	Ew g	KH g	Zu g	Ba g	Fett g	gFS g	Na mg	BE
300	1254	11	45	3	2	8	4,0	1020	⊖
249	1041	9	23	·	·	14	·	·	⊖
259	1083	15	40	12	6	4	2,1	1650	⊖
400	1675	48	68	7	9	4	1,6	1520	⊖
201	840	7	29	5	3	6	3,4	900	2,4
201	840	6	35	6	5	4	1,2	800	⊖
270	1129	8	34	3	3	11	6,6	1000	2,8
221	924	7	34	6	4	6	2,7	900	2,8
249	1041	9	34	4	4	8	3,2	1100	2,8
275	1150	8	34	2	3	12	6,9	1000	2,8
214	895	6	31	2	3	7	4,2	800	2,6
294	1229	8	34	2	3	14	7,2	1000	2,8
232	970	7	36	8	5	6	3,7	900	3,0
287	1200	25	37	10	31	4	0,7	1440	⊖
410	1714	14	71	10	4	8	4,4	800	⊖
395	1651	14	65	11	7	9	4,8	800	⊖
390	1630	13	66	10	4	8	4,4	800	⊖
415	1735	14	71	11	4	8	4,4	800	⊖
390	1630	13	66	11	4	8	4,5	800	⊖
445	1860	15	68	7	4	13	4,9	700	⊖
330	1376	10	47	5	5	9	5,0	1080	⊖
290	1212	11	49	5	5	5	2,0	810	⊖
314	1313	14	53	2	4	5	0,2	1000	4,4
295	1233	12	41	13	3	9	2,5	1400	⊖
275	1150	17	43	14	2	4	0,3	1230	⊖
210	878	11	37	14	3	2	0,3	1080	⊖
269	1124	11	51	8	+	3	0,9	1400	⊖
392	1639	16	69	10	8	5	2,1	1520	⊖
323	1350	10	43	4	3	13	6,8	850	⊖
338	1413	12	45	3	3	12	7,0	600	⊖
276	1154	11	42	·	·	7	·	·	3,5
320	1338	10	46	5	5	9	4,5	900	⊖
296	1237	11	39	8	2	11	1,0	1400	3,3
388	1622	13	60	·	·	10	·	·	⊖
388	1622	13	65	·	·	8	·	·	⊖
258	1078	10	44	13	3	5	1,2	1300	3,7
243	1016	9	43	12	4	4	0,6	1200	3,6
252	1053	9	45	9	5	3	1,2	1600	⊖
267	1116	10	42	8	2	7	1,8	1100	3,5
330	1379	9	47	4	3	11	6,0	820	⊖
301	1258	12	58	2	6	2	0,6	1000	4,8
246	1028	8	43	2	+	5	2,0	700	3,6

Fertiggerichte

Nudelgerichte – pro Portion, fertig zubereitet   Fortsetzung
Spätzle Pfanne, Frosta, 300 g (⅓ Packung)
Spaghetti Bolognese, Maggi, 405 g (½ Dose)
Spaghetteria Bolognese, Knorr (½ Packung)
Carbonara, Knorr (½ Packung)
Käse-Sahne Sauce, 5-Minuten-Terrine, Maggi, 230 g (1 Becher)
Pomodore Mozzarella, Knorr (½ Packung)
Quattro Formaggi, Knorr (½ Packung)
Spinaci, Knorr (½ Packung)
Spirelli in Sauce Bolognese, 290 g (½ Packung)
Tagliatelle Wildlachs, TK, Frosta, 250 g (½ Packung)
Wildlachs mit Tagliatelle, TK, Iglo, 400 g
Tortellini Käse-Sahne-Sauce, TK, Frosta, 250 g (½ Packung)
in Tomaten-Sahne, TK, Iglo, 250 g (½ Packung)
in Tomatensauce Arrabiata, Weight Watchers, 400 ml (1 Dose)
Ricotta-Spinat Tortellini, TK, Iglo, 250 g (½ Packung)
Fleisch- und Fischgerichte – pro Portion, fertig zubereitet (siehe auch Kapitel Fleisch Seite 122 und Fische Seite 140)
Chili con Carne mit Gemüse und Reis, Weight Watchers, 350 g
Currywurst mit Paprikareis, Weight Watchers, 350 g
Hähnchen-Filet Curry-Ananas, TK, Frosta, 190 g (½ Packung)
Hühnerfrikassee mit Gemüse und Reis, Weight Watchers, 350 g
Hähnchengeschnetzeltes, TK, Frosta, 250 g (½ Packung)
Kasseler Schulterbraten, Du darfst, 400 g
Labskaus, 250 ml (1 Teller)
Maggi 5-Minuten-Terrine, Gulaschtopf, 250 g (1 Becher)
Hot Chili, 255 g (1 Becher)
Nudeltopf mit Huhn, Maggi, 325 ml (1 kleine Dose)
Pangasiusfilet in Currysauce, Weight Watchers, 175 g
Putenbruststreifen chinesisch süß-sauer, Weight Watchers, 350 g
Rostbratwurst mit Kraut und Kartoffelpüree, Weight Watchers, 350 g
Schlemmer-Filet, à la Bordelaise, TK, Iglo, 190 g (½ Packung)
Blattspinat, TK, Iglo, 190 g (½ Packung)
Schweinegulasch, Du darfst, 400 g
Ungarisches Gulasch, Weight Watchers, 350 g
Wildlachs-Filet Blattspinat, TK, Frosta, 190 g (½ Packung)
Gemüse-, Kartoffel- und Reisgerichte – pro Portion, fertig zubereitet (siehe auch unter Gemüsegerichte Seite 70)
Asia Wok-Mix, TK, Iglo, 480 g (2–3 Portionen)
Asia Reis süß-sauer, topfinito, 380 g
Gebratener Reis, Maggi Magic Asia, 170 g (½ Packung)
Gemüse-Ideen, Patna & Wildreis, TK, Iglo, 300 g (1–2 Portionen)
Grüne Bohnen mit Speck, 300 g (1–2 Portionen)
Erbsen mit Schinken, 300 g (1–2 Portionen)

kcal	kJ	Ew g	KH g	Zu g	Ba g	Fett g	gFS g	Na mg	BE
354	1480	22	41	·	·	11	·	·	3,4
292	1221	12	42	·	·	9	·	·	3,5
320	1338	13	51	6	5	6	3,0	1010	⊖
340	1421	13	52	4	3	8	4,5	1080	⊖
275	1150	8	34	2	3	12	6,9	1000	2,8
300	1254	11	55	9	4	3	1,0	920	⊖
350	1463	10	50	4	3	9	4,5	940	⊖
340	1421	11	50	3	3	9	5,0	960	⊖
279	1166	12	49	6	4	4	1,2	1000	⊖
280	1170	12	29	·	4	13	·	·	⊖
326	1365	27	41	9	6	6	1,0	720	⊖
340	1421	11	31	·	5	19	·	·	⊖
320	1338	10	40	10	4	14	7,3	830	⊖
212	886	8	40	15	6	3	1,6	1680	⊖
320	1338	10	38	5	3	15	7,3	930	⊖
249	1041	17	42	10	7	2	0,7	740	⊖
322	1346	21	35	15	5	10	4,2	2590	⊖
182	761	13	16	·	2	7	·	·	1,3
277	1158	26	19	4	6	11	2,5	1300	⊖
272	1137	21	27	·	3	9	·	·	2,3
240	1003	18	24	2	1	8	1,0	1760	⊖
278	1162	17	24	2	4	13	8,3	660	⊖
240	1003	8	36	3	4	6	3,3	1200	3,0
246	1028	7	40	4	4	7	2,7	900	⊖
299	1250	12	22	·	·	18	·	·	1,8
110	460	12	8	3	2	4	1,6	1580	⊖
242	1012	18	39	+	5	1	0,4	1090	3,3
242	1012	18	16	8	7	12	4,6	1930	⊖
302	1262	25	12	1	+	17	3,8	1000	⊖
256	1070	25	7	3	+	14	3,6	500	⊖
320	1338	24	28	2	6	10	4,0	1440	⊖
319	1333	21	52	5	4	4	1,8	950	⊖
215	899	11	15	·	2	12	·	·	1,3
187	782	11	31	24	10	2	0,5	1730	⊖
334	1396	4	66	6	3	6	0,8	1100	⊖
295	1233	6	51	·	·	7	·	·	⊖
300	1255	8	60	7	4	3	0,6	1500	⊖
186	778	7	13	9	6	12	6,0	1200	⊖
279	1167	19	29	9	9	10	3,9	660	⊖

Fertiggerichte

Gemüse-, Kartoffel- und Reisgerichte – pro Portion, fertig zubereitet
Fortsetzung

Gemüse-Pfanne Asiatisch, TK, Frosta, 300 g (1–2 Portionen)
    Bauern-Pfanne, TK, Iglo, 480 g (2–3 Portionen)
    Chinesische Pfanne, TK, Iglo, 480 g (2–3 Portionen)
    Französische Pfanne, TK, Iglo, 480 g (2–3 Portionen)
    Gemüse-Pfanne Italienisch, TK, Frosta, 300 g (1–2 Portionen)
    Italienische Pfanne, TK, Iglo, 480 g (2–3 Portionen)
Maggi 5-Minuten-Terrine, Kartoffelbrei Crème fraîche, 200 g (1 Becher)
    Kartoffelbrei Blattspinat, 220 g (1 Becher)
    Kartoffelbrei Erbsen & Möhren, 220 g (1 Becher)
    Kartoffelbrei Röstzwiebeln & Croutons, 225 g (1 Becher)
Pilz-Risotto, TK, Frosta, 250 g (½ Packung)
Reiskugel „Curry" im Kochbeutel, Maggi, 180 g (2 Kugeln)
    „Risi-Bisi" im Kochbeutel, Maggi, 180 g (2 Kugeln)
Reistopf mit Huhn, Maggi, 325 ml (1 kleine Dose)
Wirsingroulade, Du darfst, 350 g

Fixprodukte

für Fleisch – pro Beutel

Bauern-Topf mit Hackfleisch, Maggi, 45 g
Chili con Carne, Maggi, 38 g
Currywurst, Maggi, 40 g
Geschnetzeltes „Züricher Art", Maggi, 48 g
Gulasch, Knorr, 54 g
    Gulasch, Maggi, 45 g
Hackbraten, Maggi, 92 g
    Griechischer Hackbraten, Knorr, 85 g
Hackfleisch-Schafskäse-Auflauf, 47 g
Jäger-Sahne Schnitzel, Maggi, 30 g
Jägertopf „Hubertus", Maggi, 30 g
Kräuter-Rahm-Schnitzel, Maggi, 42 g
Ofen-Bällchen mit Gouda, Maggi, 41 g
Ofen-Gyros, Maggi, 42 g
Ofen-Kartoffeln mit Hackfleisch, Maggi, 38 g
Ofen-Schnitzel à la Cordon Bleu, Maggi, 32 g
Ofen-Schnitzel Hawaii, Knorr, 32 g
Mediterranes Ofengemüse mit Hackfleisch, Knorr, 64 g
Paprika-Gulasch „Zigeuner Art", Knorr, 52 g
Paprika-Rahm Schnitzel, Maggi, 35 g
Pfannen-Gyros, Maggi, 30 g
Pfeffer-Rahm-Medaillons, 38 g
Rahm-Geschnetzeltes, Maggi, 45 g

kcal	kJ	Ew g	KH g	Zu g	Ba g	Fett g	gFS g	Na mg	BE
120	502	7	19	·	·	2	·	·	1,6
293	1226	15	46	13	11	6	2,4	960	⊖
226	946	14	36	27	11	2	0,5	2400	⊖
422	1766	15	34	21	14	5	1,9	1440	⊖
147	615	5	14	·	·	8	·	·	1,2
168	703	8	27	24	8	3	1,4	1920	⊖
248	1037	5	25	2	2	15	9,4	700	2,1
206	861	4	25	4	5	10	5,7	900	2,1
198	828	4	27	3	3	8	4,8	900	⊖
259	1083	5	34	5	3	12	6,3	900	⊖
230	961	7	33	·	5	8	·	·	2,8
235	982	6	45	1	1	4	1,0	800	3,8
234	978	6	44	1	1	4	1,0	900	3,7
237	991	7	23	·	·	13	·	·	1,9
240	1003	11	25	2	4	11	3,5	1260	⊖

150	627	4	23	2	3	5	1,4	2880	⊖
113	472	4	18	9	4	3	0,7	2050	⊖
142	594	2	27	15	2	3	1,2	1240	⊖
244	1020	4	18	4	1	17	9,6	2500	⊖
166	694	4	27	·	·	2	·	·	⊖
143	598	4	25	7	3	3	1,3	2700	⊖
288	1204	12	55	6	7	6	2,3	3960	⊖
265	1108	9	49	·	·	3	·	·	⊖
225	941	6	15	·	·	16	·	·	⊖
95	397	2	19	2	2	1	0,2	1740	⊖
95	397	2	17	2	2	2	0,7	1890	⊖
223	932	3	15	3	+	8	9,9	2180	⊖
132	552	3	26	12	2	2	0,3	1890	⊖
159	665	3	20	5	2	7	4,0	3020	⊖
134	560	4	17	6	1	6	2,5	3500	⊖
104	435	2	19	2	1	2	1,1	2400	⊖
134	560	3	13	·	·	7	·	·	⊖
43	180	4	3	·	·	1	·	·	⊖
180	752	6	23	·	·	7	·	·	⊖
109	456	3	20	5	2	1	0,4	1820	⊖
75	314	3	13	1	8	1	0,2	1260	⊖
196	819	4	14	·	·	14	·	·	⊖
215	899	3	23	3	1	12	7,0	1850	⊖

Fixprodukte

für Fleisch – pro Beutel   Fortsetzung

Ratatouille Hack-Gratin, Maggi, 43 g
Reisgericht „Djuvec Art", Maggi, 43 g
Rouladen, Maggi, 36 g
Sauerbraten, Maggi, 46 g
Schmorbraten, Knorr, 46 g
Schinken-Hack Röllchen, Maggi, 31 g
Schnitzel-Topf mit Spätzle, Maggi, 50 g
  „Räuber Art", Knorr, 48 g
Schwedische Hackbällchen „Köttbullar", Maggi, 34 g
Schweinebraten, Maggi, 40 g
Ungarisches Gulasch, Maggi, 46 g
Wiener Schnitzel, Maggi, 66 g
Zwiebel-Rahm-Schnitzel, Maggi, 47 g

für Fisch – pro Beutel

Lachs auf Blattspinat, Knorr, 30 g
Lachs-Sahne-Gratin, Maggi, 29 g
Ofen-Fischfilet „Toskana", Maggi, 36 g
Seelachs in Kräuter-Dill-Rahm, Knorr, 35 g
Seelachs in Kräuter-Sahne, Maggi, 30 g

für Geflügel – pro Beutel

Curry-Hähnchen Pfanne, Maggi, 44 g
Hähnchen „Fiesta mexicana", Maggi, 37 g
Hähnchenfilet „Romana", Knorr, 52 g
Hähnchenpfanne „Provence", Knorr, 31 g
Knuspriges Brathähnchen, Knorr, 32 g
Mediterraner Puten-Topf, Knorr, 63 g
Ofen-Hähnchenschenkel, Maggi, 30 g
Paprika-Sahne-Hähnchen, Maggi, 35 g
Puten-Geschnetzeltes, Knorr, 41 g
Puten-Topf mit Frischkäse, Maggi, 51 g
Saftige Hähnchenschenkel „Paprika", Maggi, 43 g
Zwiebel-Sahne-Hähnchen, Maggi, 30 g

für Gemüse – pro Beutel

Broccoli-Gratin, Maggi, 40 g
Kartoffel-Gratin, Maggi, 50 g
Rahm Champignons, Maggi, 42 g
Ratatouille, Knorr, 40 g
Tomaten-Zucchini-Gratin, Maggi, 47 g
Zucchini-Pfanne Toscana, Knorr, 44 g

kcal	kJ	Ew g	KH g	Zu g	Ba g	Fett g	gFS g	Na mg	BE
123	514	3	24	11	2	1	0,2	3530	⊖
132	552	5	16	9	4	5	2,8	3570	⊖
112	468	3	16	3	1	3	0,9	2880	⊖
150	627	4	28	12	2	2	1,0	2580	⊖
172	719	4	23	.	.	7	.	.	⊖
125	523	3	19	4	2	4	1,6	160	⊖
164	686	4	28	10	10	4	1,6	4280	⊖
193	807	5	19	.	.	11	.	.	⊖
138	577	4	18	6	+	6	3,4	1500	⊖
120	502	2	27	4	1	1	+	2960	⊖
134	560	4	22	7	5	3	0,8	2710	⊖
232	970	10	39	2	2	4	2,2	2050	⊖
124	518	5	24	3	12	1	+	2570	⊖
143	598	2	14	.	.	8	.	.	⊖
149	623	2	13	10	+	10	5,1	1300	⊖
115	481	3	21	10	2	2	0,3	2050	⊖
169	706	2	17	.	.	10	.	.	⊖
140	585	2	15	2	1	7	3,6	1050	⊖
153	640	5	23	10	1	4	1,9	3210	⊖
110	460	4	18	8	3	2	0,6	2440	⊖
176	736	6	30	.	.	3	.	.	⊖
96	401	4	15	.	.	2	.	.	⊖
89	375	3	18	.	.	1	.	.	⊖
46	192	6	3	.	.	1	.	.	⊖
60	251	3	9	4	3	1	0,3	4860	⊖
140	585	3	14	3	3	8	3,6	1580	⊖
199	832	3	19	.	.	12	.	.	⊖
222	928	4	21	4	1	13	7,7	3620	⊖
120	502	4	21	9	3	2	0,8	3740	⊖
82	343	2	16	1	3	1	+	1830	⊖
206	861	3	16	3	+	14	7,8	1600	⊖
254	1062	2	18	3	+	19	11,1	3550	⊖
232	970	3	16	2	+	17	10,5	1640	⊖
112	468	4	20	.	.	1	.	.	⊖
201	840	5	21	3	1	11	5,6	2770	⊖
155	648	5	24	.	.	4	.	.	⊖

Fixprodukte

für Pasta – pro Beutel

Arrabbiata, Knorr, 48 g
Bologneser Gratin, Maggi, 38 g
Bolognese Speciale, Knorr leicht, 54 g
Käse-Spätzle, Maggi, 35 g
Lasagne, Maggi, 46 g
Nudel-Broccoli-Auflauf, 50 g
Nudel-Schinken-Gratin, Maggi, 30 g
Ofen-Makkaroni mit Frischkäse, Maggi, 40 g
Spaghetti alla Carbonara, Maggi, 40 g
- Bolognese, Knorr, 46 g
- Bolognese, Maggi, 46 g
- Napoli, Maggi, 44 g
- Tomaten-Mozzarella, Maggi, 45 g

kcal	kJ	Ew g	KH g	Zu g	Ba g	Fett g	gFS g	Na mg	BE
144	602	5	25	·	·	2	·	·	⊖
111	464	4	18	7	3	2	0,8	3120	⊖
57	238	3	9	·	·	1	·	·	⊖
141	589	3	15	8	1	8	4,1	2590	⊖
132	552	5	24	11	4	1	+	2710	⊖
225	941	6	20	·	·	14	·	·	⊖
102	426	2	22	1	1	1	+	1020	⊖
114	477	4	21	15	4	1	0,2	2120	⊖
196	819	4	17	1	+	12	6,4	1760	⊖
152	635	5	23	·	·	4	·	·	⊖
133	556	6	24	11	4	1	0,2	2710	⊖
150	627	3	28	15	3	2	0,3	1190	⊖
184	769	5	19	9	3	10	5,6	3290	⊖

Partysnacks

Partysnacks und Knabbereien – pro Portion
Ananas, natursüß, Libby's, 35 g (1 kleine Scheibe)
BiFi, Original, 25 g
Geflügel, 25 g
Roll, 50 g
Party-Kick, 25 g
Peperoni, 25 g
Carazza, 40 g
Cashews, Lorenz, 30 g
Chio-Chips, Paprika, Salt & Vinegar; 30 g
Chio Dip! Guacamole, Chio-Chips, 25 g
hot Cheese, Chip-Chips, 25 g
hot Salsa, Chio-Chips, 25g
chipsfrisch ungarisch, funny-frisch, 25 g
Crunchips, Paprika, Cheese & Onion, Lorenz, 25 g
Crème fraiche, light, Lorenz, 25 g
Cocktailkirsche, 3 g
Cocktailwürstchen, 10 g
Cornichons, 5 g
Ei, Russischer Art gefüllt, 50 g (½ Ei)
Erdnüsse, würzig-pikant, ohne Fett, geröstet, Lorenz, 30 g
geröstet, gesalzen, Lorenz, 30 g
Wasabi Erdnüsse, Lorenz, 30 g
Erdnussflips, Erdnusslocken, 25 g
Erdnuss Flippies, funny-frisch, 30 g
Erdnußlocken, Classic, Lorenz, 25 g
Erdnußlocken, Classic, leicht, Lorenz, 25 g
Geflügelsalat mit Ananas, 50 g
Geflügelsalat mit Ananas, Weight Watchers, 50 g
Du darfst Geflügelsalat mit Ananas, 50 g
Gewürzgurken, Knax, Hengstenberg, 100 g
goldfischli Original, 30 g
goldfischli, Sesam, 30 g
Gurke, frisch, 100 g
Haselnüsse, 15 g (10 Stück)
Heringssalat, 100 g
Heringsstipp, 100 g
Jumpys, funny-frisch, 30 g
Kartoffelchip, 15 g (ca. 10 Stück)
Kartoffelsalat, 250 g
Kartoffelsalat mit Crème fraiche, Schnittlauch, Weight Watchers, 150 g
Kartoffelsalat mit Ei, Gurke, Frikadellen, Weight Watchers, 250 g
Käsegebäck aus Blätterteig, 50 g
Käsewürfel, 30 g

kcal	kJ	Ew g	KH g	Zu g	Ba g	Fett g	gFS g	Na mg	BE
19	79	+	5	4	+	+	+	0	⊖
130	543	6	+	+	+	11	5,0	400	⊖
120	502	8	+	+	+	10	4,0	410	⊖
230	961	8	14	2	1	16	7,0	470	⊖
110	460	5	+	+	+	10	4,0	380	⊖
130	543	6	+	+	+	11	5,0	410	⊖
140	585	4	13	5	1	8	3,0	300	⊖
188	785	6	4	2	2	16	2,7	140	0,3
159	552	2	14	1	1	11	1,2	180	⊖
27	113	1	2	1	+	2	1,1	200	⊖
34	142	1	4	+	+	2	0,7	200	⊖
31	130	+	7	7	+	+	0,0	300	⊖
162	677	2	15	1	1	11	1,2	180	⊖
134	560	2	12	+	1	9	0,8	160	1,0
119	497	2	15	+	1	6	0,5	230	1,3
8	33	+	2	2	+	+	+	+	⊖
30	125	1	+	+	+	3	1,0	80	⊖
1	4	+	+	+	+	+	+	20	○
100	418	7	2	1	+	8	2,5	180	⊖
188	786	8	4	·	·	16	3,3	·	0,3
187	780	8	4	·	·	16	3,3	·	0,3
154	644	4	14	3	1	9	2,7	400	1,2
133	556	3	12	+	1	9	1,6	190	1,0
143	597	4	15	1	2	7	2,1	210	⊖
123	514	3	14	1	1	6	1,0	190	1,2
111	464	3	15	1	1	4	0,8	190	1,3
105	439	5	3	2	0	9	3,8	130	○
67	280	4	5	4	+	4	0,5	310	⊖
70	293	4	5	4	+	4	0,3	140	⊖
26	109	1	5	4	·	+	·	·	⊖
132	553	3	19	2	1	5	2,3	330	⊖
143	599	4	15	2	1	8	3,3	300	⊖
12	50	1	2	2	+	+	+	+	○
97	405	2	2	+	1	9	0,6	+	○
245	1024	5	3	2	0	24	2,5	350	○
285	1191	9	2	2	0	27	6,4	210	○
141	589	2	17	1	1	7	3,3	360	⊖
80	334	1	6	+	+	6	1,5	70	0,5
300	1254	10	33	2	5	13	5,0	2380	2,8
194	811	3	24	6	2	9	2,0	720	⊖
275	1150	13	32	12	3	11	2,3	1350	⊖
208	869	4	13	+	+	16	8,7	50	1,1
89	372	7	0	0	0	7	3,9	150	○

Partysnacks

Partysnacks und Knabbereien – pro Portion Fortsetzung

Kräcker, 20 g (4 Stück)
- Party Clubs, Lorenz, 25 g

Maiskölbchen, Hengstenberg, 50 g

Mandelkern, 1,5 g (1 Mandel)

Mayonnaise, 80 % Fett, 15 ml (1 EL)

Mixed Pickles, Hengstenberg, 50 g (1 EL)

Naturals mit Balsamico, Lorenz, 25 g
- fein gesalzen, leicht, Lorenz, 25 g

NicNacs, Lorenz, 30 g

Olive, grün, mariniert, 30 g (ca. 10 Stück)
- schwarz, „griech. Art", 30 g (ca. 10 Stück)

Ölsardine, abgetropft, 25 g

Pistazienkerne, geröstet und gesalzen, 25 g

Pommes frites, frittiert, 150 g (ca. 20 Stück)
- Pommes frites, 8 g (1 Stück)
- Backofen-Pommes-frites, 150 g (ca. 20 Stück)

Pom-Bär, Original, 30 g
- Pom-Bär, Ketchup, 30 g

Popcorn, ungesüßt und ungesalzen, 40 g

Pringles, Kartoffelchips, Original, 25 g
- Hot & Spicy, 25 g
- Sour Cream & Onion, 25 g

Pringles, Rice Infusions, Classic, 25 g
- Sour Cream & Onion, 25 g

Pumpernickel, 20 g (1 kleine runde Scheibe)

Radieschen, 20 g (4 Stück)

Reis-Gebäck, japanisch, 50 g

Rollmops, 50 g

Salzstange, Salzbrezel, 20 g (ca. 10 Stück)
- Saltletts Sticks, Lorenz, 25 g
- Saltletts Brezel, Lorenz, 25 g

Schwedenhappen, Lysell, 25 g

Sesamsticks, Lorenz, 25 g

Silberzwiebeln, Hengstenberg, 50 g

Studentenfutter, 20 g (1 EL)

Tacitos, Lorenz, 25 g

Tortilla Chips, Original, Chio-Chips, 30 g
- Nacho Cheese, Chio-Chips, 30 g

Walnüsse, 20 g (5 Stück)

Weintrauben, rot, 50 g
- Weintrauben, weiß, 50 g

kcal	kJ	Ew g	KH g	Zu g	Ba g	Fett g	gFS g	Na mg	BE
89	372	1	14	+	1	3	1,6	100	1,2
122	510	2	16	3	1	6	3,5	240	1,3
18	75	1	2	2	·	+	·	·	⊖
10	42	+	+	·	+	1	·	·	⊖
112	468	+	1	1	1	8	1,1	0	○
14	59	1	2	2	·	+	·	·	⊖
134	560	2	12	1	1	9	0,9	240	1
119	497	2	15	+	2	6	0,6	310	1,3
155	647	5	12	3	2	10	2,7	200	⊖
43	180	+	+	+	1	4	0,6	630	⊖
106	443	1	1	+	1	11	1,6	990	⊖
55	230	6	0	0	0	3	0,4	210	○
146	610	5	4	2	2	13	1,5	100	0,3
410	1714	6	48	2	5	21	8,7	750	4,0
20	34	1	3	·	+	1	·	·	0,5
380	1538	6	57	2	4	15	7,5	200	4,8
148	622	1	17	+	1	8	0,9	300	⊖
150	628	1	18	1	1	8	0,9	330	⊖
145	606	5	27	0,5	+	2	0,2	+	⊖
131	548	1	13	+	1	8	1,8	130	⊖
129	539	1	13	1	1	8	1,7	180	⊖
129	539	1	13	1	1	8	1,8	160	⊖
124	518	1	15	+	1	6	1,7	150	⊖
123	514	1	15	1	1	6	1,8	190	⊖
35	146	1	7	+	2	+	+	90	1,0
3	13	+	+	+	+	+	+	+	○
215	899	4	40	·	·	4	·	·	⊖
104	435	8	0	+	0	8	0,9	1160	○
67	280	2	15	+	+	+	+	360	⊖
96	401	3	18	·	·	1	·	·	1,5
96	401	3	17	·	·	2	·	·	1,4
57	237	4	3	·	·	3	·	·	⊖
103	430	3	17	·	·	3	·	·	1,4
10	42	+	2	2	·	+	·	·	⊖
97	405	3	6	5	2	7	1,0	+	0,5
121	507	2	15	1	1	6	3,0	130	1,3
143	596	2	19	+	1	7	3,3	180	⊖
140	584	2	18	1	1	7	3,3	240	⊖
132	552	3	2	1	1	12	1,4	+	○
37	155	+	8	8	+	+	+	+	0,7
33	138	+	8	8	+	+	+	+	0,7

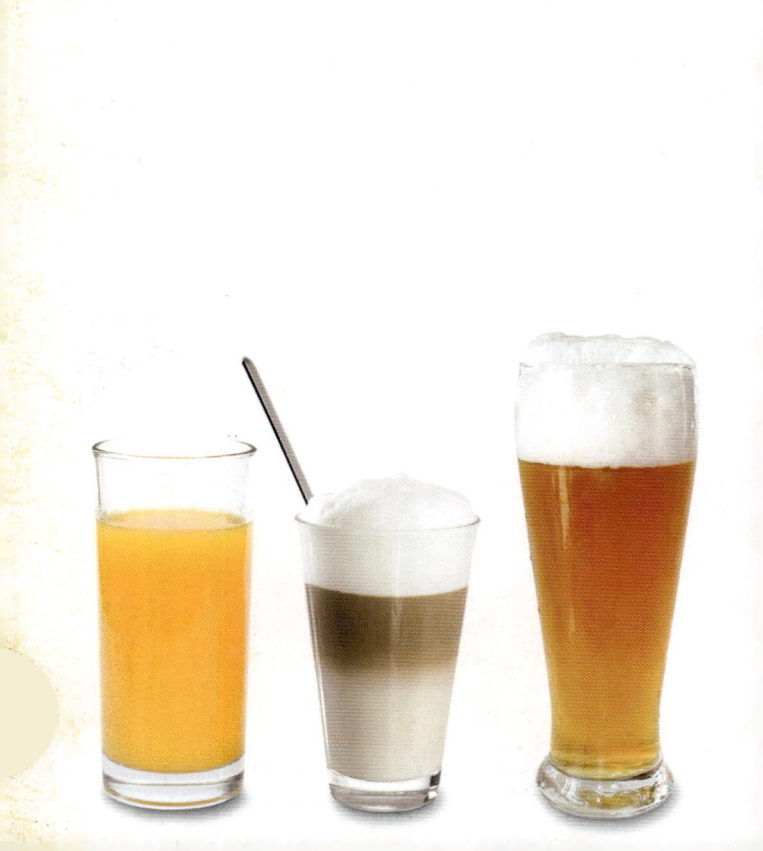

Getränke

Alkoholfreie Getränke

Kaffee, Kaffeespezialitäten und Getreidekaffee	218
Tee und Teegetränke	220
Zugaber zu Kaffee und Tee	220
Kakaopulver und -getränke	222
Fruchtsäfte, -nektare und Fruchtsaftgetränke	222
Fruchtsirup und -dicksäfte	224
Mineral- und Tafelwasser	224
Alkoholfreie Erfrischungsgetränke	224

Alkoholische Getränke

Bier	228
Wein, Schaumwein, weinhaltige Getränke, Sekt	228
Liköre und Spirituosen	230
Cocktails, Longdrinks, Mixgetränke	232

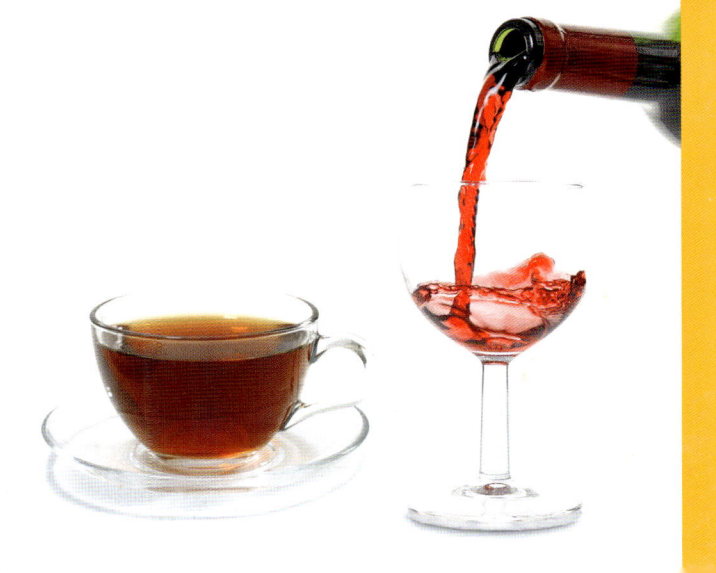

Alkoholfreie Getränke

Kaffee, Kaffeespezialitäten und Getreidekaffee – pro Tasse

Bohnenkaffee, ohne Milch, 200 ml
    mit Milch, i. D., 200 ml
    mit Milch und Zucker, i. D., 200 ml
Café au lait, Milchkaffee (halb Milch, halb Kaffee), 200 ml
Caro Original, Nestlé, 150 ml
    Caro Extra kräftig, Nestlé, 150 ml
    Caro Malzkaffee, Nestlé, 120 ml
Eiskaffee, 250 ml
Espresso, 30 ml
Irish Coffee, 200 ml
Kathreiner Kneipp Malzkaffee, Nestlé, 150 ml
Latte Macchiato, McDonald's, 300 ml
Linde's Kornkaffee, 150 ml
Nescafé Pur, Classic, Classic mild, Nestlé, 200 ml
    Classic und Gold entkoffeiniert, Nestlé, 150 ml
    Gold, Nestlé, 150 ml
    Gold mild, Nestlé, 150 ml
    Sensazione Crema, Nestlé, 150 ml
    Typ Espresso, Nestlé, 60 ml
Nescafé Dolce Gusto, Caffè Crema Grande, Nestlé, 200 ml
    Caffè Lungo, Nestlé, 120 ml
    Espresso, Nestlé, 50 ml
    Cappuccino, Nestlé, 250 ml
    Latte Macchiato, Nestlé, 225 ml
    Latte Macchiato, ungesüßt, Nestlé, 170 ml
Nescafé frappé Typ Eiskaffee, Nestlé, 200 ml (mit Milch, 1,5% Fett)
Nescafé Typ Cappuccino cremig zart, Nestlé, 150 ml
    Cappucino international Choco, Nestlé, 120 ml
    Cappucino international Crema Latte, Nestlé, 120 ml
Nescafé Typ Café au lait, Nestlé, 150 ml
Nescafé Typ Latte Macchiato, Nestlé, 200 ml
Nescafé Typ Wiener Melange, Nestlé, 150 ml
Nescafé Xpress Cappuccino White, Nestlé, 250 ml (1 Flasche)
    Choco, Nestlé, 250 ml (1 Flasche)
    Latte Macchiato, Nestlé, 250 ml (1 Flasche)
    Vanilla, Nestlé, 250 ml (1 Flasche)
Pharisäer, 200 ml

kcal	kJ	Ew g	KH g	Zu g	Ba g	Fett g	gFS g	Na mg	BE
4	17	+	+	+	0	0	0,0	+	O
18	75	2	2	2	0	+	0,3	+	O
70	293	2	14	14	0	+	0,3	+	⊖
66	276	4	5	5	0	3	2,1	+	0,4
8	33	+	2	+	+	0	0,0	0	O
11	46	+	3	+	+	0	0,0	+	0,3
8	33	+	2	0	+	+	+	+	O
458	1914	5	13	12	+	44	26,2	60	⊖
1	4	+	0	0	0	+	+	+	O
210	878	1	7	6	0	10	6,2	+	⊖
3	13	0	1	+	+	+	+	+	O
85	355	6	9	9	0	3	2,0	30	⊖
3	13	0	1	+	+	+	+	+	O
3	13	+	+	+	1	0	0,0	+	O
1	4	+	+	+	1	0	0,0	+	O
1	4	+	+	+	1	+	+	+	⊖
2	8	+	+	+	1	0	0,0	+	O
4	17	+	+	+	1	0	0,0	+	O
1	4	+	+	+	+	0	0,0	+	O
1	4	+	1	+	+	0	0,0	0	O
1	4	+	1	+	+	0	0,0	+	O
1	4	+	1	+	+	0	0,0	+	O
84	351	4	10	9	1	4	1,8	60	⊖
89	372	4	9	9	1	4	2,0	60	⊖
76	318	4	6	5	+	4	2,0	60	⊖
149	623	7	22	22	+	3	1,8	+	⊖
52	217	2	6	4	+	2	2,0	40	⊖
59	247	2	9	9	1	2	1,8	30	⊖
61	255	2	9	9	+	2	2,0	30	⊖
53	222	2	6	5	1	2	2,0	60	0,5
86	359	3	9	6	+	5	4,5	+	⊖
72	301	2	13	10	1	2	2,0	30	⊖
152	635	7	23	22	2	4	2,2	140	⊖
154	644	7	24	22	2	4	2,3	140	⊖
147	614	7	22	21	2	4	2,2	140	⊖
148	619	7	22	21	2	4	2,2	140	⊖
220	920	1	12	12	0	9	5,0	+	⊖

Alkoholfreie Getränke

Tee und Teegetränke – pro Tasse/Glas

Eistee, Pfirsich, Natreen, 250 ml

Früchte-, Kräutertee, 150 ml

Nescafé Dolce Gusto, Nestea Peach, Nestlé, 200 ml

Nestea, Grüntee Citrus, Coca-Cola, 200 ml

    Pfirsich, 200 ml

    Waldfrucht, 200 ml

    Zitrone, 200 ml

    Weißer Pfirsich ohne Zucker, 200 ml

Schwarzer Tee, 200 ml

    mit Milch, i. D., 200 ml

    mit Milch und Zucker, i. D., 200 ml

    mit Sahne, i. D., 200 ml

    mit Sahne und Zucker, i. D., 200 ml

    mit Zucker und Zitronensaft, i. D., 200 ml

    mit Alkohol, i. D., 200 ml

Zugaben zu Kaffee und Tee – pro Tasse

Coffeemate, Nestlé, Kaffeeweißer, 5 g (1 TL)

Kaffeesahne, Bärenmarke, 10 % Fett, 7,5 g (1 Tassenpackung)

    Kaffeesahne, Bärenmarke, 10 % Fett, 6 g (1 TL)

    Kaffeesahne, 20 % Fett, 6 g (1 TL)

    Kaffeesahne, 30 % Fett, 6 g (1 TL)

Kandiszucker, 2 g (1 kleiner Würfel)

Kondensmilch, Der extra leichte Traum, Bärenmarke, 3 % Fett, 6 g (1 TL)

    Die Leichte, Bärenmarke, 4 % Fett, 7,5 g (1 Tassenpackung)

    Die Leichte 4, Bärenmarke, 4 % Fett, 6 g (1 TL)

    Kondensmilch, Glücksklee, 7,5 % Fett, 7,5 g (1 Tassenpackung)

    Kondensmilch, Glücksklee, 7,5 % Fett, 6 g (1 TL)

    Der genussvolle Traum, Bärenmarke, 8 % Fett, 6 g (1 TL)

    Die Ergiebige, Bärenmarke, 10 % Fett, 7,5 g (1 Tassenpackung)

    Die Ergiebige, Bärenmarke, 10 % Fett, 6 g (1 TL)

    Der cremige Traum, Bärenmarke, 12 %, 6 g (1 TL)

    Kondensmilch, gezuckert, 7,5 % Fett, 6 g (1 TL)

    Milchmädchen, gezuckerte Kondensmilch, Nestlé, 5 g (1 TL)

Magermilchpulver, 10 g (1 EL)

Süße Sahne, Schlagsahne, ungeschlagen, 30 % Fett, 30 g (2 EL)

    Alpenfrische Schlagsahne, Bärenmarke, 32 % Fett, 30 g (2 EL)

    Alpensahne, Bio, Bärenmarke, 12 % Fett, 30 g (2 EL)

Süßstoff (siehe auch Seite 160)

Vollmilchpulver, 10 g (1 EL)

Zitronensaft, 5 ml (1 TL)

Zucker, 5 g (1 TL)

    Würfelzucker, 3 g (1 kleiner Würfel)

kcal	kJ	Ew g	KH g	Zu g	Ba g	Fett g	gFS g	Na mg	BE
5	21	+	1	·	+	·	·	·	⊖
1	4	0	+	0	0	0	0,0	+	○
21	88	+	5	5	+	0	0,0	0	⊖
60	251	+	14	14	0	+	+	40	⊖
58	242	+	14	14	0	+	+	60	⊖
64	268	+	16	16	0	+	+	60	⊖
64	268	+	15	15	0	+	+	40	⊖
2	8	+	+	+	0	+	+	40	⊖
0	0	0	+	0	0	0	0,0	+	○
6	25	+	+	+	0	+	+	+	○
20	84	+	4	4	0	+	+	+	⊖
20	84	+	+	+	0	2	1,2	+	○
36	150	+	4	4	0	2	1,2	+	⊖
22	92	+	5	5	+	+	+	+	⊖
30	125	+	+	+	0	+	0,0	+	⊖
23	96	+	4	1	·	·	+	·	⊖
9	38	+	+	·	0	1	·	·	○
7	29	+	+	·	0	+	·	·	○
12	50	+	+	+	0	1	0,7	+	○
16	67	+	+	+	0	2	1,0	+	○
8	33	0	2	2	0	0	0,0	0	⊖
5	21	+	+	·	0	+	·	·	○
7	29	+	1	·	0	+	·	·	○
6	25	+	+	·	0	+	·	·	○
10	42	+	1	·	0	1	·	·	○
8	33	+	1	·	0	+	·	·	○
8	33	+	+	·	0	+	·	·	○
11	46	+	1	·	0	1	·	·	○
9	38	+	+	·	0	1	·	·	○
10	42	+	+	·	·	1	·	·	○
15	63	+	3	3	0	+	+	+	○
17	71	+	3	·	0	+	·	·	⊖
36	151	4	5	5	0	+	+	60	0,4
88	368	1	1	1	0	10	5,6	+	○
93	389	1	1	·	+	10	·	·	○
41	171	1	1	·	+	4	·	·	○
0	0	0	0	0	0	0	0,0	0	○
48	201	3	4	4	0	3	2,0	40	0,3
1	4	+	+	+	+	+	0,0	+	○
20	84	0	5	5	0	0	0,0	0	⊖
12	50	0	3	3	0	0	0,0	0	⊖

Alkoholfreie Getränke

Kakaopulver und -getränke – pro Portion

Chococino, Nestlé, Pulver, 22 g

Feinste Heiße Schokolade, Nestlé, Pulver, 15 g (1 geh. EL)
- 15 g (1 geh. EL) Pulver, zubereitet mit Milch, 1,5% Fett, 150 ml

Kakaogetränkepulver, 15 g (1 TL)
- 15 g (2 geh. TL) Pulver, zubereitet mit Milch, 1,5% Fett, 150 ml

Kakaopulver, schwach entölt, 5 g (1 TL)
- Kakaopulver, schwach entölt, gezuckert, 5 g (1 TL)
- Kakaopulver, stark entölt, 5 g (1 TL)
- Kakaopulver, stark entölt, gezuckert, 5 g (1 TL)

Kakaotrunk, 3,5% Fett, 250 ml
- Kakaotrunk, 1,5% Fett, 250 ml

Nesquik, Nestlé, Pulver, 15 g (2 geh. TL)
- 15 g (2 geh. TL) Pulver, zubereitet mit Milch, 1,5% Fett, 150 ml

Schokoladenpulver, 15 g (2 geh. TL)
- 15 g (2 geh. TL) Pulver, zubereitet mit Milch, 1,5% Fett, 150 ml

Fruchtsäfte, -nektare und Fruchtsaftgetränke – pro Glas (200 ml)

Acerolasaft
- Acerolanektar

Ananassaft

Apfelsaft

Aprikosensaft
- Aprikosennektar

Birnensaft
- Birnennektar

Brombeersaft

Cranberry-, Moosbeerensaft

Erdbeersaft

Ganzfruchtgetränk, Smoothie

Granatapfelsaft

Grapefruitsaft
- Grapefruitnektar

Heidelbeersaft

Himbeersaft

Holunderbeerensaft, 100 ml

Johannisbeernektar, rot

Johannisbeernektar, schwarz
- Nektar Schwarze Johannisbeere, Natreen, 250 ml

Kirschsaft
- Kirschnektar

Kokosnuss-Fruchtwasser, 100 ml

Mandarinensaft

Mangonektar

kcal	kJ	Ew g	KH g	Zu g	Ba g	Fett g	gFS g	Na mg	BE
94	393	2	14	13	1	3	2,9	60	⊖
55	230	1	10	9	1	1	0,7	+	⊖
127	531	6	18	17	1	3	2,1	70	⊖
59	247	1	12	12	1	1	0,5	40	⊖
130	543	6	20	20	1	3	2,1	110	⊖
17	71	1	1	+	2	1	0,7	+	⊖
20	84	+	3	3	+	+	+	+	⊖
13	54	1	1	0	2	1	0,3	+	⊖
18	75	+	4	+	+	+	+	+	⊖
195	816	10	20	20	0	10	5,0	125	⊖
150	628	10	20	20	0	5	2,0	125	⊖
55	230	1	12	12	1	+	+	20	⊖
126	527	5	20	20	1	3	1,6	90	⊖
58	242	1	11	11	1	1	0,7	+	⊖
129	539	6	19	18	1	3	2,1	70	⊖
45	183	+	9	9	0	+	+	+	0,8
88	363	+	22	22	0	+	+	+	⊖
100	413	1	24	24	+	+	0,0	+	2,0
92	385	1	22	20	+	0	0,0	+	1,8
90	376	2	19	18	0	+	+	+	1,6
120	502	1	28	28	+	+	0,0	+	⊖
94	393	0	24	14	0	0	0,0	0	2,0
125	523	1	32	32	+	+	+	+	⊖
74	309	1	15	15	0	1	+	+	1,3
78	326	1	10	10	0	1	+	+	0,8
72	301	1	14	13	0	1	+	+	1,2
120	502	2	28	28	1	+	+	+	2,3
108	451	+	26	25	0	+	+	+	2,2
90	376	1	15	0	+	+			1,3
126	527	1	28	28	+	+	+	+	⊖
100	418	1	19	18	0	1	+	+	1,6
80	334	2	13	12	0	+	+	+	1,1
52	217	2	9	8	0	+	+	+	0,8
136	568	1	31	31	0	+	+	1	⊖
140	585	+	32	32	0	+	+	+	⊖
28	117	+	5	·	·	+	·	·	0,4
82	343	+	20	18	+	0	0,0	+	1,7
132	552	1	31	31	0	+	+	+	⊖
19	79	1	4	4	1	+	+	50	0,3
90	376	1	19	19	+	+	+	+	1,6
102	426	+	26	24	1	+	+	+	⊖

Alkoholfreie Getränke

Fruchtsäfte, -nektare und Fruchtsaftgetränke Fortsetzung
Multivitaminsaft
- Multivitaminnektar
- Multivitaminnektar mit Süßstoff
- Nektar Multivitamin, Natreen, 250 ml

Orangensaft
- Orangensaftgetränk, McDonald's, 250 ml
- Orangennektar
- Orangennektar mit Süßstoff

Passionsfrucht-, Maracujasaft

Pfirsichsaft
- Pfirsichnektar

Pflaumensaft

Sanddornbeerensaft, 100 ml

Traubensaft, rot und weiß

Zitronensaft, 100 ml
- Zitronensaft, 15 ml (1 EL)

Fruchtsirup und -dicksäfte – pro Esslöffel (20 g)
Apfeldicksaft, Birnendicksaft

Heidelbeerdicksaft, ungezuckert

Himbeersirup

Himbeersirup, 8 g (1 TL)

Ingwersirup

Mangodicksaft, ungezuckert

Sanddorndicksaft, ungezuckert

Mineral- und Tafelwasser – pro Glas (200 ml)
Trink-, Quellwasser, Natürliches Mineralwasser

Apollinaris Classic, Medium

Bad Vilbeler Urquelle

Gerolsteiner, Sprudel, Medium

Hassia Sprudel

Alkoholfreie Erfrischungsgetränke – pro Glas (200 ml)
Apfelschorle, Lift

Apollinaris Active +

Apollinaris Lemon

Bitter Lemon, Kinley

bizzl leicht & fit Grapefruit

Bonaqa Apfel-Birne

kcal	kJ	Ew g	KH g	Zu g	Ba g	Fett g	gFS g	Na mg	BE
95	397	1	22	·	+	+	·	·	1,8
105	439	2	24	20	+	+	0,0	+	⊖
48	201	1	12	10	+	+	0,0	+	⊖
60	251	+	14	·	·	+	·	·	⊖
85	355	2	18	17	+	+	+	+	1,5
110	460	2	26	25	0	0	0,0	0	⊖
126	527	1	29	28	+	+	+	+	⊖
46	192	1	9	4	+	+	+	+	⊖
115	431	2	20	·	·	1	·	·	⊖
86	359	1	19	18	0	+	+	+	1,6
120	502	1	29	28	0	+	+	+	⊖
92	385	1	22	20	0	+	+	+	1,8
86	359	2	12	12	0	12	0,4	+	1,0
140	585	1	31	31	0	+	+	+	2,6
26	109	+	2	2	+	+	0,0	+	O
4	17	+	+	+	+	+	0,0	+	O
55	230	+	13	·	·	0	·	·	⊖
6	25	0	1	·	·	0	·	·	O
55	230	+	13	·	·	0	·	·	⊖
20	84	+	5	·	·	0	·	·	⊖
55	230	0	14	·	0	0	·	·	⊖
15	63	0	4	·	·	0	·	·	0,3
10	42	+	+	·	·	+	·	·	O
0	0	0	0	0	0	0	0,0	+	⊖
0	0	0	0	0	0	0	0,0	90	⊖
0	0	0	0	0	0	0	0,0	20	⊖
0	0	0	0	0	0	0	0,0	20	⊖
0	0	0	0	0	0	0	0,0	40	⊖
46	192	+	11	10	0	+	+	20	⊖
28	117	+	9	9	0	+	0,0	20	⊖
1	4	0	0	0	0	0	0,0	90	⊖
100	418	0	24	24	0	+	+	+	⊖
13	54	0	1	1	0	0	0,0	0	⊖
30	125	0	7	7	0	0	0,0	40	⊖

Alkoholfreie Getränke

Alkoholfreie Erfrischungsgetränke Fortsetzung

Cola, Coca-Cola
- Coca-Cola light, light koffeinfrei, Zero
- Coca-Cola Cherry
- Coca-Cola Vanilla Coke
- Deit Cola Mix Citrus, zuckerfrei

Deit, Citro, zuckerfrei
- Grapefruit, Limette, Orange, zuckerfrei
- Zitrone, zuckerfrei

Fanta Orange
- Fanta Zero
- Fanta Lemon

Ginger Ale

Limonade i. D.

Mezzo Mix
- Mezzo Mix Zero

Powerade Sports Orange

Sprite
- Sprite Zero

Tonic Water

kcal	kJ	Ew g	KH g	Zu g	Ba g	Fett g	gFS g	Na mg	BE
84	351	0	21	21	0	0	0,0	0	⊖
1	4	+	+	0	0	0	0,0	+	○
86	359	0	21	21	0	0	0,0	+	⊖
90	376	0	22	22	0	0	0,0	+	⊖
6	25	+	1	1	+	+	+	+	⊖
2	8	+	+	+	+	+	+	+	⊖
6	25	+	1	1	+	+	+	+	⊖
4	17	+	1	1	+	+	+	+	⊖
78	326	+	19	19	0	+	+	+	⊖
10	42	+	1	+	0	+	+	+	⊖
90	376	+	22	11	0	+	+	+	⊖
70	293	0	17	17	0	0	0,0	+	⊖
84	351	0	20	20	0	0	0,0	+	⊖
86	359	+	21	20	0	+	+	+	⊖
2	8	+	+	0	0	0	0,0	+	⊖
48	201	+	11	11	0	+	+	100	⊖
74	309	0	18	18	0	0	0,0	+	⊖
2	8	+	0	0	0	0	0,0	+	⊖
70	293	18	18	0	0	0	0,0	+	⊖

Alkoholische Getränke

Bier – pro Glas

Altbier, 5 Vol.-%, 330 ml
Berliner Weiße mit Schuss, 5,4 Vol.-%, 500 ml
Bier, Pils, hell, 4,8 Vol.-%, 330 ml
    Bier, alkoholarm, 3 Vol.-%, 330 ml
    Bier, alkoholfrei, 330 ml
Bier mit Limonade, Cola, 2,5 Vol.-%, 500 ml
Bockbier, hell, 7 Vol.-%, 200 ml
Diätbier, 4 Vol.-%, 200 ml
Doppelbock, Starkbier, 8 Vol.-%, 200 ml
Exportbier, hell, 5 Vol.-%, 330 ml
    Exportbier, leicht, 3 Vol.-%, 330 ml
Kölsch, 4,8 Vol.-%, 200 ml
Malzbier, 0,5 Vol.-%, 500 ml
Weißbier, Weizenbier, 5,3 Vol.-%, 500 ml
    Weizenbier mit Grapefruit, 2,5 Vol.-%, 330 ml

Wein, Schaumwein, weinhaltige Getränke, Sekt – pro Glas

Apfelwein, 6 Vol.-%, 200 ml
Bowle, Ananas-, 200 ml
    Erdbeerbowle, 200 ml
    Feuerzangenbowle, 200 ml
    Maibowle, 200 ml
    Pfirsichbowle, 200 ml
Burgunder, 9,5 Vol.-%, 125 ml
Champagner, 12,5 Vol.-%, 100 ml
Cidre, trocken, 5 Vol.-%, 200 ml
Federweißer, 5 Vol.-%, 200 ml
Glühwein, 9 Vol.-%, 250 ml
Madeira, Likörwein, 22 Vol.-%, 50 ml
Marsala, Dessertwein, 15 Vol.-%, 50 ml
Portwein i. D., 20 Vol.-%, 50 ml
Reiswein, 20 Vol.-%, 50 ml
Roséwein, 11 Vol.-%, 125 ml
Rotwein, leicht, 11,5 Vol.-%, 125 ml
    Rotwein, schwer, 13 Vol.-%, 125 ml
    Rotweinpunsch, 200 ml
Sekt, trocken, 12,5 Vol.-%, 100 ml
    Sekt, trocken, 200 ml (1 Piccolo)
    Sekt, süß, 10 Vol.-%, 100 ml
Sherry, trocken, 20 Vol.-%, 50 ml
    Sherry, medium, 18,5 Vol.-%, 50 ml
    Sherry, süß, 19,5 Vol.-%, 50 ml

kcal	kJ	Ew g	KH g	Zu g	Ba g	Alk g	Na mg	BE
132	552	1	10	0	0	13,2		⊖
200	836	1	35	20	+	16,5	+	⊖
139	581	1	10	0	0	12,5	+	⊖
86	359	1	7	0	0	7,9	+	⊖
83	347	1	17	+	0	0,0	+	⊖
215	899	1	35	30	0	10,0	+	⊖
122	510	2	10	0	0	11,2	+	⊖
56	234	1	2	0	0	6,4	+	⊖
126	527	2	8	0	0	12,8	+	⊖
135	564	1	10	0	0	13,2	+	⊖
89	372	1	7	0	0	13,9	+	⊖
90	376	1	8	0	0	7,7	+	⊖
245	1024	1	55	54	0	2,5	+	⊖
215	899	2	15	1	0	21,0	+	⊖
142	594	1	23	17	0	6,9	+	⊖
130	543	2	15	15	0	10,0	+	⊖
216	903	+	33	33	1	10,6	+	⊖
160	669	+	13	12	1	14,6	+	⊖
335	1400	0	44	·	0	20,0	·	⊖
150	627	0	1	·	0	19,0	·	⊖
170	711	+	8	·	+	18,0	·	⊖
96	401	+	3	3	0	9,5	+	⊖
80	334	+	2	2	0	10,0	+	⊖
80	334	1	6	6	0	8,0	+	⊖
152	635	1	24	24	1	8,0	+	⊖
218	911	1	23	23	+	18,0	+	⊖
84	351	0	5	5	0	9,0	+	⊖
50	209	0	2	·	0	6,0	·	⊖
80	334	+	6	6	0	7,9	+	⊖
60	251	0	2	·	0	8,0	·	⊖
89	272	+	3	3	0	10,9	+	⊖
95	397	1	4	4	0	11,5	+	⊖
102	426	1	3	3	0	13,0		⊖
300	1254	1	42	42	1	17,0	+	⊖
76	318	+	1	1	0	10,0	+	⊖
152	635	+	2	2	0	20,0	+	⊖
102	426	+	11	11	0	8,0	+	⊖
59	247	+	1	1	0	7,9	+	⊖
60	251	+	2	2	0	7,4	+	⊖
70	293	+	3	3	0	7,8	+	⊖

Alkoholische Getränke

Wein, Schaumwein, weinhaltige Getränke, Sekt – pro Glas Fortsetzung

Tokajer, 12 Vol.-%, 50 ml

Weinschorle, 5 Vol.-%, 250 ml

Weißwein, trocken, 13 Vol.-%, 125 ml

    Weißwein, halbtrocken, 11,5 Vol.-%, 125 ml

    Weißwein, lieblich, 10 Vol.-%, 125 ml

    Weißwein, Auslese, 10 Vol.-%, 50 ml

Wermut, trocken (weiß), 17,5 Vol.-%, 50 ml

    Wermut, süß, 15 Vol.-%, 50 ml

    Martini Vermouth Bianco, 15 Vol.-%, 50 ml

    Martini Vermouth Rosso, 15 Vol.-%, 50 ml

    Noilly Prat, 18 Vol.-%, 50 ml

Liköre und Spirituosen – pro Glas (20 ml/2 cl)

Amaretto, 28 Vol.-%

Apricot-Brandy, 35 Vol.-%

Aquavit, 43 Vol.-%

Arrak, 40 Vol.-%

Bénédictine D.O.M. Liqueur, 40 Vol.-%

Calvados, 45 Vol.-%

Campari Bitter, 25 Vol.-%

Cherry-Brandy, 30 Vol.-%

Cognac, 40 Vol.-%

    Cognac Otard VSOP, 40 Vol.-%

Curaçao, Orangenlikör, 35 Vol.-%

Eierlikör, 20 Vol.-%

Fruchtsaftlikör, 30 Vol.-%

Genever, 35 Vol.-%

Gin, 40 Vol.-%

    Gin, 47 Vol.-%

Grand Marnier, 40 Vol.-%

Himbeergeist, 40 Vol.-%

Kaffeelikör, 25 Vol.-%

Kirschwasser, 40 Vol.-%

Klarer Schnaps, Korn, 32 Vol.-%

    Klarer Schnaps, Doppelkorn, 38 Vol.-%

Kräuterlikör, 32 Vol.-%

Kümmel, 30 Vol.-%

Likör, i. D., 30 Vol.-%

Mandellikör, 30 Vol.-%

Marashino, 32 Vol.-%

Pfefferminzlikör, 30 Vol.-%

Obstbrand, Obstler, 45 Vol.-%

kcal	kJ	Ew g	KH g	Zu g	Ba g	Alk g	Na mg	BE
75	314	+	11	11	0	4,2	+	⊖
90	376	1	5	5	0	10,0	+	⊖
98	410	1	1	1	0	13,0	+	⊖
91	380	1	2	2	0	11,5	+	⊖
95	397	1	6	6	0	10,0	+	⊖
41	171	+	3	3	0	4,0	+	⊖
60	251	+	3	3	0	7,0	+	⊖
74	309	+	8	8	0	6,0	+	⊖
75	314	0	8	8	0	6,0	·	⊖
65	272	0	8	8	0	6,0	·	⊖
58	242	0	2	2	0	7,3	·	⊖
60	251	0	8	·	0	4,5	·	⊖
61	255	+	7	7	0	5,0	+	⊖
50	209	0	0	0	0	6,9	·	⊖
45	188	0	0	0	0	6,6	+	⊖
71	297	0	7	·	·	6,4	·	⊖
52	217	0	0	0	0	7,2	·	⊖
50	209	0	5	·	0	4,0	·	⊖
61	255	+	7	7	0	5,0	+	⊖
45	188	0	0	0	0	6,4	·	⊖
45	188	0	0	0	0	6,4	·	⊖
64	268	+	6	6	0	5,6	+	⊖
57	238	1	6	6	0	3,2	+	⊖
61	255	+	7	7	0	5,0	+	⊖
39	163	0	0	0	0	5,6	+	⊖
45	188	0	0	0	0	6,4	0	⊖
53	222	0	0	0	0	7,5	0	⊖
64	268	+	6	6	0	5,9	+	⊖
45	188	0	0	0	0	5,9	0	⊖
57	238	+	6	6	0	4,3	+	⊖
48	201	0	0	0	0	6,9	0	⊖
35	145	0	0	0	0	5,1	0	⊖
43	180	0	0	0	0	6,1	0	⊖
50	209	0	2	2	0	5,1	+	⊖
60	251	0	6	·	0	4,8	·	⊖
48	201	0	6	6	0	4,8	+	⊖
64	268	+	6	6	0	5,9	+	⊖
64	268	+	6	6	0	5,9	+	⊖
70	293	0	9	·	0	4,8	·	⊖
50	209	0	0	0	0	7,2	0	⊖

Alkoholische Getränke

Liköre und Spirituosen – pro Glas (20 ml/2 cl) Fortsetzung

Ouzo, 38 Vol.-%

Rum, 54 Vol.-%

    Rum, 65 Vol.-%

    Rum, Bacardi Superior, 37,5 Vol.-%

    Rum, Bacardi Gold, 40 Vol.-%

Sambuca Extra, Molinari, 40 Vol.-%

Weinbrand, 38 Vol.-%

Whiskey, Whisky, 45 Vol.-%, 40 ml

Wodka, 40 Vol.-%

Zwetschgenwasser, 40 Vol.-%

Cocktails, Longdrinks, Mixgetränke – pro Glas

B 52, 60 ml

Bacardi & Cola, 250 ml

Caipirinha, 300 ml

Cuba Libre, 200 ml

Daiquiri, 100 ml

Gin-Fizz, 200 ml

Gin-Tonic, 200 ml

Long Island Ice Tea, 200 ml

Mai Tai, 300 ml

Mojito, 200 ml

    Bacardi Classic Mojito, 200 ml

Pina Colada, 200 ml

Sekt mit Orangensaft, 100 ml

Tequila Sunrise, 300 ml

Tom Collins, 200 ml

Whisky sour, 100 ml

kcal	kJ	Ew g	KH g	Zu g	Ba g	Alk g	Na mg	BE
40	167	0	0	0	0	6,0	·	⊖
60	251	0	0	0	0	8,6	0	⊖
73	305	0	0		0	10,4	0	⊖
41	171	0	0	0	0	6,0	·	⊖
44	184	0	0	0	0	6,4	·	⊖
74	309	0	7	7	0	6,4	·	
47	196	0	+	+	0	6,2		⊖
97	405	0	+	+	0	14,4	+	⊖
46	192	0	0	0	0	6,7	+	⊖
46	192	0	0	0	0	6,7	+	⊖
185	773	0	3	·	0	17,0	·	⊖
240	1003	0	26	26	0	20,0	·	⊖
325	1359	+	51	·	0	18,0	·	⊖
190	794	+	17	·	0	17,0	·	⊖
85	355	·	·	·	·	·	·	⊖
140	585	+	25	·	0	·	·	⊖
170	711	0	11	·	0	·	·	⊖
255	1066	3	12	·	0	30,0	·	⊖
250	1045	5	15	·	0	25,0	·	⊖
215	399	0	18	·	0	20,0	·	⊖
264	1104	0	23	23	0	30,0	·	⊖
185	773	+	12	·	0	18,0	·	⊖
75	314	+	9	·	0	5,0	·	⊖
205	357	1	28	·	0	14,0	·	⊖
110	460	+	15	·	0	+	·	⊖
210	378	0	15	·	0	·	·	⊖

Literatur- und Quellenhinweise

aid – Infodienst Verbraucherschutz, Ernährung, Landwirtschaft e. V. (Hrsg.): Vollwertig essen und trinken nach den 10 Regeln der DGE, Bonn 2009

Arbeitskreis Jodmangel: Jodmangel und Schilddrüse – 25 Fragen und Antworten, Organisationsstelle Groß-Gerau

Biesalski, K. H.: Ernährungsmedizin, Thieme Verlag, 4. vollst. überarb. und erw. Aufl. 2010

Deutsche Gesellschaft für Ernährung (Hrsg.):
- DGE-Info: Mit Jodsalz und ausgewogener Ernährung konsequent, effektiv und sicher gegen Jodmangel, Bonn 11/2003
- Die Nährstoffe – Bausteine für Ihre Gesundheit, Bonn, 2. überarb. Aufl. 2009
- Ernährungsbericht, Bonn 2008
- Ernährungsbericht 2008, Kapitel 1.5: Jodversorgung und -Status bei Kindern und Jugendlichen in Deutschland, Bonn 2008
- Referenzwerte für die Nährstoffzufuhr, Neuer Umschau Buchverlag, Neustadt an der Weinstraße, 1. Auflage, 3., vollst. durchgesehener und korrigierter Nachdruck 2008

Diätverordnung, April 2005, i. d. g. F.

Heseker, B., Heseker, H.: Die Nährwertabelle, Neuer Umschau Buchverlag, Neustadt an der Weinstraße, 2010

Heseker, B., Heseker, H.: Nährstoffe in Lebensmitteln, Umschau Zeitschriftenverlag, Frankfurt/M., 3. durchges. u. erw. Auflage 2007

Institut für Ernährungsinformation; Deutsches Ernährungsberatungs-und Informationsnetz (DEBInet); Homepage: www.ernaehrung.de

Kasper, H.: Ernährungsmedizin und Diätetik, Elsevier GmbH, Urban & Fischer Verlag, München, 11. Auflage 2009

Kofrányi, E., Wirths, W.: Einführung in die Ernährungslehre, Neuer Umschau Buchverlag, Neustadt an der Weinstraße, 12. Auflage, vollst. überarb. durch Fröleke, H., Sebastian, K., Fehnker, U., 2008

Nährwertangaben verschiedener Erzeugnisse der Ernährungsindustrie

Nährwertberechnungen nach Rezepturen

Nährwertkennzeichnungsverordnung, November 1994, i. d. g. F.

Nestlé Deutschland AG: Eigene Analysen

Souci, S. W., Fachmann, W., Kraut., H.: Die Zusammensetzung der Lebensmittel, Nährwert-Tabellen, Medpharm Scientific Publ., Stuttgart, 7. Auflage, 2008

USDA Nährwertdatenbank:
http://www.nal.usda.gov/fnic/foodcomp/search/

Informationen, Informationsmaterial und Beratung zu Ernährungsfragen

aid Infodienst – Verbraucherschutz, Ernährung, Landwirtschaft e. V., Heilsbachstraße 16, 53123 Bonn, www.aid.de

AJ Arbeitskreis Jodmangel Organisationsstelle, Leimenrode 29, 60322 Frankfurt, www.jodmangel.de

BfR Bundesinstitut für Risikobewertung, Thielallee 88–92, 14195 Berlin, www.bfr.bund.de

BZgA Bundeszentrale für gesundheitliche Aufklärung, Ostmerheimerstr. 220, 51109 Köln, www.bzga.de

DDB Deutscher Diabetiker Bund, Goethestr. 27, 34119 Kassel, www.diabetikerbund.de

DGE Deutsche Gesellschaft für Ernährung e. V., Godesberger Allee 18, 53175 Bonn, www.dge.de

DZG Deutsche Zöliakie-Gesellschaft e. V., Kupferstr. 36, 70565 Stuttgart, www.dzg-online.de

FKE Forschungsinstitut für Kinderernährung, Heinstück 11, 44225 Dortmund, www.fke-do.de

vzbv Verbraucherzentrale Bundesverband e. V., Markgrafenstr. 66, 10969 Berlin, www.vzbv.de

Ferner:

Aktionskreis für Ess- u. Magersucht „Cinderella" e. V., Westendstraße 35, 80339 München, www.cinderellarat-bei-essstoerungen.de

Bundesvereinigung f. Gesundheit (BfGE) e. V., Heilsbachstr. 30, 53123 Bonn, www.bvgesundheit.de

Deutsche Arbeitsgemeinschaft Selbsthilfegruppen e. V. (DAG SHG), Wilmersdorfer Straße 39, 10627 Berlin, www.dag-selbsthilfegruppen.de

Deutscher Allergie- und Asthmabund e. V. (DAAB), Fliethstraße 114, 41061 Mönchengladbach, www.daab.de

Deutsche Herzstiftung e. V., Vogtstr. 50, 60322 Frankfurt/M, www.herzstiftung.de

Deutsches Diabetes-Zentrum, Auf'm Hennekamp 65, 40225 Düsseldorf, www.ddz.uni-duesseldorf.de

Deutsches Institut f. Ernährungsforschung Potsdam-Rehbrücke (DIfE) Arthur-Scheunert-Allee 114–116, 14558 Nuthetal, www.dife.de

Deutsche Liga zur Bekämpfung des hohen Blutdrucks e. V. (Hochdruckliga), Berliner Str. 46, 69120 Heidelberg, www.paritaet.org/hochdruckliga/

Deutsche Rheuma-Liga Bundesverband e. V., Maximilianstr. 14, 53111 Bonn, www.rheuma-liga.de

Stiftung Deutsche Schlaganfall-Hilfe, Carl-Miele-Straße 210, 33311 Gütersloh, www.schlaganfall-hilfe.de

Deutsche Seniorenliga e. V., Heilsbachstr. 32, 53123 Bonn,
www.deutsche-seniorenliga.de

Deutsches Tiefkühlinstitut e. V., Bonner Straße 484–486, 50968 Köln,
www.tiefkuehlkost.de

DGFF (Lipid-Liga) e. V., Waldklausenweg 20, 81377 München,
www.lipid-liga.de

DICK und DÜNN – Beratungszentrum bei Ess-Störungen e. V., Innsbrucker Straße 37, 10825 Berlin, www.dick-und-duenn-berlin.de

Frankfurter Zentrum für Essstörungen gGmbH, Hansaallee 18,
60322 Frankfurt/M., www.essstoerungenfrankfurt.de

Kuratorium für Knochengesundheit e. V., Leipziger Straße 6,
74889 Sinsheim, www.osteoporose.org

Max Rubner Institut (MRI), Haid- und Neu-Str. 9, 76131 Karlsruhe,
www.mri.bund.de

Österreichische Gesellschaft für Ernährung (ÖGE), Zimmermanngasse 3,
1090 Wien, www.oege.at

Reformhaus-Fachakademie, Gotische Str. 15, 61440 Oberursel,
www.reformhaus-fachakademie.de

Schilddrüsen-Liga Deutschland e. V., Waldstraße 73, 53177 Bonn,
www.schilddruesenliga.de

Schweizerische Gesellschaft für Ernährung (SGE), Postfach 8333,
CH-3001 Bern, www.sge-ssn.ch

Verband Deutscher Heilbrunnen e. V., Kennedyallee 28, 53175 Bonn,
www.heilwasser.com

Verband Deutscher Mineralbrunnen e. V., Kennedyallee 28, 53175 Bonn,
www.mineralwasser.com

Hinweis: Ernährungsberatung wird angeboten durch Krankenkassen (AOK, BKK, DAK u. a.), Kliniken, Apotheken, Arztpraxen, Gesundheitsämter, Kurverwaltungen, Verbraucherberatungsstellen sowie produktbezogen in Abteilungen für Ernährungsberatung der Lebensmittelhersteller (wissenschaftlicher Bereich).

Lesetipps

Der Brockhaus Ernährung, Gesund essen, bewusst leben Brockhaus-Verlag, Leipzig, Wien, Zürich, 3. vollst. überarbeitete Auflage, 2008

Fettfalle Supermarkt, Elrott, B., Elrott, Th., Neuer Umschau Buchverlag, Neustadt an der Weinstraße, 2006

Dicke sterben. Dünne auch. Vom Verdruss zum Genuss, Schönberger, G., Krekel, S., Neuer Umschau Buchverlag, Neustadt an der Weinstraße, 2009

Gesunde Ernährung, Hark, L., Deen, D., Dorling Kindersley Verlag, Starnberg 2008

Vollwertig essen und trinken nach den 10 Regeln der DGE, Deutsche Gesellschaft für Ernährung e. V., 22. überarbeitete Auflage, Bonn, 2005 (Broschüre)

Die Nährstoffe – Bausteine für Ihre Gesundheit, Deutsche Gesellschaft für Ernährung e. V. 2. überarb. Auflage, Bonn, 2009 (Broschüre)

Kochtipps

Das große GU Familienkochbuch, Frische Jahreszeitenküche aus dem Supermarkt, D. v. Cramm (Hrsg.), Gräfe und Unzer Verlag, 9. überarbeitete Auflage, München, 2009

Einfach vegetarisch, Elliot, R., Neuer Umschau Buchverlag, Neustadt an der Weinstraße, 2007

Kochbuch durchs Jahr, Stiftung Warentest, Die besten Rezepte von Frühling bis Winter aus „test", mit vielen Küchentipps und umfangreicher Warenkunde, Econ bei Ullstein, Berlin, 2002

Nestlé Broschüren zum Thema Ernährung

Für alle, die sich für Ernährung interessieren und mehr wissen wollen, bietet Nestlé weitere kostenlose Broschüren zu verschiedenen Themen an.

- Gesund genießen – Essen und Trinken für mehr Wohlbefinden
- Wohlfühlgewicht – So bleiben Sie in Balance
- Vitale Kinder – Mit Spaß essen und bewegen
- Fitness, Vitalität & Entspannung – Wohlbefinden für Körper, Geist und Seele
- Diabetes mellitus – Ausgewogen essen und trinken mit der ganzen Familie
- Nahrungsmittelallergien – Tipps für die richtige Lebensmittelauswahl (ab Juni 2011)
- Essen für Zwei – Die richtige Ernährung in der Schwangerschaft und Stillzeit

Broschüren anfordern bei:
Nestlé Ernährungsstudio
Lyoner Str. 23
60523 Frankfurt am Main
Tel.: (069) 66 71 88 88
Fax.: (069) 66 71 47 85
E-Mail: ernaehrungsstudio@de.nestle.com
Internet: www.nestle.de

Register

10 for two 160
5-Minuten-Terrine 202–06
6-Inch-Sandwich 128, 186–92

A

Aal 142–146
ABC Russisch Brot 116
Acerola 86
Acerolanektar 222
Acerolasaft 222
Acesulfam 160
Actimel 54
Activia 54
African-Spirit 186
After Eight 172
Agar-Agar 158
Ahornsirup 100, 158
Alaska Seelachs 142
Alfalfasprossen 76
Alkoholfreie Getränke 222–228
Alkoholfreies Bier 228
Alkoholische Getränke 228–232
Allgäuer Hartkäse 58
Allgäuer Stangenkäse 62
Almighurt 52
Almkäse 60
Alpenmilch 166, 172
Alpen-Milchcrème 166
Alpenvollmilch 166
Alpro soya 64
Altbier 228
Amaranth 96
Amaretto 230
Amavel 168
Amerikaner 114
Amicelli 172
Ananas 86, 90, 128, 192, 204, 212
Ananas, kandiert 178
Ananasbowle 228
Ananaskirschen 86
Ananassaft 222
Anchovis 146
Andalusische Träume 164
Anglerfisch 142

Anisplätzchen 116
Aniszwieback 116
Annona 86
Apfel 86, 106, 154
Apfel, getrocknet 90
Apfel im Schlafrock 114
Apfeldicksaft 224
Apfelklöße 104
Apfelkompott 90, 154
Apfelkraut 100
Apfelkuchen 110
Apfelmus 90, 154
Apfelpfannkuchen 138
Apfel-Püfferchen 154
Apfelrotkohl 72
Apfelsaft 222
Apfelschorle 224
Apfelstrudel 110
Apfeltasche 114
Apfelwein 228
Apfel-Zwiebel-Leberwurst 134
Apollinaris 224
Appenzeller 58
Appetitsild 144
Apricot-Brandy 230
Aprikose 86, 90, 114, 164
Aprikose, getrocknet 90
Aprikosennektar 222
Aprikosensaft 222
Aprikosenteilchen 114
Aprikosentorte 110
Aquavit 230
Arrabiata 182, 202, 204, 210
Arrak 230
Artischocke 68, 70
Asia Reis 204
Asia Wok-Mix 70, 204
Asiago Caesar Soße 186
Aspartam 160
Aspikpulver 158
Atemgold 176
Aubergine 68, 102
Aufschnitt 132–136
Auslese 230

Austern 144
Austernpilze 82
Avocado 86

B

B 52 232
Babybel 60
Bacardi & Cola 232
Bacardi Classic Mojito 232
Bacardi 232
Backaroma 110
Bäckerhefe 110
Backoblate 110
Backpulver 110
Backsteinkäse 62
Bacon Cheeseburger 190
Bacon 128, 138
Bad Vilbeler Urquelle 224
Bagel 190, 192
Baguettes 192, 194
Baguettesalami 134
Baiser 114, 116
Balisto 80, 172
Balkangemüse 70
Balsamico Dressing 80
Balsamico Vinaigrette 80
Balsamico 188, 214
Bambussprossen 76
Banane 68, 86
Banane, getrocknet 90
Bananen im Teigmantel 114, 154
Bananenmilch 52
Barbecuesauce 186
Bärlauch 82
Bärlauch Streichcreme 102
Bärlauch-Bandnudeln 104
Barsch 142, 146
Baseler Leckerli 116
Baselerbrot 100
Basilikum 82, 102, 182
Batate 68
Bauernbratwurst 130
Bauernfrühstück 76
Bauernhofsuppe 196
Bauern-Pfanne 72, 206
Bauern-Topf 206

Baumkuchen 112
Baummelone 88
Baumstachelbeere 86
Baumtomate 88
Bavaria Blu 62
Bayerische Creme 154
BBQ Rib Wheat 190
Beach Cola 160
Becel 150
Béchamelkartoffeln 76
Béchamelsauce 182, 184
Beef Wheat 190
Beilagen 104
Belegte Brote 190, 192
Bénédictine D.O.M. Liqueur 230
Bergader 60
Bergkäse 58
Berliner Weiße 228
Berliner 114
Bete, rote 70, 72
Bethmännchen 118
Bienenhonig 100
Bienenstich 112
Bier 228
Bier, alkoholfrei 228
Bier mit Cola 228
Bier mit Limonade 228
Bierwurst 132
BiFi 130, 190, 212
Big Americans 192
Big King 190
Big Mac 190
Big Pizza 192
Big Sandwich 160
Bindemittel 158
Bindobin 158
Bio 50, 64, 84, 102, 188, 196, 220
Birkenpilze 82
Birne 86, 90, 160
Birne Hélène 154
Birnendicksaft 224
Birnenkraut 100
Birnennektar 222
Birnensaft 222
Biskuit-Plätzchen 118
Biskuitrolle 112

239

Biskuitschnitte 112
Biskuitteig 110–114
Bismarckhering 144
Bistro Baguette 192
Bitter Lemon 224
Bitterschokolade 166
Bizzl 224
BK Toastie 190
Blätterkohl 68
Blätterteig 100, 112–116, 146, 212
Blätterteighörnchen 100
Blätterteigstückchen 114
Blattsalat 80
Blattspinat 74, 146, 200–208
Blaubeeren 86
Blaubeermuffin 116
Blaukabis 70
Blaukraut 70
Bleichsellerie 76
Blockschokolade 110, 166
Blumenkohl 68, 70
Blumenkohl-Broccoli Suppe 196
Blutwurst 132
Bockbier 228
Bockwurst 130
Bohnen, dick 68
Bohnen, grün 68, 72, 74, 80, 200, 204
Bohnen, weiß 74
Bohneneintopf 200
Bohnenkaffee 218
Bohnensalat 80
Bohnensprossen 76
Bohnentopf 200
Bolognese 182, 192, 200, 202, 204, 210
Bologneser Gratin 210
Bolognesesauce 104
Bonaqa 224
Bonbel 60
Bonbons 176, 178
Bordelaise 146, 204
Bottermelk-Zitrone 160
Bouillon 130, 196
Bounty 160, 172
Bourbon Vanille, Aroma 110

Bourbon Vanille, Eis 164
Bourbon-Vanille-Sauce 154–158
Bowle 228
Boysenbeeren 86, 90
Brandteig 116
Brasse 142
Bratenfond 184
Bratensaft 184
Brathähnchen, Fix für 208
Brathering 144
Bratkartoffeln 76
Bratling 104
Bratwurst 130, 132, 204
Braunkohl 68
Breakfast Burger 190
Brennnessel 68, 80
Bresso 56, 62
Brie 62
Brokkoli 70, 146, 202, 210
Brokkoli-Cremesuppe 196
Brokkli-Gratin 208
Brombeeren 86, 88, 90
Brombeersaft 222
Brosme 142
Brot 98, 100, 112, 190, 192
Brotaufstrich 100, 102
Brotaufstrich, pikant 102, 134, 136
Brotaufstrich, süß 100, 102
Brotaufstrich, vegetarisch 102
Brötchen 100
Brötchen, Mohn 100
Brötchen, Sesam 100
Brote, belegt 190, 192
Brotfrucht 86
Brotsuppe 154
Brownie 114, 116, 162, 164
Brühe 128, 196
Brühwürfel 196
Brunnenkresse 80
Buchstabennudeln 104
Buchstabensuppe 196
Buchteln 116
Buchweizen, geschält 96
Buchweizengrütze 96
Buchweizenmehl 96
Bückling 144

Bueno 172
Bulgur 96
Bum Bum 160
Bündner Flesch 132
Burger 128, 190, 192
Burgunder 228
Bürzelkohl 58
Butter 150
Buttercremetorte 112
Butterfisch 142
Buttergebäck 118
Buttergemüse 70
Butterhörnchen 100
Butterkäse 50
Butterkekse 118
Butterkuchen 112
Butter-Leipziger-Allerlei 70
Buttermilch 50
Buttermilchkaltschale 154
Buttermilchpulver 52
Butterpilze 82
Butterschmalz 150

C

Caesar Dressing 80
Caesar Salad 80
Café au lait 218
Caffè Crema 218
Caffè Lungo 218
Caipirinha 232
Calippo 160
Calvados 230
Calzone 194
Camembert 62, 190
Camembert, gebacken 62
Campari Bitter 230
Campino 176
Cannelloni 104, 200
Capellini 104
Cappuccino 218
Capri 160
Caramel 162, 166, 168, 176
Carazza 190, 212
Carbonara 182, 204, 210
Carissa 86
Caro 218

Carretta Orange 160
Cashewapfel 86
Cashewnüsse 92, 212
Cassava 68
Cervelatwurst 132
Cevapcici 128
Chakalaka Curry-Sauce 186
Champagner 228
Champignon 82, 102, 146, 192, 202, 208
Champignon-Cremesuppe 196
Champignonsauce 184
Chavroux 56
Chayote 68, 86
Cheddar 58
Cheese & Onion 212
Cheeseburger 190
Cherimoya 86
Cherry Coke 224
Cherry-Brandy 230
Chester 58
Chicken Breast Wheat 190
Chicken Nugget Burger 128
Chicken Nuggets 128
Chicken Teriyaki Wheat 190
Chickenburger 190
Chickenzubereitungen 80, 128, 196
Chicorée 68, 80
Chili 102, 198, 204
Chili con Carne 198, 204, 206
Chili Sauce 186, 190
Chinakohl 68
Chinakohlsalat 80
Chinese Chicken Soup 196
Chinesische Dattel 86
Chinesische Pfanne 72, 206
Chio Dip! 212
Chio-Chips 212
Chipsfrisch 212
Choco Crossies 172
Choco Krispies 106
Chococino 222
Chocofresh 172
Chocolate Chips 164, 172
Chocolate 106, 116, 162, 164, 168
Chunky 174

241

Cidre 228
Cini-Minis 106
Cioccolata Stracciatella 160
Citronen Sorbet 164
Clementine 88
Clusters 106
Coca-Cola 220, 224
Cocktail 232
Cocktail Dressing 188
Cocktailkirsche 212
Cocktailsauce 146, 186
Cocktailwürstchen 212
CocoCabana 172
Coffeemate 52, 220
Cognac 230
Cola 160, 220, 224, 228, 232
Color-Rado 176
Cookie Crisp 106
Cookies Chocolate Chips 116
Cordon bleu 128, 206
Corned Beef 128
Cornetto 160
Cornflakes 106
Cornichons 70, 102, 210, 212
Cortina 160
Côte d'Or 170
Cottage Cheese 56
Country 172
Country Bagel 190, 192
Country Burger 190
Country Chicken 128
Cranberry 56, 86, 90
Cranberry-Apfel-Muffin 116
Cranberrysaft 222
Crema Latte 218
Crème double 50
Crème fraîche 50, 78, 206, 210, 212
Crème légère 50
Creme, bayerische 154
Crème-fraîche-Ersatz 64
Cremetorte 112
Cremissimo 164, 166
Crêpe Suzette 138, 154
Crisp 106, 108, 118, 160, 170
Crispettis 118
Crispy Cereal 166

Crispy Chicken 128, 190
Crispy Rolls 174
Croissant 100, 190
Crosne 68
Cruncher 176
Crunchips 210, 121
Crunchy Nut 106
Cuba Libre 232
CujaMara Split 160
Cumberlandsauce 186
Curaçao 230
Curry-Grillsauce 186, 188
Curry-Hähnchen Pfanne 204, 208
Curryketchup 186
Curryreis 206
Currysauce 146, 184–188, 200, 204
Currywurst 204, 206

D

Daim 168
Daiquiri 232
Dampfnudeln 104, 116, 154
Danablu 60
Dattel 86, 88, 90
Dattelmark 100
Dauerbackwaren 116–120
Day Vita 106
Deit 224, 226
Delight Salad 80
Delikatessbrühe 196
Delikatesssenf 84, 188
Der kleine Strolch 58
Dessert 154, 156
Dessert, Soja 64
Dessertsaucen 158
Dessertwein 228
Diät Kalbsleberwurst 134
Diät Pflanzencreme 150
Diät Teewurst 136
Diätbier 228
Diät-Fruchtbuttermilch 50
Diätmargarine 150
Diätmilchreis 154
Diätschokolade 166, 170
Diätzwieback 120
Dicke Rippe 124

Dickmann's 172
Dickmilch 50
Dickungsmittel 158
Die Backfrische 192
Die Ofenfrische 192
Die Weisse 166
Dill 72, 82, 144, 182, 184, 208
Dillgurken 72
Dinkel 96, 98, 104, 106, 118, 120
Dinkelbrot 98
Dinkel-Hafer-Taler 118
Dinkelmehl 96
Dinkel-Müsli 106
Dinkelnudeln 104
Dinkelzwieback 120
Distelöl 150
Djuvecreis 208
Domino 162
Dominostein 118
Donauwellen 112
Döner Kebap 128
Donuts 116
Doppelbock 228
Doppelkeks 118
Doppelkorn 230
Dorade 142
Dorsch 142, 146
Dresdner Stollen 112
Dressing 80, 188
Duplo 172
Durian 86

E

Ebereschenfrüchte 86
Eclaire 176
Ed von Schleck 162
Edamer 60
Edelbitter 156
Edelherb 118
Edel-Marzipan 168
Edelpilzkäse 60
Edel-Salami 166
Edel-Vollmilch 166
Eggs & Bacon 138
Eibisch 68
Eichblattsalat 80

Eier 138
Eierlikör 164, 230
Eierpfannkuchen 138
Eiersalat 138
Eierschwämme 82
Eierspeisen 138, 156
Eierstich 138
Eierzubereitungen 138
Einmachhilfe 158
Eintöpfe 72, 78, 196–200
Eipulver 138
Eis 160–166
Eisbein 124
Eisbergsalat 80
Eiskaffee 162, 218
Eistee 220
Eiszapfen 70
Elisenlebkuchen 118
Emmentaler 58, 192, 200
Endivie 80
Ente 126, 200
Entenei 138
Erbsen 68–74, 204, 206
Erbsen & Karotten 72
Erbseneintopf 196, 198
Erbsensuppe 196, 198
Erdartischocke 70
Erdbeere 86–90
Erdbeerbonbons 176
Erdbeerbowle 228
Erdbeereis 160, 164
Erdbeerjoghurt 52–56
Erdbeermilch 52
Erdbeermüsli 108
Erdbeerpudding 154
Erdbeersaft 222
Erdbeersahnecreme 110, 112
Erdbeerschokolade 166, 172
Erdbirne 70
Erdnuss Flippies 210, 212
Erdnuss Spaß 118
Erdnussbutter 100
Erdnüsse 92, 210, 212
Erdnussflips 210, 212
Erdnusslocken 210, 212
Erdnussöl 150

243

Erfrischungsgetränke 224, 226
Erfrischungsstäbchen 172
Eschalotte 84
Eskariol 80
Espresso 218
Espresso-Crisp 170
Esrom 60
Essig 82
Essigmarinade 80, 188
Esskastanien 68, 92
Excellence, Schokolade 166
Exportbier 228

F

Fanta 226
Farfalle 104
Farmerschinken 134
Fasan 126
Federweißer 228
Feige 86, 90, 106
Feige, Kaktus 86
Feigen, kandiert 178
Feigensenf 188
Feinkostsaucen 186, 188
Felchen 142
Feldsalat 80
Fenchel 68
Ferrero Garden 172
Ferrero Küsschen 172
Ferrero Rondnoir 172
Fertiggerichte 72–80, 104, 106, 128, 130, 138, 144, 146, 190–206
Festtagssuppe 196
Feta 62
Fette 150
Fettucine 200
Feuerzangenbowle 228
Feurige Texas Nudeln 202
Filegro 144
Filet 124, 126, 144, 146, 204, 208
Filet-o-fish 190
Fine Dark 174
Fioretto 166
Fisch 142–146
Fischfrikadellen 144
Fischgerichte 144, 204

Fischstäbchen 144
Fischsuppe 144
Fitness Molke 50
Fitness 106
Fix-Produkte für Fisch 208
Fix-Produkte für Fleisch 206, 208
Fix-Produkte für Geflügel 208
Fix-Produkte für Gemüse 208
Fix-Produkte für Pasta 210
Fix-Produkte 206–210
Fladenbrot 98, 128
Flädlesuppe 196, 200
Flammkuchen 192
Fleisch 124–130
Fleischbrühe 128
Fleischgerichte 128, 130, 190, 192, 196–204
Fleischkäse 132
Fleischklößchensuppe 196, 200
Fleischsalat 128
Fleischsuppe 196
Fleischwurst 132
Flunder 142, 144
Flussaal 142
Flusskrebs 144
Flutschfinger 162
Fondor 82, 186
Forelle 142
Frankfurter Kranz 112
Frankfurter Würstchen 132
Fränkische Grünkerncremesuppe 200
Französische Pfanne 72, 206
Frauenmilch 50
Fred Ferkel 176
French Dressing 188
Frikadelle 78, 128, 144, 1190, 202, 212
Frischkäse 56, 58, 78, 102, 184, 208, 210
Frischkäse, körniger 56
Frittierfett 150
Froop 54
Froot Loops 106
Frosties 106
Frubetto 162

Fruchbuttermilch 50
Fruchtbonbon 176, 178
Fruchtcocktail, Konserve 90
Fruchtcrèmeschokolade 166
Fruchtdickmilch 50
Fruchtdicksäfte 224
Fruchteis 162
Fruchtfein 02
Fruchtgelee 100, 156
Fruchtgetränk, probiotisch 56
Fruchtgummi 176
Fruchtjoghurt 52, 54
Fruchtkaltschale 154
Fruchtkefir 54
Fruchtmolke 50
Fruchtnektare 222, 224
Fruchtsäfte 222, 224
Fruchtsaftgetränke 222, 224
Fruchtsaftlikör 230
Fruchtsauce 158
Fruchtsirup 158, 224
Fruchtzucker 158
Fruchtzwerge 56
Früchtebrot 112
Früchtemüsli 106, 108
Früchtequark 56
Früchtetee 220
Früchtetraum 56
Frühlingssuppe 196
Frühlingszwiebeln 68, 200
Frühstrückscerealien 106, 108
Frühstücksfleisch 132
Frühstücksflocken 106, 108
Funghi 182, 202

G

Gaisburger Marsch 200
Gans 126
Gänseleberpastete 128
Gänseschmalz 150
Ganze Haselnuss, Schokolade 166
Ganzfruchtgetränk 222
Ganzkornsenf 84, 188
Garden 144
Garnelen 144
Garnelensuppe 144

Gartenkresse 80
Gartensalat 80
Gaucho 132
Gebäck 110, 114–120, 212, 214
Gebratene Nudeln 200
Gebratener Reis 204
Geburtstagskuchen 116
Geflügel 126, 128
Geflügelbratwurst 130
Geflügelfleischwurst 130
Geflügelmortadella 134
Geflügelsalami 134, 210, 212
Geflügelsalat 128, 212
Gelatine 110, 158
Gelbwurst 132
Geleefrüchte 176
Geliermittel 158
Gelierzucker 158
Gemüse 68–80
Gemüsebanane 68
Gemüsebrühe 196
Gemüsegerichte 70, 72, 76, 78, 204–208
Gemüse-Ideen 204
Gemüsekonserven 70
Gemüse-Pfanne 72, 206
Gemüsesaft 76
Gemüsespieße 72
Gemüsestäbchen 72
Gemüsesuppe 200
Genever 230
Germknödel 104, 154
Gerolsteiner Sprudel 224
Gerste 96
Gerste, Graupen 96
Gerste, Grütze 96
Gerste, Vollkornmehl 96
Geschnetzeltes „Züricher Art" 206
Geschnetzeltes, Hähnchen- 204
Geschnetzeltes, Puten- 208
Geschnetzeltes, Rahm- 206
Getränke 52, 54, 56, 218–232
Getreide 96, 98
Getreidekaffee 218
Getreideprodukte 98–104
Getreidezubereitung 104

245

Gewürze 82, 84
Gewürzgurken 72, 212
Gewürzkuchen 112
Gin 230
Gin-Fizz 232
Ginger Ale 226
Gin-Tonic 232
Giotto 172
Glasnudeln 104
Glücksklee 52, 220
Glühwein 228
Gnocchi 76
Goldbären 176
Goldbarsch 142, 146
Goldbrasse 142
Goldfischli 212
Goldknusper-Filets 144
Gorgonzola 60, 74, 182, 202
Götterspeise 154
Göttinger Wurst 132
Gouda 60, 190, 206
Grahambrot 98
Granatapfel 86
Granatapfelsaft 222
Grand Marnier 230
Grapefruit 86
Grapefruit, Erfrischungsgetränk 224, 226
Grapefruit, Weizenbier mit 228
Grapefruitnektar 222
Grapefruitsaft 222
Graubrot 98, 190
Graupen 96
Grenadilla 88
Grenadine 158
Griechischer Hackbraten 206
Grieß 96, 98
Grießbrei 154
Grießflammeri 156
Grießklößchensuppe 196
Grießklöße 104
Grießpudding 156
Grießschnitten 104
Grill & Party Senf 84, 188
Grilled Chicken Salad 80
Grilled Chicken Wrap 128, 190

Grill-Riesen 132
Grillsauce 186, 188
Grobe Leberwurst 134
Großvaters Leckerbissen 58
Grüne Bohnen 74
Grüne Bohnen mit Speck 72, 204
Grüne Thai Suppe 196
Grüner Bohneneintopf 200
Grünkern, geschrotet 96
Grünkern, Mehl 96
Grünkern-Gemüse-Bratlinge 104
Grünkernsuppe, fränkische 200
Grünkohl 68, 72
Grünkohleintopf 72, 200
Grüntee 220
Grütze 96
Grütze, rote 156
Gruyère 58
Guacamole 210, 212
Guarkernmehl 158
Guave 86, 90
Gugelhupf 112
Gulasch 128, 130, 200, 204–208
Gulaschsuppe 196, 200
Gumbo 68
Gummibärchen 176
Gurke 68, 72, 78, 146, 212,
Gurkensaft 76
Gurkensalat 80

H

Hackbraten 184, 206
Hackfleisch 72, 104, 130, 206, 208
Hackfleisch-Schafskäse-Auflauf 206
Hafer, entspelzt 96
Hafer, Grütze 96
Hafer, Mehl 96
Haferdrink 64
Haferfleks 108
Haferflocken 96, 108
Haferkeks 118
Haferkleie 96
Hafer-Kyss 108
Hagebutten 86
Hähnchen 126, 208
Hähnchen „Fiesta mexicana" 208

Hähnchenbrust 192
Hähnchenfilet 204
Hähnchenfilet „Romana" 208
Hähnchengeschnetzeltes 204
Hähnchenpfanne Provence 208
Hähnchenzubereitungen 128, 130
Hai 142
Halbfett-Butter 150
Halbfettmargarine 150
Halbschnittkäse 60
Hallimasch 82
Ham & Cheese Bagel 190
Hamburger 190
Hammelmöhre 68
Hammeltalg 150
Handkäs 58
Hanuta 172
Happy Dinky Zahlen-Spaß 108
Happy Hippo 172
Hartkaramell 176
Hartkäse 58
Harzerkäse 58
Hase 124
Haselnuss 92, 212
Haselnusschokolade 166, 172, 174
Haselnussdessert 156
Haselnusseis 160
Haselnussjoghurt 52
Hassia Sprudel 224
Hausmacherhandkäs 58
Hausnatron 110
Havarti 60
Haxe 124
Hecht 142
Hefe 110
Hefeklöße 104
Hefestückchen 116
Hefeteig 110–116, 194
Hefeteigschnecke 116
Hefezopf 112
Heidelbeeren 86–90
Heidelbeer, Joghurtalternative 64
Heidelbeerdicksaft 224
Heidelbeerjoghurt 54
Heidelbeersaft 222
Heidesand 118

Heilbutt 142, 144
Heiße Schokolade 222
Hello Kitty 162
Hering 142, 144
Hering in Gelee 144
Heringe, salzige 178
Heringsfilets 144
Heringsrogen 142
Heringssalat 144, 212
Heringsstipp 146, 212
Himbeere 86–90
Himbeer, Götterspeise 154
Himbeer-Cranberry-Quark 56
Himbeergeist 230
Himbeerpudding 156
Himbeersaft 222
Himbeerschokolade 170, 172
Himbeersirup 224
Himbi 162
Hirnwurst 132
Hirsch 124
Hirse, geschält 96
Hirse, Mehl 96
Hirse, Vollkornflocken 96
Hit 118
H-Milch 50
Hobbits 118
Hobelkäse 58
Hochzeitssuppe 196
Hollandaise 74, 152, 184
Holländer-Kirsch-Schnitte 112
Holunderbeeren 86
Holunderbeerensaft 222
Honig 100
Honig & Senf 188
Honigkuchen 112
Honigmelone 88
Hot & Spicy 200, 214
Hot Brownie 116
Hot Cheese 210, 212
Hot chili 204
Hot Salsa 210, 212
Huhn 126, 200, 206
Hühnerbrühe 196
Hühnerei 138
Hühnerfett 150

Hühnerfrikassee 130, 204
Hühnerkraftbouillon 196
Hühnersuppe 196–200
Hülsenfrüchte 74, 76
Hummer 144
Hummersuppe 200
Hüttenkäse 56
Hüttenschmaus 200, 202

I

I love Milka 172
Ice Cream Stick 164
Ingwer 82
Ingwer, kandiert 178
Ingwersirup 158, 224
Innereien 126, 128
Intermezzo 194
Invertzuckercreme 100
Irish Coffee 218
Isomalt 160
Italienische Pfanne 72

J

Jabotikaba 86
Jackfrucht 86
Jagdwurst 132
Jäger-Sahne Schnitzel 206
Jägersoße 184
Jägertopf „Hubertus" 206
Jakobsmuschel 144
Japanische Mispel 88
Japankartoffel 68
Joghurt 52, 54
Joghurtalternativen 64
Joghurtdressing 188
Joghurtsauce 80
Joghurtschokolade 168
Johannisbeeren 86
Johannisbeernektar 222
Johannisbrotkernmehl 92, 158
Jujube 86
Jumpys 212

K

Kabeljau 142, 146
Kaffee 218

Kaffeeersatzgetränke 218
Kaffeelikör 230
Kaffeesahne 50, 220
Kaffeespezialitäten 218
Kaffeestückchen 114, 116
Kaffeeweißer 52, 220
Kaiserschmarrn 138, 154
Kakao 64, 110, 166–170, 222
Kakaobutter 150
Kakifrucht 86
Kaktusfeige 86
Kalb, -fleisch 124–128
Kalbskäse 132
Kalbsleberwurst 134
Kalte Torte 112
Kandierte Früchte 178
Kandiszucker 158, 220
Kaninchen 124
Kapern 82
Kapstachelbeeren 86
Karambole 86
Karamell 162, 166, 176, 178
Karamellsauce 158, 162
Karfiol 68
Karotten 68, 72
Karottensaft 76
Karottensalat 72, 80
Karpfen 142
Kartoffeln 76
Kartoffelbrei 206
Kartoffelchips 112, 114
Kartoffeleintopf 78
Kartoffelgerichte 76, 78
Kartoffelgratin 76
Kartoffelpuffer 78
Kartoffelpüree 78, 204
Kartoffelsalat 78
Kartoffelstampf 78
Kartoffelstärke 158
Kartoffelstock 78
Kartoffelsuppe 78, 198, 200,
Kartoffelwedges 78
Käse 56–62
Käsebrot 190
Käsegebäck 212
Käsegerichte 62

Käsekuchen 112
Käsesahnetorte 112
Käsesalat 62
Käsesoufflé 62, 138
Käsespätzle 104, 202, 210
Käsewürfel 212
Kasseler Wurst 132
Kasseler 130
Katfisch 142, 146
Kathreiner Kneipp 218
Katzenpfötchen 178
Katzenzunge 172
Kaugummi 178
Kaviar 146
Kaviarersatz 146
Kebap 128
Kefen 70
Kefir 52, 54
Kekskuchen 112
Kerbel 82
Ketchup 84, 186, 214
Kichererbsen 74
Kichererbsensprossen 76
Kidneybohnen 74
Kieler Sprotte 146
Kinder bueno 172
Kinder Chocofresh 172
Kinder Country 172
Kinder Riegel 168
Kinder Schoko Bons 168
Kinder Schokolade 168
Kinder Überraschung 168
King Nuggets 128
King Sundae 162
Kingsize 174
Kinley 224
Kiri 58
Kirsche 86, 90, 178
Kirschenmichel 154
Kirschenplotzer 112
Kirschnektar 222
Kirschsaft 222
Kirschstrudel 112
Kirschwasser 230
KitKat 118, 162, 164, 174
Kiwi 86

Klare Suppen 196
Klarer Schnaps 230
Kleieflocken 96
Kleingebäck 118
Klippfisch 146
Klöße 78, 104
Klosterkäse 62
Knabbereien 210, 221, 214
Knäckebrot 98
Knackwurst 132
Knax 72, 212
Knoblauch 68, 82
Knoblauchsauce 186
Knoblauchwurst 134
Knödel 78, 104, 130, 154
Knollensellerie 70, 76
Knollenziest 68
Knoppers 174
Knusperjoghurt 54
Kochbanane 68
Kochkäse 58
Kochschinken 134
Köhler 142
Kohlrabi 68, 72
Kohlroulade 72
Kohlrübe 68
Kohlsprossen 70
Kokosfett 150
Kokosmakronen 118
Kokosnuss 92
Kokosnuss-Fruchtwasser 222
Kokosraspel 92
Kokossauce 186
Kokoszwieback 118
Kölsch 228
Kommißbrot 98
Kondensmilch 52, 220
Konfitüre 100
Königsberger Klopse 130
Königskuchen 112
Kopfsalat 80
Korbkäse 58
Korinthen 92
Korn, Doppelkorn 230
Körniger Frischkäse 56
Kornkaffee 218

249

Kotelett 124, 126, 130
Krabben 144, 146
Krabbensalat 146
Krabbensuppe 198
Krachsalat 80
Kräcker 214
Krakauer 132
Krapfen 114, 116
Kräppel 114
Kräuter 82
Kräuterbutter 150
Kräuterlikör 230
Kräuterquark 56, 78
Kräuter-Rahm-Schnitzel 206
Kräutersoße 144, 146, 184
Kräutertee 220
Krautsalat 80
Kren 68
Kresse 80, 82
Kroketten 78
Kronsbeeren 88
Krustentiere 144
Kuchen 110–114
Kuhflecken 164, 168
Kuhmilch 50
Kümmel 230
Kumquat 86
Kunsthonig 100
Kürbis 68, 72
Kürbiskerne 92
Kürbiskernöl 150
Küsschen, Ferrero 172
Kuvertüre 110

L

La Pasta Sauce 182
La vache qui rit 58
Labskaus 204
Lachgummis 178
Lachs 142–146, 208
Lachs-Sahne-Gratin 208
Lactit 160
Lakritze 178
Lamm, -fleisch 124
Landjäger 132
Landkeks 118

Lange Kerls 130
Lasagne 104, 202, 210
Lätta 150
Latte Macchiato 218
Lattich 68
Lauch 68
Lauchcremesuppe 198
Lauchzwiebeln 68
Laugenbrezel, -brötchen 100
LC1 54, 56
Leberkäse 130, 134
Leberknödel 130
Leberpastete 134
Leberwurst 102, 134
Lebkuchen 118
Leerdammer 60
Leinöl 150
Leinsamen 92
Leinsamenbrot 98
Leng 142
Leo Go! 174
Les Sauces 182
Liegnitzer Bombe 118
Lift 224
Lightlif 60
Likör 230, 232
Likörwein 228
Limande 142
Limburger 62
Limette 88
Limette, Erfrischungsgetränk 226
Limonade 226
Linde's Kornkaffee 218
Lindt 166, 168
Linguine 202
Linsen 74
Linseneintopf 198, 200
Linsensprossen 76
Linsensuppe 198, 200
Linzer Torte 112
Lion Cereals 108
Lion 174
Litschi 88
Löffelbiskuit 118
Loganbeeren 88, 90
Long Island Ice Tea 232

Longdrinks 232
Loose 58
Loquate 88
Löwenzahnblätter 80
Luflée 168
Lumb 142
Luncheon Meat 132
Lunge 126
Lunjasprossen 76
Lupinensamen 92
Lyoner 134

M

M&M's 174
Maasdamer 50
Macadamianüsse 92
Macao 162
Maccaroni 104, 200, 202, 210
Madeira 228
Magen 128
Magermilch 50
Magermilchjoghurt 54
Magermilchpulver 52, 220
Maggi Würze 82
Magic Asia 186, 196–200, 204
Magnum 162
Mah Mee 202
Mai Tai 232
Maibowle 228
Mainzer Käse 58
Mais 68, 96
Maisgrieß 96
Maiskeimöl 150
Maiskölbchen 72
Maismehl 96
Maisstärke 96
Maizena 96
Makkaroni 104, 200, 202, 210
Makrele 142, 146
Maltit 160
Malzbier 228
Malzkaffee 228
Mamba 178
Mameyapfel 88
Mandarine 88, 90
Mandarinensaft 222

Mandarin-Orangen 90
Mandelkuchen 112
Mandel 92, 106, 162, 168, 172, 214
Mandellikör 230
Mandelmakrone 118
Mango 88
Mangodicksaft 224
Mangold 68
Mangonektar 222
Mangostane 88
Maniok 68
Mannit 160
Maple 164
Maracuja 88
Maracujasaft 224
Marashino 230
Margarine 150
Markenzwieback 120
Markklößchen 130
Marmelade 100
Marmorkuchen 112
Maronen 68, 92
Mars 174
Marsala 228
Marshmallow 178
Martini 230
Marzipan 110, 178
Marzipan-Crème 168
Marzipankartoffel 178
Marzipanriegel 178
Marzipanschokolade 168
Marzipanstollen 112
Mascarpone 56
Matjesfilet 146
Maulbeeren 88
Maultaschen 104
Maxi King 172
Maxibon Sandwich 162
Mayonnaise 84, 186, 188, 214
McChicken 128
McCroissant 190
McFlurry 162
McMuffin 138, 190
McRib 190
McSundae Eis 162
McToast 190

251

McWrap 190
Mediterraner Puten-Topf 208
Mediterranes Ofengemüse 206
Meeräsche 142
Meeresfrüchte 142–146
Meerrettich 68, 82, 186
Meerrettichsauce 186
Mehl 96, 98
Mehlbanane 68
Mehlklöße 104
Mehrkornbrot 68, 100
Melde 68
Melone 88
Merci 168
Merrettichsauce 130, 186
Mett 130
Mettwurst 134
Mexikanische Grillsauce 186
Mezzo Mix 226
Miesmuscheln 144
Milch 50–54
Milchbrotaufstrich 102
Milchersatzdrinks 64
Milchersatzprodukte 64
Milchkaffee 218
Milchmädchen 54, 220
Milchmischgetränke 52
Milchpulver 52
Milchreis 154
Milch-Schnitte 174
Milchshake 52
Milchspeiseeis 162
Milchsuppe 154
Milchzucker 158
Milk Flip 162
Milka & Daim 168
Milka Kuhflecken 164
Milkana Sahne 58
Milky-Way 174
Milz 128
Mineralwasser 224
Minestrone 198
Mini-Sub 128, 190, 192
Mirabelle 88
Mirácoli 202
Mischbrot 98, 100

Mispel, japanische 88
Mixed Pickles 72, 214
Mixgetränke 232
M-Joy 166
Mohn 52, 92, 110
Mohnbrötchen 100
Mohnkuchen, -stollen, -striezel 112
Möhren 68, 72, 206
Möhren-Nuss-Torte 114
Möhrensaft 76
Möhrensalat 72, 80
Mohrrüben 68
Mojito 232
Mokkabohne 110, 178
Mokkacreme 156
Mokka-Sahne, Schokolade 168
Mokka-Sahne-Torte 112
Mokkasauce 158
Molinari 232
Molke 50
Molkenpulver 52
Mon chéri 174
Mondamin 96
Moosbeere 86, 88, 90
Moosbeerensaft 222
Morcheln 82
Mornaysauce 186
Mortadella 134
Mousse au Chocolat 156, 168
Mousse Rotwein 156
Mozzarella 56, 194, 202, 210
Muffins 116, 138, 190
Müllermilch 50–56, 154, 156
Multivitaminnektar 224
Multivitaminsaft 224
Münchner Weißwurst 132
Mungobohnen 74
Mungobohnenkeime 76
Münsterkäse 62
Mürbeteig 110, 112, 114, 118, 120
Mürbeteiggebäck 118
Müsli 106, 108
Müslikeks 118, 120
Müsliriegel 116, 178
Muttermilch 50
Mutzen, rheinische 116

N

Nacho Cheese 214
Nacken 124
Napfkuchen 112
Napoli 210
Naranjilla 88
Natal-Pflaume 86
Naturals 214
Naturreis 96
Nektarine 88
Nescafé 218, 220
Nescafé frappé 218
Nesquik 108, 162, 222
Nestargel 158
NicNacs 214
Niere 128
Nimm 2 Eis 162
Nimm 2 178
Nocciolato 164
Nockerln, Salzburger 138, 154
Nogger 162
Noilly Prat 230
Noisette, Schokolade 170
Nougat 166–170, 174
Nucki 164
Nudeln 104, 106
Nudel-Brokkoli-Auflauf 210
Nudelgerichte 196–204, 210
Nudelsalat 202
Nudel-Schinken-Gratin 210
Nudelsnack 200
Nürnberger Lebkuchen 118
Nürnberger Würstchen 132
Nüsse 92, 210, 212
Nussecke 116
Nusshörnchen 116
Nussini 174
Nusskuchen 112
Nuss-Nougat, Schokolade 170
Nuss-Nougat-Creme 102, 172
Nussplätzchen 118
Nussprinten 120
Nuss-Sahne-Torte 112
Nutella 102, 174
Nuts 174

O

Obst 86–92
Obstbrand 290
Obstessig 82
Obstgarten 56
Obstkonserven 90
Obstkuchen 112, 114
Obstler 230
Obstsalat 156
Obstsuppe 154
Obsttörtchen 114
Ochsenschwanz Suppe 198
Ochsenschwanz 124
Ofen-Bällchen mit Gouda 206
Ofen-Fischfilet „Toskana" 208
Ofen-Gyros 206
Ofen-Hähnchenschenkel 208
Ofenkartoffel 76
Ofen-Kartoffeln mit Hackfleisch 206
Ofen-Makkaroni mit Frischkäse 78
Ofen-Schnitzel 206
Ohne Gleichen 118
Okra 68
Öle 150
Olive 214
Olivenöl 150
Ölsardine 146, 214
Omelett 138, 156
Opuntie 86
Orange 86, 88, 90
Orangeat 110
Orangenlikör 230
Orangenmarmelade 102
Orangennektar 224
Orangenplätzchen 118
Orangensaft 224
Orangenschalen 110
Oregano 82
Ouzo 232

P

Pakchoy, Paksoi 68
Palmherzen 68
Palmito 68
Palmkernfett 150

Palmöl 150
Pampelmuse 86
Pancakes 138
Pangasius 142, 146, 204
Paniermehl 96
Panna cotta 156
Papaya 88
Paprika 68
Paprika, gefüllt 72
Paprika-Gulasch „Zigeuner Art" 206
Paprikamark 186
Paprika-Rahm Schnitzel 206
Paprika-Sahne-Hähnchen 208
Paprikasalat 80
Paranüsse 92
Parboiled Reis 92
Parmesan 58, 82
Party Clubs 214
Party Senf 84, 188
Partysnacks 210, 212, 214
Passionsfrucht 88
Passionsfruchtsaft 224
Pastasauce 182
Pasten, vegetabil 102
Pastinake 72, 204
Patna 72, 204
Pausenbrot 190, 192
Peanuts & Flakes 170
Pekannüsse 92
Pellkartoffeln 76
Penne 104, 202
Peperoni 68, 72
Perlhuhn 126
Perlzwiebeln 72
Persimone 88
Pesto 182
Petersilie 82
Petersilienwurzel 68
Pfälzer Leberwurst 134
Pfälzer Saumagen 65
Pfannengerichte 72, 200–208
Pfannen-Gyros 206
Pfannkuchen 138
Pfeffer 82
Pfeffercornichons 70

Pfefferkuchen 118
Pfeffer-Makrelenfilets 146
Pfefferminzlikör 230
Pfeffernüsse 118
Pfeffer-Rahm-Medaillons 206
Pfeffer-Rahmsauce 184
Pfefferschoten 68, 72
Pfeffersoße 184
Pferd 124
Pfifferling 82
Pfifferling-Cremesuppe 198
Pfifferlingsauce 184
Pfirsich 88, 90, 92
Pfirsich Melba 156
Pfirsichbowle 228
Pfirsichnektar 224
Pfirsichsaft 224
Pflanzencreme 150
Pflastersteine 120
Pflaume 86–90
Pflaumen, getrocknet 92
Pflaumenkuchen 114
Pflaumenmus 102
Pflaumensaft 224
Phantasia 178
Pharisäer 218
Physalis 86
Piccolinis 194
Piccolissima 194
Piccolo, Eis 164
Pichelsteiner 200
Pick up 120
Pils 228
Pilze 82
Pilz-Risotto 206
Pina Colada 232
pingui 172
Pinienkerne 92
Pistazienkerne 92
Pita, Pitta 192, 194
Pizza 192, 194
Plätzchenteig 110, 116
Plockwurst 134
Plumpudding 120
Plunderstückchen 116
Pochierte Eier 138

Pocket Coffee 174
Polenta 96
Pollack 142
Polnische Wurst 130
Pom-Bär 214
Pommes frites 78, 214
Pommes Frites Sauce 186
Pop Choc 172, 174
Popcorn 178, 214
Pops 164
Porree 68, 72
Porridge 104
Portulak 68
Portwein 228
Powerade Sports 226
Praline 172, 174, 176
Preiselbeeren 88, 90
Presssack 134
Presswurst 136
Pringles 214
Printen 120
Prinzessbohnen 72
Prinzregententorte 114
Probiotische Produkte 54, 56
Profiterol 116
Provolone 58
Puddingpulver 158
Puderzucker 158
Pumpernickel 98, 214
Pute 126, 200, 208
Putenbrust 134, 204
Puten-Geschnetzeltes 208
Putensalami 134
Puten-Topf mit Frischkäse 208

Q

Quargel 58
Quark 56–62
Quarkauflauf 154
Quarkölteig 114
Quarkplinsen 114
Quarkstollen 114
Quarkstrudel 114
Quellwasser 224
Quiche Lorraine 194
Quinoa 104

Quitte 88
Quittenmark 102

R

Rachengold 178
Raclettekäse 60
Radicchio 68, 80
Radieschen 70, 214
Raffaello 174
Ragout fin 130
Rahm Champignons 208
Rahm-Gemüse 70, 72, 74
Rahm-Geschnetzeltes 206
Rahmsauce 184, 202
Rahm-Spinat 74
Rambutan 88
Randen 70, 72
Randensalat 80
Raps & Sonne 150
Rapsöl 150
Ratatouille 208
Ratatouille Hack-Gratin 208
Räucherkäse 60
Rauchfleisch 130
Rauch-Schinken-Käse 60
Ravioli 104, 202
Rebhuhn 126
Red Snapper 142
Regensburger Wurst 132
Reh 124
Rehlinge 82
Rehrücken, Kuchen 114
Reibekuchen 78
Reis 72, 96, 98, 104, 154, 200–208
Reisdrink 64
Reisflocken 96
Reis-Gebäck 214
Reisgericht „Djuvec Art" 208
Reisgerichte 204, 206
Reiskugel 206
Reismehl 96
Reisnudeln 104
Reisstärke 96
Reiswein 228
Reizker 82
Remoulade 186

255

Renekloden 88
Renke 142
Rettich 70
Rhabarber 70, 88
Rhabarberkompott 72
Rhabarberkuchen 114
Rice Infusions 24
Rice Krispies 108
Ricotta 56, 200–204
Riesen 178
Riesen Happen 164
Rieslingkraut 74
Rigate 104
Rind, -fleisch 124
Rinderbouillon 130
Rinderbrühe 196
Rindergulasch 130
Rinderhackfleisch 130
Rindermark 128
Rinderroulad 130
Rinderschinken 132
Rindertalg 150
Rindfleischsülze 130
Rindfleischsuppe 198
Rindsbouillon 196
Rindssuppe 198
Risi bisi 206
Risotto 104, 206
Ristorante 194
Roastbeef 124
Rocher 174
Rodonkuchen 114
Roggen 96
Roggenbackschrot 96
Roggenbrot 98, 190
Roggenbrötchen 100
Roggenflocken 96
Roggenknäckebrot 98
Roggenmehl 96
Roggenmischbrot 98
Roher Kloß 78
Rohmilch 50
Rohrnudeln 104, 154
Rohwurst 134
Rollmops 146, 214
Rolo 174

Romadur 62
Römischer Kohl 68
Römischer Salat 80
Rondnoir 172
Roquefort 60
Rosenkohl 70, 72
Roséwein 228
Rosinen 92
Rosinenbrot 100
Rosinenschnecke 116
Rosmarin 82, 144
Rostbratwurst 132, 204
Rösti 78
Röstschinken 134
Röstzwiebeln 74, 78, 206
Rotbarsch 142, 146
Rote Bete 70, 72, 76, 80
Rote-Bete-Saft 76
Rote-Bete-Salat 80
Rote Grütze 156
Rote Rüben 70, 72
Rote Thai Suppe 198
Rotkappen 82
Rotkohl 70, 72
Rotkrautsalat 80
Rottaler 60
Rotwein 228
Rotweincreme 156
Rotweinpunsch 228
Rotwurst 132
Rotzunge 142
Roulade 124, 208
Rübe, rote 72
Rübe, weiße 70
Rübenkraut 102
Rübensirup 158
Rüblitorte 114
Ruchbrot 100
Rücken 124
Rückenspeck 130
Rucola 70, 80
Rüebli 68
Rührei 138
Rührteig 110, 112, 114, 138
Rum 232
Rumkugel 174

Russisch Brot 116
russischer Kaviar 146
Russischer Zupfkuchen 114
Russisches Ei 210, 212

S

Saccharin 160
Sachertorte 114
Safari Afrika 164
Safloröl 150
Saftige Hähnchenschenkel
 „Paprika" 208
Saftschinken 134
Sago 98
Sahne 50, 80, 220
Sahnebonbons 178
Sahne-Crème, Schokolade 170
Sahnefestiger 158
Sahne-Joghurt 54
Sahnekaramelle 178
Sahne-Meerrettich 82, 186
Sahnepulver 52
Sahnesauce 182, 202, 204, 208
Saint Paulin 62
Salabim 102
Salami 133, 134, 192, 194
Salat 72, 80
Salatkrönung 188
Salat-Mayonnaise 188
Salatsauce 80, 188
Salbei 82
Salmiakpastillen 178
Saltletts 214
Salz 84
Salzbrezel 214
Salzburger Nockerln 138, 154
Salzgurken 72
Salzige Heringe 178
Salzkartoffeln 76
Salzstange 214
Sambuca 232
Samen 92, 98
Sanddornbeeren 88
Sanddornbeerensaft 224
Sanddorndicksaft 224
Sanddornmark 90

Sanddornsirup 158
Sanddornvollfruchtkonzentrat 158
Sandkuchen 114
Sandwich 128, 186, 190, 192
Sapodille 88
Sapote 88
Sardelle 146
Sardellenpaste 102
Sardine 142, 146, 214
Satsuma 88
Saubohnen 74
Sauce Carbonara 182
Sauce hollandaise 74, 184
Sauce Tatare 188
Saucen 74, 80, 104, 130, 144, 158,
 182–188, 202, 204
Sauerampfer 70, 80
Sauerbraten 208
Sauerdattel 88
Sauerkraut 74
Sauerkrautsaft 76
Sauermilch 50
Sauermilchkäse 58
Savoyerkohl 70
Sbrinz 58
Schafskäse 62, 206
Schafsmilch 50
Schalentiere 144
Schalotten 84
Schaschlik 130
Schaschliksauce 188
Schattenmorellen 90
Schaumomelett 138
Schaumwein 228
Schaumzuckerwaren 178
Scheiblette 58
Schellfisch 142
Schichtkäse 58
Schillerlocke 146
Schillerlocke, süß 116
Schinken 132, 134, 192, 194,
 200, 204
Schinken, gekocht 134, 192
Schinken, geräuchert 134
Schinkenfleischwurst 132
Schinken-Hack Röllchen 208

257

Schinken Hörnli 202
Schinken-Nudeln 202, 210
Schinkensauce 182, 202
Schinkenspeck 130
Schinkenwurst 136
Schlackwurst 136
Schlagsahne 50, 80, 220
Schlehe 88
Schleie 142
Schlemmer-Filet 146, 204
Schlemmerjoghurt 54
Schlemmerlachs 146
Schmalz 150
Schmalz, vegetarisch 102
Schmalzkrapfen 116
Schmand 50
Schmelzkäse 58
Schmorbraten 208
Schnecken 116, 144, 178
Schneeklößchen 158
Schnittkäse 60
Schnittlauch 82
Schnitzel 124, 126, 130, 182, 184, 206, 208
Schokokuss 116, 174
Schokolade 110, 166–170
Schokolade, heiße 222
Schokoladecroissant 100
Schokoladenflammeri 156
Schokoladenkuchen 114
Schokoladenprodukte 172–176
Schokoladenpudding 156
Schokoladensauce 158
Schokolinsen 176
Schokomuffin 116
Schokozwieback 120
Scholle 142
Schottenziger 56
Schuhsohle 116
Schulterbraten 204
Schupfnudeln 78
Schwartenmagen 136
Schwarzdornbeeren 88
Schwarzer Tee 220
Schwarzwälder Kirschtorte 114
Schwarz-Weiß-Gebäck 110, 120

Schwarzwurzeln 70
Schwedenhappen 146, 214
Schwedenmilch 50
Schwedische Hackbällchen „Köttbullar" 208
Schwein, -fleisch 124–128, 130
Schweinebraten 184
Schweineflomen 150
Schweinegulasch 204, 208
Schweinehackfleisch 130
Schweineschmalz 150
Schweinsöhrchen 116
Schweizer Rösti 78
Schwertfisch 142
Seeaal 142
Seehecht 142
Seelachs 142, 146, 208
Seemanns-Schmaus 146
Seeteufel 142
Seewolf 142
Seezunge 142
Sekt 228, 232
Sellerie 70
Selleriesaft 76
Selleriesalat 80
Semmel 100
Semmelbrösel, -mehl 98
Semmelknödel 78, 104
Senf 84, 188
Senfkohl 68
Sensazione Crema 218
Sesambötchen 100
Sesamöl 150
Sesamsamen 92
Sesamsnack 212, 214
Sesam-Vollkorn-Knäcke 98
Sharonfrucht 88
Sherry 228
Shreddies 108
Silberzwiebeln 214
Simonsbrot 100
Sirup 100
Skandinavische Krabbensuppe 198
Smacks 108
Smarties 162, 164, 176
Smoothie 222

Snack Creme 188
Snickers 164, 176
Soe Ven 104
Softeis 162, 164
Soja, Schrot 98
Sojabohne 76
Sojabrot 100
Sojacrème 64
Sojadessert 54
Sojadrink 64
Sojaeiweiß 76
Sojamehl 98
Sojasauce 188, 200
Sojasprossen 76
Solero 164
Sonnenblumenbrot 100
Sonnenblumenkerne 92
Sonnenblumenkernmehl 98
Sonnenblumenöl 150
Sorbit 160
Soße 158, 182–188,
   siehe auch Sauce
Sour Cream & Onion 214
Spaghetti 104, 202, 204, 210
Spargel 70, 74
Spargelcremesuppe 74, 198
Spätzle 104, 158, 202, 204, 208, 210
Special K 108
Speck 130
Speckpfannkuchen 138
Speiseeis 162–166
Spekulatius 120
Spiegelei 138
Spinat 70, 74, 144, 146, 192, 200–208
Spinatsaft 765
Spirelli 204
Spirituosen 230, 232
Spitzbuben 120
Springerle 120
Sprite 226
Spritzgebäck 120
Spritzkuchen 116
Sprossen 76
Sprotte 142, 146
Stachelbeeren 86, 88

Stampfkartoffel 78
Stangenbohnen 68
Stangenkäse 58, 62
Starkbier 228
Stärke 96, 98, 158
Staudensellerie 70
Steak 124, 126
Steaklets 130
Steaksauce 184, 188
Steckrübe 68, 70
Steinbeißer 142, 146
Steinbuscher 62
Steinbutt 142
Steinmetzbrot 100
Steinofen Pizza 194
Steinpilze 82
Steppenkäse 60
Stieleis 162, 164
Stilton blue 62
Stint 142
Stockfisch 146
Stollen 112, 114
Stör 142
Strauß 126
Streichfette 150
Streichrahm 102
Streichwurst 132–136
Streuselkuchen 114
Streusüße 160
Studentenfutter 92, 214
Stuten 100
Stutenmilch 50
Sultaninen 92
Sülze 130
Sülzkotelett 130
Sülzwurst 136
Suppe 72, 74, 78, 144, 154, 196–200
Suppe, klar 196
Suppeneinlage 138
Suppengemüse 74
Suppenhuhn 126
Süßkartoffel 68
Süßspeisen 156–160
Süßstoff 160, 224
Süßungsmittel 160
Süßwaren 154–178

Süßwasserfisch 142
Sweet Onion Soße 188

T
Tabascosauce 188
Tacitos 214
Tafelfertige Saucen 182, 184
Tafelspitz 130
Tafelwasser 224
Tagliatelle 104, 204
Tamarillo 88
Tamarinde 88
Tapioka 98
Tappsy 78
Taro 70
Tatar 130
Taube 126
Tee 220
Teewurst 102, 136
Teigwaren 104, 106, 110–120
Tender 176
Tequila Sunrise 232
Teriyaki 128, 190, 200
Texas Nudeln 202
Texicana Salsa 188
Thai Curry 146, 200
Thai Suppe 196, 198
Thaumatin 160
Thousand Island Dressing 188
Thunfisch 142, 146, 192, 194
Thymian 82
Thymus 126
tic tac 178
Tiefkühlprodukte 70–74, 128, 130, 144,146, 154, 192, 194, 200–206
Tilsiter 60
Tintenfisch 144
Tiramisu 156
Toast 100, 190, 192
Toast Hawaii 192
Toblerone 170
Toffifee 176
Tokajer 230
Tom Collins 232
Tomate 70, 74, 102
Tomatenmark 84, 188

Tomatenpaprika 74
Tomatensaft 76
Tomatensalat 80
Tomatensauce 104, 144, 182, 184, 202, 204
Tomatensuppe 98, 200
Tomaten-Zucchini-Gratin 208
Tonic Water 226
Topinambur 70
Toppas 108
Torfbeeren 88
Tortelett 114
Tortellini 204
Torten 110–114
Tortenboden 114
Tortencreme 110
Tortenguss 110
Tortilla Chips 214
Traganth 158
Trappistenkäse 60
Traubenkernöl 150
Trauben-Nuss, Schokolade 170
Traubensaft 224
Traubenzucker 185
Trinkwasser 224
Trio 108
Trockenbackhefe 110
Trockenei 138
Trockenobst 90, 92
Tropenfrüchte 178
Tropfteig 138
Tropifrutti 178
Trüffel 82, 170, 174
Trüffelleberwurst 134
Truthahn 126, 134, 200, 204, 208
Tuna Wheat 192
Turkey Wheat 128, 192
Tüteneis 160, 162, 164
Twix Ice Cream 164
Twix 176

U
Ungarisch 200, 210, 212
Ungarisches Gulasch 204, 208

V

Vacherin 62
Vanilla Coke 224
Vanillapudding 156
Vanillearoma 110
Vanilledonut 116
Vanillekipferl 120
Vanillekipferlteig 110
Vanillemilch 52
Vanillemürbchen 120
Vanillequark 56
Vanillesauce 154, 156, 158
Vanille-, Vanillinzucker 110, 160
vegan 78, 198, 200
vegetabile Pasten 102
Veggie Delite Wheat 192
Veggieburger 192
Verlorene Eier 138
Vermouth 230
Viennetta
Viennetta 164, 166
Vierkornbrot 100
Viertelfettstufe 56, 58
Vietnamese Duck Soup 198
Vinaigrette 80, 188
Vitalis 108
Vitaquell 64
Vivactiv 70, 72
Vivana 162
Vollkornbrot 98, 100, 190
Vollkornbrötchen 100
Vollkornbutterkekse 118
Vollkornkeks 120
Vollkornknäcke 98
Vollkornnudeln 104, 202
Vollkornreis 96
Vollkornzwieback 120
Vollmilch 50
Vollmilchpulver 52, 220
Vollmilchschokolade 166, 170
Vorzugsmilch 50

W

Wachtel 126
Wachtelei 138
Wackelpudding 156
Waffelkekse 120
Waffeln 116, 138
Waldmeisterpudding 156
Waldpilz-Cremesuppe 198
Waller 142
Walnüsse 92, 214
Walnussöl 150
Wasabi Erdnüsse 210, 212
Wasserbrotwurzel 70
Wasserkastanien 70, 92
Wassermelone 88
Wassernüsse 92
Wasserrübe 70
Weichkaramelle 178
Weichkäse 62
Weichtiere 144
Weihnachtsknusper 110
Wein 228, 230
Weinbrand 232
Weinbrand-Bohne 176
Weinbrand-Kirsche 176
Weincreme 156
Weinessig 82
Weinkäse 62
Weinsauerkraut 74
Weinschaumsauce 158
Weinschorle 230
Weinstein 110
Weintrauben 88, 214
Weißbier 228
Weißbrot 100, 190
Weiße Rüben 70
Weiße Schokolade 170
Weißkabis 70
Weißkohl, -kraut 70
Weißkrautsalat 80
Weißlacker 60
Weißwein 156, 230
Weißwurst 132
Weißwurstsenf 188
Weizen 98
Weizen, Vollkornflocken 98
Weizenbier 228
Weizengrieß 96
Weizenkeime 98
Weizenkeimöl 150

261

Weizenkleie 98
Weizenknäcke 98
Weizenmehl 98
Weizenstärke 98
Weizenvollkornbrot 100
Weizenvollkornmehl 98
Weizenzwieback 120
Wels 142
Wermut 230
Werther's Original 176, 178
Wespennester 116
Westindische Kirsche 86
Whisky sour 232
Whisky, Whiskey 232
Whopper 192
Wiener Boden 114
Wiener Hörnchen 116
Wiener Melange 218
Wiener Schnitzel 208
Wiener Würstchen 132
Wildbrombeeren 88
Wildente 126
Wildkaninchen 124
Wildlachs 146, 204
Wildrahm 182
Wildrahm-Sauce 184
Wildschwein 126
Williams Birne 160
Windbeutel 116
Wirsingkohl 70, 74
Wirsingroulade 206
Wodka 232
Wok-Mix 70, 204
Wölkchen 156
Wollmispel 88
Worcestershiresauce 84, 188
Wrap 128, 190
Würfelzucker 110, 160, 220
Wurst 130, 132
Wurstsalat 130
Würzmischungen 84
Würzzutaten 82, 84

X
X-Cream Sundae 164
Xylit 160

Y
Yakult 56,
Yamswurzel 70
Yamswurzelmehl 98
YoguBerries 178
Yogurette 170
Yogurt-Gums 178

Z
Zander 142
Zartbitter 170
Zartherb 170
Zaziki 58
Ziege 50, 56, 126, 192
Ziegenmilch 50
Ziger 56
Zigeunersauce 188
Zimtplätzchenteig 110
Zimtstern 120
Zitronat 110
Zitrone 88, 160, 178, 182, 220, 226
Zitrone, Erfrischungsgetränk 226
Zitronencreme 156
Zitronenkuchen 114
Zitronenmarinade 80
Zitronenmelisse 82
Zitronensaft 84, 220, 224
Zitronenschale 110
Zucchini 70, 208
Zucchini-Pfanne Toscana 208
Zucker 84, 104, 110, 158, 160, 218, 220
Zuckeralkohole 160
Zuckerbutterkuchen 114
Zuckererbsen 70
Zuckermais 68
Zuckerschoten 70,
Zuckerwatte 178
Zunge 128
Zungenwurst 136
Zupfkuchen, russisch 114,
Zwergorange 86
Zwetschgenknödel 78, 104, 154
Zwetschgenkuchen 114
Zwetschgenwasser 232
Zwieback 116–120

Zwiebel 68–74, 78, 84, 100, 102, 206, 214
Zwiebelkuchen 194
Zwiebel-Rahm-Schnitzel 208
Zwiebel-Sahne-Hähnchen 208
Zwiebelsoße 184
Zwiebelsuppe 198, 200
Zwiebelwurst 136

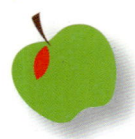

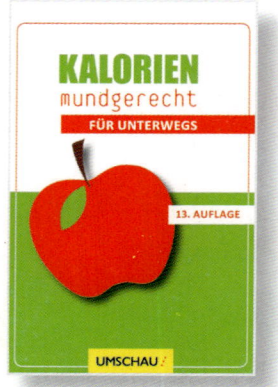

WEITERE TITEL AUS UNSEREM PROGRAMM!

Kalorien mundgerecht für unterwegs

96 Seiten, Softcover
ISBN 978-3-86528-132-6
€ (D) 4,90 / € (A) 5,10 / CHF 7,50

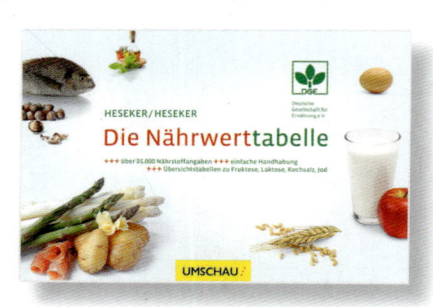

Die Nährwerttabelle

Heseker/Heseker
128 Seiten, Softcover
ISBN 978-3-86528-130-2
€ (D) 9,90 / € (A) 10,20 / CHF 15,-

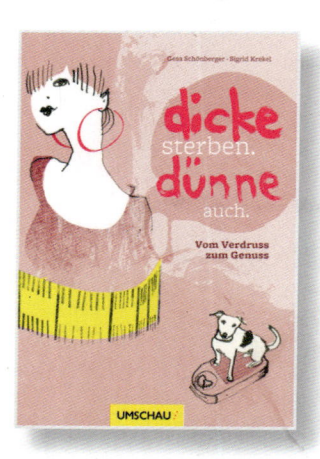

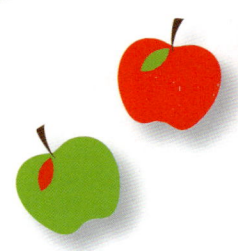

Dicke sterben. Dünne auch.

176 Seiten, Hardcover
ISBN 978-3-86528-654-3
€ (D) 16,90 / € (A) 17,40 / CHF 26,80

UMSCHAU Besuchen Sie uns im Internet!
www.umschau-buchverlag.de